大醫至善 精勤不倦

——医护人员工作投入生成模式及提升策略研究

U0255955

张琳琳　著

中国大百科全书出版社

图书在版编目（CIP）数据

大医至善　精勤不倦：医护人员工作投入生成模式及提升策略研究 / 张琳琳著. -- 北京：中国大百科全书出版社，2021.12

ISBN 978-7-5202-1065-2

Ⅰ．①大… Ⅱ．①张… Ⅲ．①医药卫生人员-工作概况-研究 Ⅳ．①R192

中国版本图书馆CIP数据核字（2021）第267019号

出 版 人：刘国辉
策划编辑：周　宁
责任编辑：周　宁　王　绚
责任印制：邹景峰
出版发行：中国大百科全书出版社
地　　址：北京阜成门北大街17号
电　　话：010-88390718
邮政编码：100037
图文制作：北京博海维创文化发展有限公司
印　　制：北京九天鸿程印刷有限责任公司
字　　数：250千字
印　　张：18.25
开　　本：710毫米×1000毫米　1/16
版　　次：2022年3月第1版
印　　次：2022年3月第1次印刷
书　　号：ISBN 978-7-5202-1065-2
定　　价：88.00元

本书是国家社会科学基金项目"新医改背景下医护人员工作投入生成模式及提升策略研究"（13CSH079）的结项成果

本书的出版得到东北师范大学哲学社会科学优秀学术著作出版资助

目　录

前　　言

　　国民健康是国家可持续发展能力的重要标志，健康日益成为国际社会的重要议题。党的十八大以来，以习近平同志为核心的党中央把全民健康作为全面小康的重要基础，强调把人民健康放在优先发展的战略位置，从经济社会发展全局统筹谋划加快推进"健康中国"建设。这就要求在深化医药卫生体制改革的基础上，着力解决好医疗卫生服务体系发展不平衡不充分问题，大幅提升医疗卫生服务效率和质量，更好地满足人民群众在生命健康和医疗保障等方面日益增长的需求。自2009年启动新一轮医药卫生体制改革（以下简称"新医改"）以来，构建优质高效的医疗卫生服务体系逐渐成为医疗改革的核心环节，而医护人员提供全方位全周期的健康服务则是重中之重。工作投入，作为一种积极的工作应激指标，为充分调动包括基层医疗卫生机构在内的各级医院医护人员的工作热情和积极性，提供了新思路。

　　近年来，随着全球人口老龄化进程的加速、慢性疾病的增加以及新型冠状病毒的流行，医疗人力资源不足不断冲击医疗卫生服务体系。处在应激状态下的医护人员能否勇于担当、敢于作为，利用自身专业特长扶危济困、救死扶伤，保持自身的工作投入？外部组织、工作环境以及内在的个体特征，会对医护人员工作投入带来哪些影响？如何最大限度地提升医护人员工作投入水平？这些都已成为我国"新医改"的重要内容，也是职业健康心理学研究的热点课题。

　　本书以我国"新医改"为时代背景，以工作投入为切入点，深入探讨了医护人员工作投入生成模式及提升策略，具体研究内容可分为三部分。

　　第一部分，医护人员工作投入研究概况。借助于 Prisma 流程图筛选文献，首先对 65 篇国内外医护人员工作投入文献的影响因素与作用结果进行了分类学研究，发现组织因素、工作因素和个人因素都与医护人员的工作投入存在关联，这为后续研究提供了崭新、全面、系统的文献基础。其次，采用横断历史研究方法，筛选出近十年以乌勒支工作投入量表（Utrecht Work Engagement Scale，UWES）为测评工具的 95 项我国医护人员工作投入研究，并对其进行元分析，重点考察 39290 名医护人员工作投入的时代变化趋势。研究发现，"新医改"以来，医护人员工作投入总体水平呈上升趋势，其中，东部地区医护人员工作投入基本保持稳定，三级甲等医院医护人员工作投入提升不明显，甚至在奉献因子上呈现出下降趋势。当年及 3 年前的医疗卫生费用占 GDP 比值、每千人拥有的医疗资源数量，都与医护人员工作投入得分呈显著正相关。借助于横断历史研究方法，客观地以医护人员自身为参照，既能有效避免由于取样代表性有限而无法得出普遍性结论的缺陷，又能准确地反映经历时代变迁的我国医护人员的工作投入动态发展及变化趋势。再次，从人口学因素入手，研究评估了"大样本"医护人员工作投入的现状，这为后续研究提供了来源于量化分析的客观基线资料。

第二部分，医护人员工作投入的生成模式研究。遍访 122 家医疗机构，招募 6001 名有效医护人员被试，先后 8 次进行规模不同、形式各异的数据调查。其中，包括对医护人员与医护团队的嵌套研究、医护人员与直系家属的配对调查、医护人员工作投入的横向测评与日记追踪等。这为医护人员工作投入生成模式研究，提供了来源于科学调查与实证研究的坚实证据。具体而言，本书从组织、工作和个体 3 个方面探讨了我国医护人员工作投入的生成模式。

在组织层面，借助于多层线性模型的构建，发现团队积极情感基调和领导心理资本对医护人员工作投入具有跨层次的传染和下行传递效应。这从组织视角揭示了积极情感在团队、领导、医护人员多层面之间传递的权变方式，有利于充分发掘高投入医护团队的组织氛围、领导力特征，以及高投入医护人员的人格特征。

在工作层面，随着社会转型的不断深入，医患关系受到冲击，医疗工作场所暴力及伤医事件时有发生，导致医护人员工作的付出与收获不成比例，这些都是阻碍其加大工作投入的瓶颈。研究从上述视角对医护人员工作投入加以考察，通过链式中介模型的构建，发现医患关系紧张和医护工作场所暴力对医护人员工作投入的影响，是一个相对复杂且循序渐进的过程。其中，资源保有量越少的医护人员越容易遭遇后一阶段资源的螺旋丧失。因此，资源的获取与自我构建对于改善医护人员工作投入具有重要意义。这一研究结果为如何将不良医患关系和工作场所暴力的影响降至最低，以及如何将医护人员的工作绩效和主观幸福感水平最大化，提供了合理化建议。

在个体层面，随着科学技术的发展、工作节奏的加快，工作与非工作之间的边界正在变得越发模糊。睡眠问题、工作中信息通信技术使用对医护职业群体特有的影响逐渐显现。通过对医护人员工作投入的横向调查与动态日记追踪调查发现，医护人员能否合理地自我调适，对工作与非工作的界面进行有效的边界管理，将会对其工作投入产生不同程度的影响。这为进一步理解个体自我调节过程、探索工作投入生成的边界条件，提供了借鉴和启示。

第三部分，医护人员工作投入干预研究。基于工作要求－资源模型和资源保存理论，结合前期的调研成果，分别设计了领导力培训、参与式行动和正念减压三项准实验干预方案，在对实验组和控制组的医护人员工作投入及相关变量纵向追踪调查的基础上发现：在组织层面进行的领导力培训，提高了医护领导的心理资本，改善了团队积极情感基调；在工作层面进行的参与式行动干预，改善了医护人员不良工作状况，增加了医护人员工作资源；在个体层面进行的正念减压干预，提升了医护人员对于工作的自我控制能力，增加了个体资源储量，并减缓了过度自我损耗。三项干预过后，实验组医护人员工作投入水平有了明显提高，显著高于控制组。据此，构建了医护人员工作投入三层干预体系，并将问题解决过程反馈给被调查群体，为医护人员工作投入的提升，提供来源于科学实证研究的建设性意见，有利于医护人员成为幸福从业者。

本书深入探讨医护人员工作投入的生成模式并构建三层立体干预提升系统，检验多种理论范式在我国医护职业群体中的有效性，丰富了这些理论的外延应用。这不仅为"新医改"背景下医护人员工作投入研究提供了合理的理论解释，还有利于西方经典理论与中国现实社会问题的有机结合。除此之外，在参考大量国内外医护人员工作投入文献的基础上，将宏观的从业环境变迁与微观的医护人员个体心理发展联系起来，全面揭示了自推行"新医改"政策以来我国医护人员工作投入的发展规律、时代特征和影响因素，从实证研究的角度全面拓展了对其前因变量的具体认知，为后续的本土化研究提供了重要学术积累，从而进一步充实完善了职业健康心理学、公共卫生管理及管理心理学的研究内容和学科体系。

　　我国医护人员工作投入研究还有着积极的现实需求和重大的社会应用价值。首先，帮助医护人员改善工作质量，增强心理韧性，营造良好的心理氛围和情绪反应，充分调动其主动性与积极性，促使其将职业压力转化为工作动力，服务于民、惠及自身；其次，医护人员在工作中表现出的精力充沛、积极奉献和高度专注，有助于减轻或消除疾病对患者造成的心理压力，使其变被动配合为主动参与治疗，从而改善医患关系；再次，将心理学知识引入新一轮医疗卫生体制改革中去，进而保障医疗服务体系的科学性和实用性。

　　本书的创新之处和学术建树主要表现在：①从负面阐释工作压力对医护人员的消极影响，不如采取更加积极开放的视角，从正面发掘工作应激对医护人员的潜力、动机和能力的提升，因此工作投入本身就是一个极具原始创新性的学术研究领域。②以我国医护人员为被试，研究其工作投入状况，既扩充了不同行业的研究范畴，又为各行业间的横向比较提供了翔实数据和资料来源。③运用文献分类法、横断历史元分析考察医护人员工作投入的横向与纵向发展趋势，具体专题研究中整合多层嵌套模型、日记追踪、纵向调查、准实验设计等方法，这都拓展加深了职业健康心理学的方法认知。④构建组织→工作→个体三层工作投入干预提升模型，通过纵向调查解决工作投入干预效果评估问题，则是没有先例的尝试。

　　本书是我主持的国家社会科学基金项目"新医改背景下医护人员工作投入生成模式及提升策略研究"（项目批准号：13CSH079）的最终结项成果，并得到东北师范大学哲学社会科学优秀学术著作出版资助。初爽、高峰、刘佳、周宁、郑宇姝、王慧、张楠、李爽、杨雪倩、王智慧、罗克威、赵璐璐、侯芝茹、王佳琨、张雪萌、王宇佳和胡同文等，对本书均有贡献。感谢马世超在数据统计分析方面的支持，让本书增色不少。同时也感谢出版社老师对本书出版所做的工作。

　　因时间关系，本书中难免有疏漏和不足之处，敬请同行及读者朋友批评指正。

张琳琳

2021 年 8 月

第一部分
医护人员工作投入研究概况

第一章　医护人员工作投入研究的
理论背景与文献回顾

　　近年来，全球医疗服务系统面临着一系列挑战，包括医护人力资源短缺、医疗卫生费用攀升、患者对医疗服务质量的要求日趋提高等。医护人员工作投入研究为上述问题的解决，提供了新的理论视角和可行方案。医护人员工作投入为个体和组织带来的积极影响越发显现，引起了国内外学者的重点关注，相关研究成果数量不断增加。为了系统梳理现有医护人员工作投入研究，本书详细介绍了工作投入的相关理论和研究前沿，并以 65 篇医护人员工作投入的实证性文献为研究材料，运用分类分析的方法，全面回顾了医护人员工作投入的影响因素和作用结果。研究发现：医护人员工作投入的影响因素，包括组织因素（如组织支持感、结构授权、公平感、真诚型领导等）、工作因素（如工作重要性、工作负荷、工作环境、轮班制等）和个体因素（如心理资本、情绪智力、韧性、效能感等）3 个类别。医护人员工作投入的作用结果，包括医护人员的任务绩效、组织公民行为和主观幸福感提升等。上述研究发现，不但探讨了医护人员工作投入研究的发展趋势，而且还为未来相关研究提供了经验、参考与借鉴。未来医护人员工作投入的理论、实证与实践研究，应在群体动力、医患关系、工作与家庭边界管理、干预对策和本土化研究等方面予以加强。

1　引　言

　　习近平总书记在党的十九大报告中提出了"实施健康中国战略"。指出：

人民健康是民族昌盛和国家富强的重要标志。要完善国民健康政策，为人民群众提供全方位全周期健康服务。深化医药卫生体制改革，全国建立中国特色基本医疗卫生制度、医疗保障制度和优质高效的医疗卫生服务体系，健全现代医院管理制度。加强基层医疗卫生服务体系和全科医生队伍建设。

自 2009 年启动新一轮医药卫生体制改革以来，中国已然建立起一张世界上规模最大的医疗保障网。截至 2020 年年底，基本医保覆盖率高达96.8%，惠及全国 14 亿人口。随着全民健康覆盖面的迅速扩展，构建优质高效的医疗卫生服务体系成为核心环节，而医护人员全方位全周期的健康服务则更是重中之重。作为新医改主体的医护人员，如何通过增强自身的工作投入，将职业压力转化为工作动力，服务于民、惠及自身，是需要探索的实际应用价值很高的关键性问题。

我国新医改政策在医疗卫生行业内产生了巨大影响，为医护人员走出工作倦怠，提升工作投入，提供了新契机。新医改在人事制度方面的改革，要求充分调动包括基层医院在内的各级医院医护人员的积极性、主动性和工作热情，而工作投入作为一种积极的工作应激指标，为此提供了新思路。

2　工作投入研究现状及理论背景

2.1　工作投入的概念界定与研究前沿

自从 Kahn[①]（1990）提出工作投入（work engagement）[②]概念以来，国内外学者对此进行了广泛而深入的研究。虽然不同学者对工作投入概念的界定有所不同，但有一点取得了广泛认同，即工作投入是工作能力（如充满活力、能量）和工作意愿（如卷入、奉献）的结合。现有研究多将工作投入

① 本书文内出现的英文文献著者只保留英文姓氏。
② 本书中必要的术语名词括注其相应的英文名。

定义为个体积极的与工作相关的情感与动机状态，并从活力、奉献和专注 3 个角度进行概念化操作（Schaufeli, Salanova, Gonzálezromá, & Bakker, 2002）[①]。活力指个体在工作过程中保持高水平的精力和心理弹性，乐于为工作付出努力，即使面对困难依然坚持不懈；奉献指个体热烈地融入工作，并从工作中体会到意义、激情与挑战；专注指个体在工作中全神贯注，幸福地扎根于工作中，任凭时间飞逝，也毫不觉察（Schaufeli & Bakker, 2004）。从对工作投入的操作化定义不难发现，工作投入的个体是"幸福的从业者"，他们从工作中收获的不单单是个人的存在感和幸福感，更重要的是这种积极的工作状态会为他人、组织和社会带来的各种积极效果，这种"增益循环"效应所产生的作用力是无比巨大和超出想象的（Bakker, Demerouti, & Brummelhuis, 2012；Halbesleben, 2010）。

近年来，工作投入研究成果有 3 次比较集中的展示：① 2008 年，应用心理学领域高影响因子期刊《工作与压力》（*Work & Stress*）针对 6 篇工作投入来稿，出版名为《工作投入：一个新兴概念》（*Engagement at work: An emerging concept*）的特辑，专门探讨工作投入研究的必要性，时任主编汤姆·考克斯等指出，工作投入是组织健康发展所需要的积极力量，对于认知具有启动和扩展效应，能够增强与提升工作领域"正能量"，是一种新型的能量激发型思路。② 2010 年，《工作投入：核心理论与研究手册》（*Work Engagement: A Handbook of Essential Theory and Research*）出版，系统介绍了工作投入研究理论基础——工作要求－资源模型，指出工作要求和工作资源可唤起两个相关的过程——活力过程（energy process）和动机过程（motivational process），工作要求与工作资源恰如其分的组合会带来个体工作投入的螺旋上升，进而对工作持续产生"增益循环"效应，其中包括工作（服务）质量的提高、工作场所创新行为的提升等。③ 2018 年，工作投入研究的先驱 Schaufeli 教授基于对欧洲 35 个国家员工工作状况的普查，发表题为《工作投入与欧洲国民经济、治理与文化的关系》（*Work engagement in*

---

① 本书文内文献引用采用著者－出版年制。

Europe: *Relations with national economy, governance and culture*）的研究报告。该报告指出，工作投入不但与国民人均收入、GDP 水平正相关，同时还有利于培养民众合理的价值观、防止官场滋生腐败，更重要的是，工作投入是鼓舞全民士气、提升政府公信力的有效途径。这使得人们再一次为工作投入的超强作用力感到震撼。

2.2　工作投入研究的理论基础

随着研究的深入，国内外工作投入研究者们兼收并蓄，不断地援引心理学、管理学及社会学的相关理论，从不同的研究视角对工作投入的发生、发展、变化及管理等问题进行深入描述、预测与解释，这不但有利于揭示工作投入的本质、特征和影响，也为医护人员工作投入的实证研究提供了理论框架，奠定了坚实基础。因此，我们有必要对这些理论加以系统介绍与深入探讨。

（1）工作要求－资源模型（job demands-resources model）。最先由Demerouti 教授及其同事在 2001 年提出，是工作投入研究中经常使用的理论模型。该模型将与工作压力相关的工作特征分为两类：工作要求和工作资源。其中，工作要求指耗费个体精力和资源的，与工作相关的心理、物理、社会或组织方面的要求，会通过损害身心健康过程导致诸如工作倦怠等负面结果的产生；工作资源指有利于个体成长并帮助个体实现工作目标的，与工作相关的心理、物理、社会或组织方面的资源，会通过动机过程引发诸如工作投入等积极结果（Bakker & Demerouti，2007）。

由于工作要求－资源模型强调每种工作中都暗含与工作压力相关的工作特征，因此该理论在产业工人、企业员工、教师、医生、警察等各行各业中都得到了验证。Bakker 和 Demerouti（2008）在现有工作投入实证研究的基础上，对工作要求－资源模型进行了修订（详见图 1.1）。

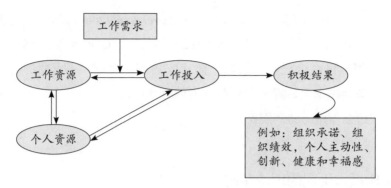

图 1.1 工作要求－资源模型理论框架

　　修订后的模型将诸如自我效能感、自尊、乐观等个体资源加入原有模型之中，并强调高工作要求与高工作资源的结合有利于工作投入的提升（Hakanen & Roodt，2010）。工作要求－资源模型作用下生成的工作投入会产生增益效应，并为组织和个体带来一系列的积极结果，包括工作绩效提高、幸福感提升和身心健康等。Demerouti 和 Bakke（2011）在对工作投入前因和结果变量进行文献整理过程中发现，工作要求－资源模型能够为后续工作投入的干预研究提供明晰且有价值的实践指导。

　　（2）资源保存理论（conservation of resources theory）。是用于解释工作投入生成与作用过程的又一经典理论，也被称为压力与动机理论。该理论的核心假设是：自主决策权、自尊等个体资源或关系资源具有内在和外在激励作用，能够帮助个体满足相关要求，提升自身防御能力并借此获得新的资源。个体总是极力维持、保护和构建这些他们认为有价值的资源。一旦资源面临威胁、丧失，或在投入某些特定资源之后无法获得预期回报时，个体就会产生心理压力（Hobfoll，1989）。Hobfoll（2011）指出资源保存是一个阶段性的动态过程，可以用两条重要原则加以概括：①当重要资源面临潜在威胁时，个体首要关注的是资源丧失而非资源收益。也就是说，相对于资源收益，个体对资源丧失更为敏感（详见图1.2）。②为了防止资源的进一步丧失，个体会转而进行资源投资。而资源的现有状况会对未来的投资效果带来影响。

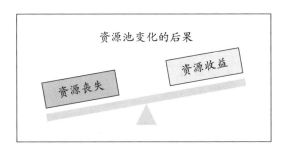

图 1.2 资源保存理论的第一条原则

通常情况下，资源较多的个体倾向于多进行更为积极的资源投入，他们更容易获得资源收益。相反，资源较少的个体通常倾向于保存现有资源，他们更容易遭受资源损失且不易获取新资源。由此带来的资源螺旋效应，进一步强化了个体的两极化选择。资源越多的个体在下阶段资源投资中获益机会越大，压力应对能力越强，而资源越少个体越倾向于资源保存，则越容易遭遇后一阶段资源的螺旋丧失。同工作要求－资源模型相类似，资源保存理论从资源损失和收益的角度强调了资源获取的重要性，很多研究也进一步验证了资源获取对于工作投入的螺旋效应。但值得注意的是，资源保存理论同样强调，资源的丧失对个体造成的负面影响是更加巨大的。因此，未来研究可以从资源螺旋丧失视角，探讨资源的入不敷出是如何影响工作投入的生成与作用过程。

（3）挑战－阻碍模型。由 Cavanaugh，Boswell，Roehling 和 Boudreau（2000）最先提出，该模型将工作压力分为挑战性和阻碍性两种类型。挑战性压力指促进个体成长并有利于个体实现目标的工作压力，包括工作复杂性、尽责性、时间压力、高工作负荷等。阻碍性压力指阻碍个体成长并不利于任务完成的工作压力，包括角色模糊、角色冲突、骚扰、不安全感等。挑战－阻碍模型揭示了工作压力除了会给个体带来负面影响之外，还会表现出积极的一面。挑战性压力这一理论假设的提出，使人们认识到工作压力同样会提升个体的工作动机和工作绩效，并为人们带来成就感和满足感（Cavanaugh et al.，2000）。针对挑战－阻碍模型的元分析，进一步支撑了上述观点（Lepine et al.，2005；Podsakoff，Lepine，& Lepine，2007）。虽然挑战性压力和阻碍性压力都会伴随着个体的高压力体验，但挑战性压力却与积极的工作态度（包括工作满意度、组织承诺）以及低水平的离职指标（包括离职意向、跳槽、工作退缩行为）等具有很高的正相关，而阻碍性压力却只能带来相反的结果（详见图1.3）。

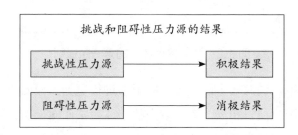

图1.3　挑战－阻碍模型理论框架

迄今为止，有关工作投入的研究多从工作要求－资源视角或资源保存理论出发，探讨工作资源对于工作投入的积极作用，鲜有研究考虑工作要求和工作投入的关联。挑战－阻碍模型的提出，为工作投入的生成研究打开了另一扇窗，使学者们意识到工作压力同样可能对工作投入产生影响，而且这种影响力的作用方向取决于工作压力的性质。相应地，Crawford，Lepine和Rich（2010）在其有关工作投入的元分析中呼吁，未来研究更多地从挑战－阻碍模型的视角探讨工作要求和工作投入的关系。

（4）社会学习理论。假设人类的多数行为是在特定的社会环境下通过观察与模仿他人习得的（Bandura，1977）。人们依靠观察学习，能够知晓什么样的行为会获得称赞，什么样的行为又会得到惩罚。这种间接经验的获取，能够帮助个体迅速地掌握大量的信息，避免在接下来的行为模式中出现偏差。根据Bandura（1977）的观点，人们获得什么样的行为以及行为表现如何，都有赖于榜样的作用。榜样是否具有魅力、榜样行为的复杂难易程度、榜样的行为结果，以及榜样与观察者的人际关系，都会影响观察者后续的行为表现。研究者们将社会学习理论引申到工作环境当中，指出拥有较高地位的领导或受人尊重的同事都可能成为下属学习和效仿的榜样，因此，可以借助社会学习理论解释领导和同事为什么能对个体的工作投入造成影响（详见图1.4）。

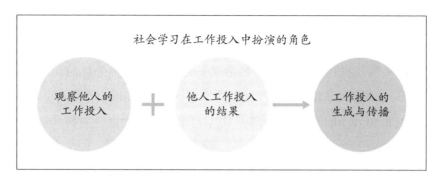

图 1.4　社会学习理论背景下工作投入的生成与作用过程

将社会学习理论具体到组织领导层面，领导可以通过自身的行为塑造或奖惩手段对下属的工作情感、态度及行为产生下行传递效应。例如，ten Brummelhuis，Bakker，Hetland 和 Keulemans（2012）的研究发现，领导者在工作中表现出的积极情感会激发员工的工作热情，使员工更多地表现出工作投入行为。类似地，同事所表现出的积极主动、乐于奉献、充满活力，也可能在其他员工身上得到复制。受社会学习理论的启发，Bakker，Emmerik 和 Euwema（2006）发现了工作投入在团队内的"传染"效应。后续理论研究者也大力提倡将工作投入研究由个体层面上升到团队层面，甚至国家层面。但是受研究方法及取样困难等多方面的条件限制，类似的有关群体动力学背景下的工作投入研究还有待开发，我们将在后续研究中对这个问题加以详细探讨。

（5）自我决定理论。由 Deci 和 Ryan 于 1985 年提出。是一种应用范围较广的动机理论。根据自我动机理论的基本假设，人们在一生中必须持续满足 3 种基本心理需求——自主（autonomy）、胜任（competence）和关系（relatedness）。自主性的满足能够使个体体验到自由；胜任性的满足能够使个体获得控制感和成就感；关系性的满足能够使个体获得来自他人的社会支持（Deci & Ryan，2000）。人们在满足心理需求的过程中，可能会表现出不同的行为动机。根据自我决定程度的不同，自我决定理论区分了内部动机、外部动机和无动机三大类型。其中，内部动机指人们从事某种活动是因为活动本身是有趣的，可以满足个体的基本需求。例如，在内部动机的作用下，个体对工作积极投入，是出于他们对工作发自内心的兴趣和热爱。工作中那些能够满足个体基本心理需要的因素，都有利于工作投入的提升。外部动机指人们从事某种活动是为了获得某种外部的结果，包括整合调节（integrated regulation）、认同调节（identified regulation）、内摄调节（introjected regulation）和外部调节（external regulation）4种亚型。以工作投入为例，整合调节指个体认为工作符合自身的价值观，因此将工作投入当作自己习惯的一部分；认同调节指个体能够认同工作投入的价值和意义。这两种动机虽属于外部动机，但是自主性较强。相比之下，内摄调节的个体表现出工作投入，可能为了避免自责或内疚；外部调节的个体仅仅是为了获得奖励或避免惩罚，而不得不表现出工作投入。这两种动机完全源于个体外部，属于控制性动机。第三类动机是各种动机类型中自我决定程度最低的，当上述3种基本需求都无法得到满足时，就会出现此类动机，也称无动机类型（详见图1.5）。

行为	动机	调节	调节过程	示例
无自我决定 ↓ 自我决定	无动机	缺乏动机	无调节	我不想工作，是因为我感觉工作会浪费我的时间。
	外在动机	控制的	外部调节	如果我工作不够努力的话，我会失去工作。
	外在动机	适度控制	内摄调节	如果不工作的话，我会认为自己很糟糕。
	外在动机	适度自主	认同调节	我认为努力工作对我个人而言有比较重要的意义。
	外在动机	自主的	整合调节	我觉得工作已经变成了我自身的一部分。
	内在动机	内部自主的	固有的	工作让我乐在其中。

图1.5 自我决定理论的核心概念

Meyer 和 Marylène（2008）指出，自我决定理论为工作投入的研究提供了另外一种理论框架，工作环境中个体基本需求的满足，有力提升了工作投入。而且，工作投入作为一种情感与动机状态，不但受到自我决定程度的影响，还会随动机调节程度的变化而变化。

（6）边界理论。由 Ashforth，Kreiner 和 Fugate（2000）提出。该理论认为，人们会将自身所处世界划分为不同的领域，并在时间、空间、情感和认知等方面创设边界，以保证各领域内的环境简单有序，从而有效维持和管理自己在各领域内的角色需求。以工作与家庭边界管理为例，边界理论认为，虽然工作和家庭层面是相互作用、相互影响的，但这两个层面对个体的思维模式、行为表现的预期却并不完全相同。因此，个体对工作与家庭边界所表现出的管理偏好并非一致（详见图 1.6）。

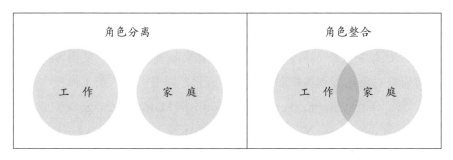

图 1.6　边界理论中的角色管理策略

根据边界理论，以往曾有几项研究探讨了工作家庭增益对工作投入的溢出效应（e.g.，Qing & Zhou，2017; Timms et al.，2015）。总体来看，个体的边界管理偏好和实际的边界渗透性水平的匹配程度，可能会对个体的心理脱离水平、精力恢复以及工作家庭冲突等方面带来影响，并可能对个体后续的工作投入产生促进或阻抑作用。

2.3　研究目标

通过上述对工作投入研究相关理论的梳理，不难看出越来越多的研究把工作投入作为一种积极情感，将其与资源理论及群体动力学等理论联系并紧密地结合起来。工作投入的实证研究也正在朝着日趋完善的方向发展。工作投入作为一种积极的工作情感与动机指标，正在引起国内外学者们的普遍关注，并对其进行了有益的探索。根据对"work engagement"这一关键词不完全检索发现，截至 2018 年，PsycINFO 数据库收录的关于工作投入的理论与实证性文章有 5000 余篇。

纵观当前工作投入的研究文献，相关研究大多集中论证企业员工的工作投入，而随着近年来人口老龄化的加速以及慢性疾病的蔓延，医护人员的工作任务越发艰巨，加之医疗系统人力资源的短缺，使得如何提升医护人员工作投入，逐渐成为全世界职业健康心理学研究者共同关注的话题。医护人员的工作关系百姓安危，其工作投入的生成是多方因素共同作用的结果，其作用结果也体现在社会、组织和个人等多个层面上。

Simpson（2009）曾试图对医护人员工作投入研究进行总结与梳理，但是由于当时有关医护人员工作投入的研究文献非常有限，使得 Simpson 不得不将研究对象拓展到各种职业人群。后来，随着医护人员工作投入研究文献的丰富，García-Sierra，Fernández-Castro 和 Martínez-Zaragoza（2016）以及 Keyko，Cummings，Yonge 和 Wong（2016），Kacey（2014）分别对医护人员工作投入进行了文献回顾，遗憾的是，受到语言的限制，这些研究未能将中文的医护人员工作投入研究纳入其中。中国的工作投入研究虽然起步相对较晚，但是近年来随着医患关系对医疗服务体系的冲击，医护人员的工作投入问题逐渐开始受到关注，并产生了一系列探讨医护人员工作投入的研究（黄金梅等，2012b）。

为了加深对医护人员工作投入的理解，弥补上述文献整理的不足，本书在对现有工作投入相关理论进行回顾的基础上，将中国本土化的与国外代表性的医护人员工作投入实证研究整合到一起，系统梳理医护人员工作投入的实证研究文献，全面考察医护人员工作投入前因、结果与作用过程，以期为后续实证研究与干预实践提供有力的文献支撑。

3　研究方法

我们依照 Whittemore 和 Knafl（2010）推荐的方法，采用文献搜索、文献筛选、质量评估、数据提取和综合分析 5 个步骤，对医护人员工作投入研究进行系统的文献回顾，以保证研究的系统性和严谨性。

3.1　文献搜索

在中国知网（CNKI）核心期刊数据库和 PsycINFO、Medline 数据库中，以"医护人员""医务人员""医生""护士""医护""工作投入"为中文并列检索词，以"medical staff""doctors""nurses""work engagement"为英文并列检索词，在主题、关键词、摘要等项目下筛选中英文文献。之所以选择在不同的中英文数据库中进行文献检索，是为了获得更为全面的文献信息。其中，CNKI 是目前中国学者使用最为广泛的学术论文数据库；PsycINFO 数据库是美国心理学协会出版的著名文献索引数据库；Medline 是美国国立医学图书馆出版的当前国际上最权威的医学文献数据库。此外，根据 García-Sierra 等（2016）及 Keyko 等（2016）的研究，结合国内外医护人员工作投入研究从 2008 年开始出现的研究态势，我们将文献搜索的时间跨度设置为 2008～2018 年。

3.2　文献筛选

检索到的文献应满足如下 3 条标准：①研究以中文发表在中文核心期刊上，或以英文发表在国外同行评审期刊上，学位论文或会议论文不在研究范畴之内。②以医护人员为被试，其他职业群体不在研究范畴之内。③研究属于推论性实证性研究，单纯的描述性分析或人口流行病学调查不在研究范畴之内。依据上述文献筛选标准，我们首先排除了重复文献，之后依据标题或摘要、文章来源及内容进行文献筛选。文献搜索与选择流程详见图1.7。

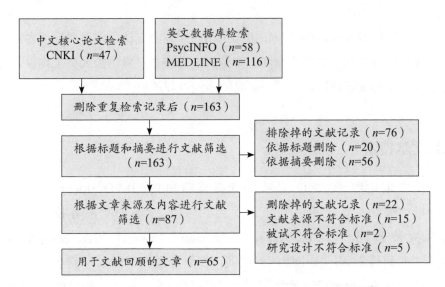

图 1.7　国内外医护人员工作投入文献的搜索与筛选流程图

3.3 质量评估

虽然对文献质量的评估并没有所谓的"金标准"（Whittemore & Knafl，2010），但是至少应该从方法学视角对原始文献进行适度的评估，以保证系统文献回顾的有效性和可信性。通过分析测评工具的内部一致性系数、样本大小和问卷有效回收率，我们检查了相关研究的数据质量。此外，还对被试的取样方法、来源及代表性进行了初步评估。

3.4 数据提取

研究进行质量评估的同时，从最终确立的国内外医护人员工作投入相关文献中提取基本信息与数据结果，包括作者、年代、国别、样本数量、被试情况、测评工具、研究设计、变量间关系的显著性、工作投入的影响因素和作用结果等基本信息。文献基本信息与数据结果由 3 位心理学系研究生以列表的形式列出，之后由两位职业健康心理学教授再次校对审核。

3.5 综合分析

研究依据从文献中提取的基本信息和数据结果，进行医护人员工作投入的描述分析和叙事分析。其中，描述性分析是对文献基本特点，包括作者、年代、被试等方面的分析。叙事性分析则对医护人员工作投入相关文献进行内容分析，依据工作投入在研究中所起作用的不同，对文献中出现的相关变量进行分类，并将其归纳到不同的主题之下。具体而言，我们将在医护人员工作投入影响因素和作用结果的框架下进行文献回顾。

4　研究结果

研究共收集了国内外 65 篇医护人员工作投入有效文献，包括 60 项量化研究、3 项质化研究和 2 项干预研究。这些研究的时间跨度为 2008～2018 年，其中以 2013 年的文献最多。

（1）研究设计方面，多数研究采用横断面设计，只有 2 项研究采用纵向研究设计，对医护人员工作投入的实验室研究尚未见到。

（2）测评工具的使用方面，乌勒之工作投入量表（UWES）是使用最为频繁的测评工具，65 项研究中有 62 项使用 UWES 进行测评，另有 3 项研究分别采用了马氏工作倦怠问卷、护士工作投入量表和工作投入合成问卷。所有测评工具的内部一致性系数都在 0.70 以上。

（3）被试选择方面，这些研究涵盖了中国、美国、加拿大等多个国家的被试群体，以中国的医护人员工作投入研究为主，美国次之。值得注意的是，无论是国内研究还是国外研究，对护士工作投入的研究占多数，而对医生工作投入的研究相对较少。除了质化研究被试人数较少外，绝大多数研究被试都来自不同的医疗机构且人数在百人以上，另有 6 项研究被试人数在千人以上，所有研究的有效问卷回收率都保持在 60% 以上，总体质量良好。通过对这 65 篇文献的内容分析、分类与归纳，我们将这些文献分成两大类：医护人员工作投入的影响因素和作用结果。

4.1 医护人员工作投入的影响因素分析

有关医护人员工作投入影响因素的研究共有 57 项，通过分类，可以将这些研究的影响因素归纳为组织因素、工作因素和个体因素三大类别。

4.1.1 组织因素

我们通过文献分类与整理发现，有 20 篇文献报告了组织因素对医务人员工作投入的影响（详见表 1.1）。

表 1.1　医护人员工作投入前因变量整理表（组织因素）

研究	前因变量	被试	测评工具	研究设计
别立媛等（2016）	辱虐管理（－）心理授权（＋）	N=242 哈尔滨 2 家三级甲等医院护士	UWES-17	横断面设计
丁晶晶等（2015）	组织支持感（＋）角色压力（－）	N=400 天津 5 家三级甲等医院护士	UWES-15	横断面设计
李敏和周满臻（2014）	心理授权（＋）	N=50 某军队疗养院护士	UWES-17	横断面设计
刘伟静等（2015）	团队合作（＋）高质量护理（＋）参与医院事务（＋）充足人力物力（＋）	N=338 天津市 7 个区 26 家社区卫生服务机构护士	UWES-7	横断面设计

续表

研究	前因变量	被试	测评工具	研究设计
刘真亚等 （2017）	工作满意度（+）	N=497 郑州市 5 家三级 综合医院护士	UWES-9	横断面设计
Abdelhadi 和 Drach-Zahavy （2011）	病房工作氛围（+）	N=158 以色列 40 家 养老院病房护士	UWES-16	横断面设计
Brunetto 等 （2013）	组织支持（+） 领导下属关系（+） 团队合作（+）	N=1228 美国和澳大利亚 7 家私人医院护士	UWES-9	横断面设计
Freeney 和 Tiernan （2009）	良好工作氛围（+）	N=20 爱尔兰 2 家 医院的护士	半结构化访 谈	质化研究
Giallonardo 等 （2010）	真诚型领导（+） 对领导的感知（+） 工作满意度（+）	N=170 加拿大急症 护理医院护士	UWES-17	横断面设计
Hayati 等 （2014）	变革型领导（+）	N=240 伊朗胡齐斯坦省的 5 家公立医院护士	UWES-17	横断面设计
Jenaro 等 （2011）	工作满意度（+） 心理适应力（+） 工作特征（+）	N=412 西班牙 30 家 公立综合医院护士	UWES-9	横断面设计
Laschinger， Spence 等 （2009）	结构赋权（+）	N=479 加拿大安大略护士 学院（CNO） 新毕业的护理护士 和注册护士	UWES-9	横断面设计
Laschinger， Spence 等 （2010）	结构赋权（+） 组织价值观（+） 团体（+） 奖励（+） 公平（+） 自我控制（+） 琐碎工作（ns）	N=322 加拿大安大略省的 急症护理医院的 全职或兼职的 注册护士	UWES-9	横断面设计

续表

研究	前因变量	被试	测评工具	研究设计
Othman 和 Nasurdin（2013）	社会支持（+）	N=402 马来西亚 3 家 公立医院护士	UWES-9	横断面设计
Salanova 等（2011）	变革型领导（+）	N=280 葡萄牙 1 家 大型医院护士	UWES-11	横断面设计
Simpson（2009）	工作满意度（+） 离职认知（-）	N=479 5 家非营利性外科 医院和 1 家非营利 性综合医院的护士	UWES-9	横断面设计
Van Bogaert 等（2013）	良好执业环境（+） 护理团队合作（+）	N=479 比利时荷兰地区的 2 家公立精神病院 34 个护理团队的 工作人员	UWES-9	横断面设计
Wang 和 Liu（2013）	心理授权（+） 执业环境（+）	N=300 天津 2 家三甲医院的 护士	UWES-17	横断面设计
Wong 等（2010）	真诚型领导（+） 对工作的认同（+） 对领导的信任（+）	N=280 加拿大安大略省护士 学院医院急诊科护士	UWES-9	横断面设计
Wu（2010）	领导 工作环境 薪水 社会人际关系 组织认同 职业价值认同 组织家庭支持 自主性 专业能力认可度 对护理的热情 职业相关 （成就、绩效、挑战、 成长）	N=28 中国台湾西南部 基督教流动医疗 单位中拥有至少 3 个月护理经验 的注册护士	半结构化 访谈	质性研究

　　我们对这些研究进行了详细整理，将组织作用力框架下的医护人员工作投入影响因素分为组织氛围、结构授权和领导风格 3 个亚类。

（1）组织氛围。在组织氛围方面，不断增加的组织支持感、良好的工作氛围及团队合作，都能够引发个体对工作的积极投入。Othman 和 Nasurdin（2013）的研究发现，个体在工作中感知到的社会支持对工作投入具有较强的预测作用。Freeney 和 Tiernan（2009）在其对医护人员进行的半结构化访谈中发现，愉悦的工作氛围以及同事间的通力合作，对医护人员的工作投入具有积极的影响。此外，研究者们还发现，个体对于目前工作生活质量的积极反应，如工作满意度、工作适应性等，同样会带来医护人员工作投入的提升（e.g.，Jenaro，Flores，Orgaz，& Cruz，2011；Simpson，2009；刘真亚等，2017）。

（2）结构授权。组织的科学化管理，需要使用科学的方法促使个体发挥出工作积极性。结构授权，反映了管理者为保证员工能够在工作中得到充分发展，在改善工作流程与促进个体成长等方面所做出的努力。以往研究表明，无论是结构授权（e.g.，Laschinger，Spence，Piotr，Julia，& Paula，2009）或是心理授权（e.g.，Wang & Liu，2013；李敏，周满臻，2014），都有利于医护人员工作投入的提升。Laschinger，Spence，Piotr，Julia 和 Paula（2010）在后续的研究中发现，结构授权会通过工作控制感、奖励、公平感和价值观等路径，间接提升医护人员工作投入。Wang 和 Liu（2013）的研究还发现，外在执业环境会通过医护人员的心理授权对其工作投入起积极作用。

（3）领导风格。医护人员工作投入的生成过程中，领导风格发挥着重要的作用。我们通过分析 6 篇领导风格相关的文献发现，真诚型、变革型和辱虐型等不同的领导风格都会对医护人员工作投入发生直接或间接的影响。例如，Giallonardo，Wong 和 Iwasiw（2010）的研究表明，真诚型领导对新入职护士的工作投入具有显著的正向预测作用。Wong，Laschinger 和 Cummings（2010）的研究则进一步表明，真诚型领导通过增强个体对工作的认同和对领导者的信任，进而提高医护人员的工作投入。与此类似，Salanova，Lorente，Chambel 和 Martinez（2011）的研究发现，变革型领导与护士工作投入之间存在的显著正向关系。Hayati，Charkhabi 和 Naami

（2014）也以伊朗医护人员为被试，汇报了变革型领导对于工作投入及工作投入 3 个维度——活力、奉献、专注的正向预测作用。Wu（2010）对 28 名中国台湾护士进行的质化研究，虽然未明确指出领导风格的具体作用，但却通过半结构化访谈发现，领导的言行举止对医护人员的工作投入有着至关重要的影响力。与此相反，别立媛，郑秋兰，刘世卿，范宇莹（2016）的研究证明，如从上尊下卑的垂直化管理视角出发，来自领导的辱虐管理会降低护士的工作投入水平。上述研究都说明积极的领导风格对个体的工作投入所起的促进作用，这也从侧面证明了扁平化组织结构的优势所在。

4.1.2 工作因素

我们通过文献分类与整理发现，有 16 篇文献报告了工作因素对医务人员工作投入的影响（详见表 1.2）。

表 1.2　医护人员工作投入前因变量整理表（工作因素）

研究	前因变量	被试	测评工具	研究设计
方琪等（2017）	高绩效工作系统（+）	$N=983$ 杭州市 4 家三甲 医院医务人员	UWES-6	横断面设计
黄金梅等（2012）	工作特征 工作重要性（+） 工作自主性（+） 工作技能多样性（+） 工作反馈（+） 工作负荷（−）	$N=845$ 新疆生产建设兵团 各级医疗机构护士	UWES-17	横断面设计
黄金梅等（2012）	工作自主性（+） 技能多样性（+） 工作重要性（+） 情绪表达要求（−）	$N=467$ 新疆生产建设兵团 三甲医院医护人员	UWES-17	横断面设计
李文姣（2018）	医患信任（+）	$N=452$ 郑州市 5 家公立 医院医护人员	UWES-17	横断面设计
孟德昕等（2014）	医患互动关系 支持性互动关系（+） 抑制性互动关系（−）	$N=786$ 黑龙江 8 家大型 医院医护人员	UWES-9	横断面设计

研究	前因变量	被试	测评工具	研究设计
任春艳等（2016）	医护合作关系（+） 患者信息交流（+）	$N=309$ 北京市某三级甲等医院护士医生	UWES-16	横断面设计
周影和赵佛容（2010）	工作－个体匹配（+）	$N=465$ 成都市 5 家三甲综合医院护士	UWES-17	横断面设计
Adriaenssens 等（2011）	工作控制（+） 奖励（+） 人力资源（+） 物质资源（+） 程序（+） 工作要求（ns）	$N=254$ 比利时 15 家综合医院急诊科护士	UWES-9	横断面设计
Bamford 等（2013）	个体－工作匹配 工作量（+） 控制（+） 奖励（+） 团体（+） 公平（+） 价值（+）	$N=280$ 安大略省急诊护理医院护士	UWES-9	横断面设计
Bishop（2013）	与患者良好的关系	$N=19$ 美国非营利性社区医疗中心拥有 5 年以上丰富经验的 45 岁及以上的注册护士	UWES-17	干预研究
Fiabane 等（2013）	奖励（+） 公平感（+） 价值观（+）	$N=110$ 意大利 4 间长期护理病房的医护人员	MBI	横断面设计
Opie 等（2010）	工作资源（+） 工作要求（－）	$N=349$ 澳大利亚医护人员	UWES-9	横断面设计
Rickard 等（2012）	工作资源（+） 工作要求（－）	$N=178$ 澳大利亚 2 家公立医院医护人员	UWES-9	干预研究
Sawatzky 和 Enns（2012）	员工资源（+） 护理实践环境（－） 轮班（－） 缺乏护理设备（+） 工作地点（ns）	$N=261$ 加拿大马尼托巴省 12 家成人急诊室工作的注册护士	工作投入合成问卷	横断面设计

续表

研究	前因变量	被试	测评工具	研究设计
Sullivan 等（2013）	协调的人际关系 专业护理实践环境 决策参与 决策失误（*ns*） 个体特征（*ns*）	*N*=747 美国宾夕法尼亚州 的 5 家急救医院 注册护士	UWES-9	横断面设计
Elst 等（2016）	工作资源（+）	*N*=675 比利时医护人员	UWES-9	横断面设计

我们对这些研究进行了详细整理，将工作特征作用框架下的医护人员工作投入影响因素，分为工作资源、工作要求和医患关系几个亚类。

（1）工作资源。是个体工作投入最为直接的预测指标。工作中的物质资源、人力资源、社会资源或心理资源，都有助于帮助个体达成工作目标、减轻身心消耗、激励个人成长与发展。相应地，这些资源在医护人员的工作投入中都一一发挥了积极作用。总结国内外医护人员工作投入研究时发现，工作资源相关的操作指标，包括工作重要性、工作自主性、任务多样性、工作高效性、反馈、奖励等多个方面。值得注意的是，当工作与个人能够达成某种契合时，个体也会产生积极的情感与行为体验。这在医护人员工作投入的相关研究中得到了充分的证实。例如，周影和赵佛容（2010）针对成都市 5 所三甲医院 465 名护士进行的调查结果表明，工作个体匹配对护士的工作投入具有重要预测作用。与之类似，Bamford，Wong 和 Laschinger（2013）汇报了护士在工作负荷、工作控制感、薪酬奖励、团队合作、公平感和价值观等 6 个方面与工作的匹配程度，能够解释工作投入 22.1% 的变异。Fiabane，Giorgi，Sguazzin 和 Argentero（2013）也发现，奖励、公平感和价值观与医护人员工作投入显著正相关。

（2）工作要求。在工作要求方面，以往研究对其与医护人员工作投入的关系进行了为数不多的探讨，所得出的结论并不完全一致。Opie 等（2010）以及 Rickard 等（2012）对澳大利亚医护人员的调查结果显示，工作要求负向预测医护人员的工作投入。而 Adriaenssens 等（2011）对比利时医护被试的调查则指出，工作要求与护士工作投入不存在显著关联。我们对现有几项研究中对医护人员工作投入带来不利影响的工作要求加以操作化概括，包括工作负荷高、情绪要求高、轮班制、缺乏专业护理设备以及工作物理环境差等几个方面（e.g., Sawatzky & Enns，2012；黄金梅等，2012a，2012b）。受医护人员特殊工作性质的影响，轮班或值夜班对其工作投入所带来的损害，尤为值得关注。

（3）医患关系。医疗工作的目的，不仅在于治疗疾病，还在于使患者康复后能够成为一名有用的社会成员。因此，医疗工作始终涉及两类当事人：医护人员和患者。医患关系作为医护工作中极为重要的一环，对医护人员工作投入发挥着重要的作用。我们通过整理和分析 5 篇与医患关系相关的文献发现，有关医患关系的探讨多来自中国，这在一定程度上反映出医患关系问题在中国医疗服务工作中占有重要位置。例如，李文姣（2018）对郑州市 5 家公立医院 452 名医护人员的调查发现，医患信任对于医护人员工作投入具有较强的预测功能。任春艳，马晓雯，谢红和王瑛（2016）的研究也发现，对患者信息进行充分交流有利于医护人员工作投入水平的提升。孟德昕等（2014）对黑龙江 8 所大型医院医护人员的大样本调查发现，医患互动关系对于医护人员工作投入具有直接影响，支持性互动关系有利于工作投入的提升，而抑制性互动关系阻碍工作投入的发生。另外一项来自美国的研究也表明，工作中和谐的人际关系，有利于医护人员工作投入的提升（Sullivan，Nora，& Vasey，2013）。尤为值得关注的是，Bishop（2013）完成了一项针对医护人员工作投入的干预研究，通过比较前后测量的结果发现，与患者保持良好的关系是提升医护人员工作投入的有效途径。

4.1.3　个体因素

我们通过文献分类与整理发现，有 21 篇文献报告了个体因素对医务人员工作投入的影响（详见表 1.3）。

表 1.3 医护人员工作投入前因变量整理表（个体因素）

研究	前因变量	被试	测评工具	研究设计
梁燕金等 （2016）	逆商（+） 用工形式 （正式工＞合同工）	N=223 低年资 ICU 护士	UWES-15	横断面设计
刘惠军等 （2012）	胜任（+） 自主（+） 关系（ns）	N=476 济南市 15 家三级 甲等医院执业医师	UWES-15	横断面设计
刘朝英等 （2013）	护士心理资本 希望（+） 自我效能感（+）	N=663 太原市 4 家三级 甲等综合医院护士	UWES-15	横断面设计
邵亚等 （2015）	工作家庭冲突（－） 社会支持（+）	N=1250 湛江市 6 家医院护士	UWES-9	横断面设计
沈翠华等 （2016）	行为目标达成度（+）	N=222 温州 3 家三级甲等 医院护士	UWES-16	横断面设计
王明雪等 （2017）	医护工作能力（+） 职业获益感（+）	N=230 三甲医院 ICU 护士	UWES-9	横断面设计
王雪等 （2015）	人格坚韧性（+） 角色压力（－） 组织支持感（+）	N=630 吉林大学第一医院 和延边大学附属 医院护士	UWES-16	横断面设计
易红梅等 （2015）	健康生活方式（+）	N=527 浙江中医药大学 附属医院护士	UWES-15	横断面设计
张宇斐和 李继平 （2015）	自我效能（+）	N=368 四川省 2 家三级 甲等医院护士	UWES-16	横断面设计
Bakibinga 等 （2012）	感悟 反思 回顾	N=15 乌干达 2 家健康护 理中心的医护人员	半结构化 访谈	质化研究
Cadiz （2010）	核心自我评价 年龄歧视氛围 个体特征 （ns－性别、年龄、 工作地点）	N=339 美国俄勒冈州护士 协会（ONA）的 注册护士	UWES-9	纵向设计

续表

研究	前因变量	被试	测评工具	研究设计
Garrosa 等（2011）	个人资源 乐观（+） 坚韧性（+） 情绪（+） 角色压力（−）	N=508 西班牙马德里综合医院护士	UWES-17	横断面设计
Laschinger（2012）	自我控制（+） 心理资本（+） 专业实践环境（+） 个体特征（+） （ns− 年龄、教育水平、所在科室）	N=420 加拿大安大略省的急症护理医院的工作不到 3 年的新毕业注册护士	UWES-9	横断面设计
Lawrence（2011）	道德困扰（−） 批判性反思能力（+） 认知反思（ns）	N=28 美国西南部 1 家指定医院护士	UWES-17	横断面设计
Lu 等（2011）	家庭控制（+）	N=279 广州某医院护士	UWES-9	纵向设计
Palmer 等（2010）	自我超越（+） 个体特征 （年龄、护龄、急诊护龄）	N=84 美国重症监护护士协会年度国家教学研究所会议的注册护士	UWES-17	横断面设计
Rivera 等（2011）	管理者行为（ns） 工作环境（ns） 薪水和福利（ns） 团队合作（ns） 工作任务感知（ns） 自主性（ns） 个人技能增长（ns） 护理工作热情 轮班 个人特征（ns）	N=510 美国东部沿海大城市的 1 家大学医院	护士工作投入调查	横断面设计
Saito 等（2018）	内在工作价值观（+） 利他工作价值观（+）	N=3279 日本 257 家医院的医护人员	UWES-9	横断面设计
Tomic 和 Tomic（2010）	自我认同（+） 自我实现（+） 自我超越（+） 感知的工作量（ns）	N=169 荷兰总医院	UWES-15	横断面设计

续表

研究	前因变量	被试	测评工具	研究设计
Toyama 和 Mauno（2017）	情绪智力 社会支持	*N*=489 日本老年护理中心的护士	UWES-17	横断面设计
Walker 和 Campbell（2013）	组织敏锐力 临床能力 社会智力 个人工作特点	*N*=96 澳大利亚维多利亚州 2 家医院的研究生注册实习护士	UWES-14	横断面设计

我们对这些研究进行了详细整理，将个体因素作用框架下的医护人员工作投入影响因素分为人格特质、个体资源和家庭生活几个亚类。

（1）人格特质。是医护人员工作投入的重要影响因素。不同人格特质的个体，会在工作中表现出不同的资源运行方式。例如，坚毅型个体会在工作中锲而不舍、认真专注；乐观型个体会在工作中落落大方、积极热情；自我超越型个体则能够将生命、生活与死亡高度融合，在工作中乐于奉献并表现出成熟的工作风格。研究发现，这些积极的人格特质都有利于医护人员工作投入的提高。

（2）个体资源。除了人格特质这一高阶变量，个体资源作为更为直接的低阶变量直接影响着工作目标能否顺利实现，在医护人员工作投入中发挥了极为关键的作用。从概念界定看，个体资源是一种积极的自我评价，代表了个体具备了自我控制并改善外在环境的能力（Hobfoll，2011）。我们共提取了 14 篇个体资源相关研究，这在医护人员工作投入研究中占据了较大的比例。所提取出的文献中，有 6 篇文献从心理资本的视角出发，汇报了自我效能感（e.g.，刘朝英，商临萍，赵晓艳，2013；刘朝英，宋丽萍，商临萍，2013；张宇斐，李继平，2015）、自我控制（e.g.，Laschinger，2012）、利他（e.g.，Saito，Igarashi，Noguchi-Watanabe，Takai，& Yamamoto-Mitani，2018）及工作热情（e.g.，Rivera，Fitzpatrick，& Boyle，2011）等个体资源对医护人员工作投入的正向作用。另有 6 篇文献从个体能力视角出发，汇报了逆商（e.g.，梁燕金，王明娜，付霞，2016）、情商（e.g.，Toyama & Mauno，2017）、社交智力（e.g.，Walker & Campbell，2013）、胜任力

（e.g.，刘惠军，纪海英，王英，2012）、行动力（e.g.，沈翠华，叶春萍，宋霄霄，陈盈盈，吴丰寅，2016）及工作能力（e.g.，王明雪等，2017）等个体资源对于医护人员工作投入的积极效果。此外，Lawrence（2011）在研究中指出，对工作的批判性反思与医护人员工作投入显著正相关（$r=0.56$）；相应地，Bakibinga，Vinje 和 Mittelmark（2012）也从现象学角度诠释了个体可以通过对工作的感悟、反思和回顾，提升应对能力，保持工作投入。

（3）家庭生活。虽然工作投入是工作范畴内的动机、情感与行为概念，但却与家庭生活层面息息相关。Lu，Siu，Chen 和 Wang（2011）运用纵向研究设计，证明了护士对于家庭生活的掌控感，对工作投入有积极的显著的交叉滞后效应（$b=0.16$，$p<0.05$）。易红梅，余兰仙，汤娟娟和李华（2015）的研究也表明，健康的生活方式有利于工作投入的提升。相反，邵亚，廖少玲，钟慧琴和陆茹茵（2015）的研究发现，工作家庭冲突与医护人员的工作投入负相关。

4.2 医护人员工作投入的作用结果分析

与医护人员工作投入影响因素的研究相比，有关医护人员工作投入作用结果的研究数量不多，经过整理，共包括 8 项研究。另有 7 项研究在医护人员工作投入影响因素的研究中出现过，这些研究将工作投入作为中介变量处理，既探讨了工作投入的前因变量，又探讨了工作投入的结果变量，因此，我们也将其纳入工作投入的结果分析当中（详见表 1.4）。

表 1.4 医护人员工作投入的结果变量整理表

研究	结果变量	被试	测评工具	研究设计
刘聪聪等（2015）	组织公民行为（+）	$N=511$ 济南三级甲等医院	UWES-9	横断面设计
刘伟等（2014）	主观幸福感（+）	$N=364$ 河北省 6 家精神疾病专科院临床医护人员	UWES-17	横断面设计

续表

研究	结果变量	被试	测评工具	研究设计
马晓雯等（2016）	工作绩效	N=309 军队医院、三甲医院医护人员	UWES-16	横断面设计
吴悦等（2017）	任务绩效（+）	N=190 武汉三甲传染病医院医护人员	UWES-17	横断面设计
杨坚等（2017）	任务绩效（+）	N=190 武汉三甲传染病医院医护人员	UWES-17	横断面设计
左宗力等（2016）	工作满意度（+）	N=1173 四川省医护人员	UWES-17	横断面设计
Hakanen 和 Schaufeli（2012）	抑郁症状（−）生活满意度（+）	N=1964 芬兰牙科协会牙医会员	UWES-17	横断面设计
Laschinger 等（2009）	工作效率（+）患者满意度（+）不良事件（−）	N=479 加拿大安大略护士学院（CNO）新毕业的护理护士和注册护士	UWES-9	横断面设计
Laschinger（2012）	离职倾向（−）职业满意度（+）更换工作意图（−）	N=420 加拿大安大略省的急症护理医院的工作不到 3 年的新毕业注册护士	UWES-9	横断面设计
Nasra Abdelhadi 和 Anat Drach-Zahavy（2012）	护理服务质量（+）	N=158 以色列北部 40 家养老院的护理人员	UWES-16	横断面设计
Prins 等（2009）	医疗失误（−）	N=2115 荷兰住院医生	UWES-15	横断面设计
Salanova 等（2011）	工作绩效（+）	N=280 葡萄牙 1 家大型医院的护士	UWES-11	横断面设计

研究	结果变量	被试	测评工具	研究设计
Sawatzky 和 Enns（2012）	主观幸福感（+） 工作满意度（+） 同情疲劳（−） 工作倦怠（−） 离职倾向（−） 留职倾向（+）	N=261 加拿大马尼托巴省 12 家成人急诊室工作的注册护士	工作投入合成问卷	横断面设计
Van Bogaert 等（2013）	医疗服务质量（+） 工作满意度	N=357 比利时荷兰语地区的 2 家公立精神病院 34 个护理团队工作人员	UWES-9	横断面设计
Wong 等（2010）	建言行为（+）	N=280 加拿大安大略省护士学院医院急诊科护士	UWES-9	横断面设计

通过分类，工作投入的作用结果可以归为工作绩效、组织公民行为和主观幸福感三大类别。

（1）工作绩效。指特定时间内的可描述的工作行为和可衡量的工作结果。在此类别范畴内，有 4 项研究直接报告了工作投入与医护人员工作绩效的正向关系（e.g.，Salanova et al.，2011；马晓雯，任春艳，杜佳敏，谢红，2016；吴悦，杨坚，唐文熙，张亮，2017；杨坚，吴悦，张研，2017），其他 3 项研究则从医护工作效率的提升（e.g.，Laschinger et al.，2009）、医疗服务质量的改善（e.g.，Abdelhadi & Drach-Zahavy，2011）、医疗失误的降低（e.g.，Prins et al.，2009）等 3 个方面展示了医护人员工作投入带来的积极结果。

（2）组织公民行为。是员工完全出于个人意愿的一种自觉的个体行为。这种行为与正式奖励制度无任何联系，又非角色内所要求的行为，有助于提高组织功能的有效性。刘聪聪等（2015）的研究发现，医护人员工作投入与组织公民行为显著正相关。类似地，Wong 等（2010）的研究也证实，医护人员对工作的建言行为与工作投入显著正相关。

（3）主观幸福感。指人们对其工作生活质量所做的情感性和认知性的整体评价。在生活方面，伴随着工作投入的提高，医护人员的主观幸福感和生活满意度明显提升（刘伟等，2014；Sawatzky，&Enns，2012），而且Hakanen 和 Schaufeli（2012）的研究证明，工作投入能够有效降低医护人员产生抑郁症状的可能。在工作方面，工作投入不但有利于医护人员工作满意度的提升（左宗力，隆素素，席娜娜，张菊英，2016），还能够有效缓解其工作倦怠和共情疲劳程度（Sawatzky & Enns，2012），降低其离职意向（Laschinger，2012）。

4.3 医护人员工作投入的影响因素及作用结果的综合模型

在上述研究的基础上，结合分类学研究结构，我们构建了医护人员工作投入影响因素与作用结果的模型图（详见图1.8）。

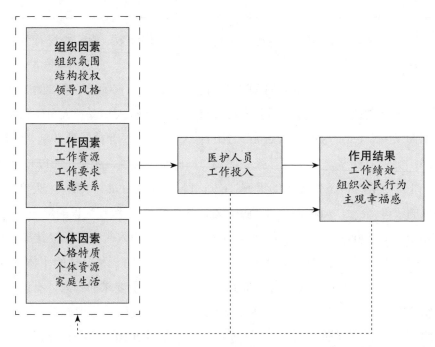

图 1.8 医护人员工作投入的影响因素与作用结果模型图

图 1.8 中的实线箭头代表已被相关研究证实的变量关系，虚线箭头代表研究中提及的尚需进一步证实的变量间可能存在的关系。

5　讨　论

5.1　研究发现及意义

本研究通过回顾和梳理国内外医护人员工作投入相关文献发现，无论是宏观的组织因素，还是中观的工作因素，或是微观的个人因素，都与医护人员的工作投入存在关联。这为医护人员工作投入研究提供了相对全面的经验储备，对后续进行中国医护人员工作投入的本土化实证研究具有重要参考价值。纵观国内外医护人员工作投入研究文献，可略窥以下 5 种发展趋势：

（1）工作投入作为一种与工作倦怠相关联的概念和内容，日益受到学术界的关注，并带动了研究视点从消极方向向积极方向的转变。伴随着积极心理学和职业健康心理学的发展与完善，研究者们意识到，与其将研究重点放在以情感耗竭、麻木不仁和低成就感为具体表现特征的医护人员工作倦怠上，不如从积极心理学层面关注如何在情感、动机和行为层面提升医护人员的工作投入，促使其在工作中充满活力、专注认真并乐于奉献。研究视角的转换，使得近年来医护人员工作倦怠研究数量不断递减，与之相反，医护人员工作投入的研究数量迅速激增。这也从侧面彰显了医护人员工作投入研究具有积极的现实意义。

（2）乌勒支工作投入量表（UWES）作为应用最广、效度最高的工作投入测量工具得到了相当程度的认可，并在 30 多个国家的工作投入实证研究中得以应用（Schaufeli & Salanova，2008）。UWES 有完整版和简化版之分，而且在 UWES 的修订过程中，不同国家的学者对其条目进行了适度的删减。例如，中国学者张轶文和甘怡群（2005）就从本土化视角修订了中文版工作投入量表（UWES-15）。虽然不同版本的 UWES 条目不尽相同，但都保持了以活力、奉献和专注为操作化定义的三维结构，研究者可以根据需要选择不同的版本。UWES 在医护人员工作投入研究中的广泛应用，为医护人员工作投入的跨文化比较提供了等价标准。

（3）迄今为止，有关医护人员工作投入影响因素的研究要远远多于对其作用结果的研究，这可能是因为学者们已经较为一致地将工作投入当作衡量医护人员任务绩效、周边绩效和主观幸福感的重要指标。相对而言，医护人员工作投入的生成过程相对复杂、较为多变，研究者在前因变量层面对其进行了较多研究。我们在分类整理研究文献后发现，工作投入的影响因素可以分为 3 类：组织相关因素，包括组织支持感、结构授权、公平感、真诚型领导等；工作相关因素，包括工作重要性、工作负荷、工作环境、轮班制等；个体特征因素，包括心理资本、情绪智力、韧性、效能感等。虽然组织、工作和个体相关的变量，都与医护人员工作投入存在关联，但是这 3 类因素对医护人员工作投入的作用，却并非完全等价的。依照目前整理出的发展规律来看，外在组织特征和工作环境的变化，能够带动个体资源的变化，进而对工作投入产生联动作用。

（4）受取样条件的限制，现有多数医护人员工作投入的研究设计属于横断面设计。这种研究设计虽然能够检验变量之间的相关，却无法证明因果关系。这就是我们在医护人员工作投入的生成与作用模型图中对变量的反向关系添加虚线的原因。如前文所述，个体的先天特质，如宜人性、尽责性等人格特征，虽然会对其工作投入产生一定的影响，但是外部环境对工作投入的影响更大。随着组织和工作条件的变化，个体会在心理资源、效能感等方面进行适度的调整。这表明，工作投入并非一个静态的、一成不变的构念，它会伴随组织氛围、工作环境和个体资源的变化产生相应的变化。鉴于此，借助于量化研究方法的日趋改进，渐有研究者开始尝试采用纵向研究方法记录医护人员工作投入的心理表征，甚至绘制工作投入的波动形态。利用纵向追踪的研究方法，不但能够对医护人员进行定期的随访观察，而且可以通过系列的干预发现揭示医护人员工作投入的最佳途径，分析工作投入发展过程的因果关系和系统特点。

（5）随着研究的深入，研究者们越发意识到理论对于医护人员工作投入研究的重要性。我们整理和分析相关文献后发现，有一些研究能够将医护人员工作投入与资源理论及群体动力学等理论联系并紧密地结合起来。一方面，这些研究注重研究设计的科学性，在理论的宏观指导下确立研究框架；另一方面，这些研究还强调对现有理论的贡献性，通过研究结果不断检验、完善并扩充相关理论。相对而言，仍有很大一部分医护人员工作投入理论研究较为薄弱，甚至很多研究并未能在研究中做出相应的理论分析。受此限制，我们无法通过文献回顾对国内外医护人员工作投入研究中所运用的理论一一加以梳理。虽然我们在文中从宏观上对目前工作投入研究中最常用的几种理论加以概述，但在以往医护人员工作投入的实证研究中，理论的应用还相对分散，希望未来的医护人员工作投入研究能够在理论方面不断深入与加强。

总之，医护人员工作投入研究，不仅可以充实完善职业健康心理学、医学社会学及管理心理学的研究内容和学科体系，还有着更为积极的现实意义：一方面，帮助医护人员改善工作质量，增强心理韧性，营造良好的心理氛围和情绪反应，充分调动其主动性与积极性；另一方面，医护人员在工作中表现出的精力充沛、积极奉献和高度专注，有助于减轻或消除疾病对患者造成的心理压力，使其变被动配合为主动参与，改善医患关系。

5.2　研究不足与展望

医护人员的工作关乎患者健康与生命，职业性质对其服务态度和负责精神赋予了极高的要求。医护人员工作投入研究为改善医疗服务质量、缓解医疗资源不足和推进医疗体制改革等现实问题，提供了强有力的数据支撑。然而，在医护人员工作投入研究中，尚有些亟待解决的关键问题。

（1）心理学家将人看作"行走的情感效应器"，并通过研究发现，情感会在工作团队中产生传染效应。医护工作既是情感劳动又涉及团队合作，医护人员在工作中表现出的工作投入，是否会受到组织层面的情感基调或领导力下行传递作用的影响，还有待深入探讨。

（2）中国医护人员普遍承担着职业社会评价陷入低谷所带来的焦虑，同时还要面临着矛盾日益突出的医患关系，这些因素对其职业心理健康形成极大挑战。虽然中国学者已经关注到了医患关系与医护人员工作投入潜在的关联，但却鲜有研究系统地对其内在机理进行深入探讨。因此，在考察工作投入存在条件和诱发因素的同时，有必要探讨处在应激状态下医护人员运用怎样的策略面对工作中的矛盾与冲突。一旦应对失败，又会对医护人员的工作投入带来哪些影响。

（3）医护工作特殊的职业性质以及现代化的工作节奏，使得医护人员工作与家庭之间的边界变得越来越模糊。工作之余，医护人员是否能利用个体资源进行有效的角色管理，从而提升工作投入，以及其作用机制和边界条件又如何。

（4）此外，目前国内外学术界鲜有研究在医护人员工作投入管理领域提出系统干预措施，而这都是需要探索的实际应用价值很高的关键问题。

6 结　论

为了系统梳理现有医护人员工作投入研究，我们详细介绍了工作投入相关理论和研究前沿，并以 65 篇医护人员工作投入的实证性文献为研究材料，运用分类分析的方法，全面回顾了医护人员工作投入的影响因素和作用结果。研究发现：医护人员的工作投入与组织因素、工作因素和个体因素显著相关。工作投入会随着外在组织氛围、工作环境以及内在个体资源的变化而发生变化。医护人员工作投入的提升能够为组织和个体带来诸多益处，包括任务绩效、组织公民行为以及主观幸福感的提高等。虽然现有的理论与实证研究为未来医护人员工作投入研究提供了经验、参考和借鉴，但这只是一个良好的开端。未来研究应该结合中国医护工作的时代特点，深入探讨组织、工作和个体交互作用下的医护人员工作投入生成模式，并据此制定相应的干预方案，在医患关系、群体动力、边界管理和本土化研究等方面也应予以进一步探讨和加强。

参考文献

[1] Abdelhadi, N., & Drach-Zahavy, A. (2012). Promoting patient care: work engagement as a mediator between ward service climate and patient-centred care. *Journal of Advanced Nursing*, 68(6), 1276-1287.

[2] Adriaenssens, J., De Gucht, V., Van Der Doef, M., & Maes, S. (2011). Exploring the burden of emergency care: predictors of stress-health outcomes in emergency nurses. *Journal of Advanced Nursing*, 67(6), 1317-1328.

[3] Ashforth, B. E., Kreiner, G. E., & Fugate, M. (2000). All in a Day'S Work: Boundaries and Micro Role Transitions. *Academy of Management Review*, 25(3), 472-491.

[4] Bakibinga, P., Vinje, H. F., & Mittelmark, M. B. (2012). Self-tuning for job engagement: Ugandan nurses' self-care strategies in coping with work stress. *International Journal of Mental Health Promotion*, 14(1), 3-12.

[5] Bakker, A. B., & Demerouti, E. (2007). The Job Demands-Resources model: state of the art. *Journal of Managerial Psychology*, 22(3), 309-328.

[6] Bakker, A. B., & Demerouti, E. (2008). Towards a model of work engagement. *Career Development International*, 13(3), 209-223.

[7] Bakker, A. B., Demerouti, E., & Brummelhuis, L. L. T. (2012). Work engagement, performance, and active learning: The role of conscientiousness. *Journal of Vocational Behavior*, 80(2), 555-564.

[8] Bakker, A. B., Emmerik, H. V., & Euwema, M. C. (2006). Crossover of Burnout and Engagement in Work Teams. *Work & Occupations*, 33(4), 464-489.

[9] Bamford, M., Wong, C. A., & Laschinger, H. (2013). The influence of authentic leadership and areas of worklife on work engagement of registered nurses. *Journal of Nursing Management*, (21), 529-540.

[10] Bandura, A. (1977). *Social learning theory*. Englewood Cliffs, NJ: Prentice Hall.

[11] Bishop, M. (2013). Work engagement of older registered nurses: the impact of a caring-based intervention. *Journal of Nursing Management*, 21(7), 941-949.

[12] Bogaert, P., Van, Wouters, K., Willems, R., Mondelaers, M., & Clarke, S., . (2012). Staff engagement as a target for managing work environments in psychiatric hospitals: implications for workforce stability and quality of care. *Journal of Clinical Nursing* (11-12)· *December* 2012 22, 1717-1728.

[13] Brunetto, Y., Xerri, M., Shriberg, A., Farr-Wharton, R., Shacklock, K., Newman, S., & Dienger, J. (2013). The impact of workplace relationships on engagement, well-being, commitment and turnover for nurses in Australia and the USA. *Journal of Advanced Nursing*, 69(12), 2786-2799.

[14] Cadiz, D. M. (2010). The Effects of Ageism Climates and Core Self-Evaluations on Nurses' Turnover Intentions, Organizational Commitment, and Work Engagement. *Dissertations & Theses - Gradworks*.

[15] Cavanaugh, M. A., Boswell, W. R., Roehling, M. V., & Boudreau, J. W. (2000). An empirical examination of self-reported work stress among U.S. managers. *Journal of Applied Psychology*, 85(1), 65-74.

[16] Crawford, E. R., Lepine, J. A., & Rich, B. L. (2010). Linking job demands and resources to employee engagement and burnout: a theoretical extension and meta-analytic test. *Journal of Applied Psychology*, 95(5), 834-848.

[17] Deci, E. L., & Ryan, R. M. (1985). The general causality orientations scale: Self-determination in personality. *Journal of Research in Personality*, 19(2), 109-134.

[18] Deci, E. L., & Ryan, R. M. (2000). The ''what'' and ''why'' of goal pursuits: human needs and the self-determination of behavior. Psychol Inq 2000. *Psychological Inquiry*, 11(4), 227-268.

[19] Demerouti, E., & Bakke, A. B. (2011). The Job Demands-Resources model: Challenges for future research. *Sa Journal of Industrial Psychology*, 37(2), 974-983.

[20] Elst, T. V., Cavents, C., Daneels, K., Johannik, K., Baillien, E., Broeck, A. V. D., & Godderis, L. (2016). Job demands-resources predicting burnout and work engagement among Belgian home health care nurses: Across-sectional study. *Nursing Outlook*, 64(6), 542-556.

[21] Fiabane, E., Giorgi, I., Sguazzin, C., & Argentero, P. (2013). Work engagement and

occupational stress in nurses and other healthcare workers: the role of organisational and personal factors. *Journal of Clinical Nursing*, 22(17-18), 2614-2624.

[22] Freeney, Y. M., & Tiernan, J. (2009). Exploration of the facilitators of and barriers to work engagement in nursing. *International Journal of Nursing Studies*, 46(12), 1557-1565.

[23] García-Sierra, R., Fernández-Castro, J., & Martínez-Zaragoza, F. (2016). Work engagement in nursing: an integrative review of the literature. *Journal of Nursing Management*, 24(2), 101-111.

[24] Garrosa, E., Moreno-Jimenez, B., Rodriguez-Munoz, A., & Rodriguez-Carvajal, R. (2011). Role stress and personal resources in nursing: a cross-sectional study of burnout and engagement. *International Journal of Nursing Studies*, 48(4), 479-489.

[25] Giallonardo, L. M., Wong, C. A., & Iwasiw, C. L. (2010). Authentic leadership of preceptors: predictor of new graduate nurses' work engagement and job satisfaction. *Journal of Nursing Management*, 18(8), 993-1003.

[26] Hakanen, J. J., & Roodt, G. (2010). *Using the job demands-resources model to predict engagement: Analysing a conceptual model.*

[27] Hakanen, J. J., & Schaufeli, W. B. (2012). Do burnout and work engagement predict depressive symptoms and life satisfaction? A three-wave seven-year prospective study. *Journal of Affective Disorders*, 141(2-3), 415-424.

[28] Halbesleben, J. R., Harvey, J., & Bolino, M. C. (2009). Too engaged? A conservation of resources view of the relationship between work engagement and work interference with family. *Journal of Applied Psychology*, 94(6), 1452-1465.

[29] Halbesleben, J. R. B. (2010). A meta-analysis of work engagement: Relationships with burnout, demands, resources, and consequences. *Psychology Press*, 102-117.

[30] Hayati, D., Charkhabi, M., & Naami, A. Z. (2014). The relationship between transformational leadership and work engagement in governmental hospitals nurses: a survey study. *Springerplus*, 3(1), 1-7.

[31] Hobfoll, S. E. (1989). Conservation of resources. A new attempt at conceptualizing stress. *Am Psychol*, 44(3), 513-524.

[32] Hobfoll, S. E. (2011). Conservation of resource caravans and engaged settings. *Journal of Occupational & Organizational Psychology*, 84(1), 116-122.

[33] Jenaro, C., Flores, N., Orgaz, M. B. A., & Cruz, M. (2011). Vigour and dedication in nursing professionals: towards a better understanding of work engagement. *Journal of Advanced Nursing*, 67(4), 865-875.

[34] Kahn, W. A. (1990). Psychological Conditions of Personal Engagement and Disengagement at Work. *Academy of Management Journal*, 33(4), 692-724.

[35] Keyko, K., Cummings, G. G., Yonge, O., & Wong, C. A. (2016). Work engagement in professional nursing practice: A systematic review. *International Journal of Nursing Studies*, 61, 142-164.

[36] Laschinger, H. K. (2012). Job and career satisfaction and turnover intentions of newly graduated nurses. *Journal of Nursing Management*, 20(4), 472-484.

[37] Laschinger, H. K., Spence, Piotr, W., Julia, C., & Paula, G. (2009). Empowerment, engagement and perceived effectiveness in nursing work environments: does experience matter? *Journal of Nursing Management*, 17(5), 636-646.

[38] Laschinger, H. K., Spence, Piotr, W., Julia, C., & Paula, G. (2010). Empowerment, engagement and perceived effectiveness in nursing work environments: does experience matter? Journal of Nursing Management, 17(5), 636-646.

[39] Lawrence, L. A. (2011). Work engagement, moral distress, education level, and critical reflective practice in intensive care nurses. *Nursing Forum*, 46(4), 256-268.

[40] Lepine, J. A., Podsakoff, N. P., & Lepine, M. A. (2005). A Meta-Analytic Test of the Challenge Stressor-Hindrance Stressor Framework: An Explanation for Inconsistent Relationships Among Stressors and Performance. *Academy of Management Journal*, 48(5), 764-775.

[41] Lu, C.-q., Siu, O.-l., Chen, W.-q., & Wang, H.-j. (2011). Family mastery enhances work engagement in Chinese nurses: A cross-lagged analysis. *Journal of Vocational Behavior*, 78(1), 100-109.

[42] Meyer, J. P., & Marylène, G. (2008). Employee engagement from a self-determination theory perspective. *Industrial & Organizational Psychology*, 1(1), 60-62.

[43] Opie, T., Dollard, M., Lenthall, S., Wakerman, J., Dunn, S., Knight, S., & Macleod, M. (2010). Levels of occupational stress in the remote area nursing workforce. *Australian Journal of Rural Health*, 18(6), 235-241.

[44] Othman, N., & Nasurdin, A. M. (2013). Social support and work engagement: a study of Malaysian nurses. *Journal of Nursing Management*, 21(8), 1083-1090.

[45] Palmer, B., Quinn Griffin, M. T., Reed, P., & Fitzpatrick, J. J. (2010). Self-transcendence and work engagement in acute care staff registered nurses. *Critical Care Nursing Quarterly*, 33(2), 138-147.

[46] Podsakoff, N. P., Lepine, J. A., & Lepine, M. A. (2007). Differential challenge stressor-hindrance stressor relationships with job attitudes, turnover intentions, turnover, and withdrawal behavior: a meta-analysis. *Journal of Applied Psychology*, 92(2), 438-454.

[47] Prins, J. T., Heijden, F. M. M. A. v. d., Hoekstra-Weebers, J. E. H. M., Bakker, A. B., Wiel, H. B. M. V. D., Jacobs, B., & Gazendam-Donofrio, S. M. (2009). Burnout, engagement and resident physicians' self-reported errors. *Psychology Health & Medicine*, 14(6), 654-666.

[48] Qing, G., & Zhou, E. (2017). Bidirectional work-family enrichment mediates the relationship between family-supportive supervisor behaviors and work engagement. *Social Behavior & Personality An International Journal*, 45(2), 299-308.

[49] Rickard, G., Lenthall, S., Dollard, M., Opie, T., Knight, S., Dunn, S., ...Brewster-Webb, D. (2012). Organisational intervention to reduce occupational stress and turnover in hospital nurses in the Northern Territory, Australia. *Collegian*, 19(4), 211-221.

[50] Rivera, R. R., Fitzpatrick, J. J., & Boyle, S. M. (2011). Closing the RN engagement gap: which drivers of engagement matter? *Journal of Nursing Administration*, 41(6), 265-272.

[51] Robin, W., & Kathleen, K. (2010). The integrative review: updated methodology. *Journal of Advanced Nursing*, 52(5), 546-553.

[52] Saito, Y., Igarashi, A., Noguchi-Watanabe, M., Takai, Y., & Yamamoto-Mitani, N. (2018). Work values and their association with burnout/work engagement among nurses in long-term care hospitals. *Journal of Nursing Management*, 26(3), 393-402.

[53] Salanova, M., Llorens, S., & Schaufeli, W. B. (2011). "Yes, I Can, I Feel Good, and I Just Do It!" On Gain Cycles and Spirals of Efficacy Beliefs, Affect, and Engagement. *Applied Psychology*, 60(2), 255-285.

[54] Salanova, M., Lorente, L., Chambel, M. J., & Martinez, I. M. (2011). Linking transformational leadership to nurses' extra-role performance: the mediating role of self-efficacy and work engagement. *Journal of Advanced Nursing*, 67(10), 2256-2266.

[55] Salanova, M., Lorente, L., J, C. M., & M, M. I. (2011). Linking transformational leadership to nurses' extra-role performance: the mediating role of self-efficacy and work engagement. *Journal of Advanced Nursing*, 67(10), 2256-2266.

[56] Sawatzky, J. A. V., & Enns, C. L. (2012). Exploring the key predictors of retention in emergency nurses. *Journal of Nursing Management*, 20(5), 696-707.

[57] Schaufeli, W. B. (2018). Work engagement in Europe: Relations with national economy, gouernance and culture. *Organizational Dynamics*, 47, 99-106.

[58] Schaufeli, W. B., & Bakker, A. B. (2004). Job demands, job resources, and their relationship with burnout and engagement: A multi-sample study. *Journal of Organizational Behavior*, 25(3), 293-315.

[59] Schaufeli, W. B., & Salanova, M. (2008). Enhancing work engagement through the management of human resources. *The individual in the changing working life*, 380-402.

[60] Schaufeli, W. B., Salanova, M., Gonzálezromá, V., & Bakker, A. B. (2002). The Measurement of Engagement and Burnout: A Two Sample Confirmatory Factor Analytic Approach. *Journal of Happiness Studies*, 3(1), 71-92.

[61] Simpson, M. R. (2009). Engagement at work: a review of the literature. *International Journal of Nursing Studies*, 46(7), 1012-1024.

[62] Sullivan, H. D., Nora, W., & Vasey, J. (2013). RN work engagement in generational cohorts: the view from rural US hospitals. *Journal of Nursing Management*, 21(7), 927-940.

[63] ten Brummelhuis, L. L., Bakker, A. B., Hetland, J., & Keulemans, L. (2012). Do new ways of working foster work engagement? *Psicothema*, 24(1), 113-120.

[64] Timms, C., Brough, P., O'Driscoll, M., Kalliath, T., Siu, O. L., Sit, C., & Lo, D. (2015). Positive pathways to engaging workers: work-family enrichment as a predictor of work engagement. *Asia Pacific Journal of Human Resources*, 53(4), 1149-1150.

[65] Tomic, M., & Tomic, E. (2010). Existential fulfilment, workload and work engagement among nurses. *Journal of Research in Nursing*, 16(5), 468-479.

[66] Toyama, H., & Mauno, S. (2017). Associations of Trait Emotional Intelligence with Social Support, Work Engagement, and Creativity in Japanese Eldercare Nurses. *Japanese Psychological Research*, 59(1), 14-25.

[67] Van Bogaert, P., Wouters, K., Willems, R., Mondelaers, M., & Clarke, S. (2013). Work

engagement supports nurse workforce stability and quality of care: nursing team-level analysis in psychiatric hospitals. *Journal of Psychiatric and Mental Health Nursing*, 20(8), 679-686.

[68]　Walker, A., & Campbell, K. (2013). Work readiness of graduate nurses and the impact on job satisfaction, work engagement and intention to remain. *Nurse Education Today*, 33(12), 1490-1495.

[69]　Wang, S., & Liu, Y. (2013). Impact of professional nursing practice environment and psychological empowerment on nurses' work engagement: test of structural equation modelling. *Journal of Nursing Management*, 23(3), 287-296.

[70]　Whittemore, R., & Knafl, K. (2010). The integrative review: updated methodology. Journal of Advanced Nursing, 52(5), 546-553.

[71]　Wong, C. A., Laschinger, H. K. S., & Cummings, G. G. (2010). Authentic leadership and nurses' voice behaviour and perceptions of care quality. *Journal of Nursing Management*, 18(8), 889-900.

[72]　Wu, M. I. (2010). Perceptions of work engagement of nurses in Taiwan. *Dissertations & Theses-Gradworks*.

[73]　别立媛，郑秋兰，刘世卿，范宇莹．（2016）．护士工作投入与辱虐管理及心理授权关系模型的研究．护理学杂志，31（04），57-60.

[74]　丁晶晶，钱国强，李茹，王静，常虹．（2015）．护士角色压力、组织支持感与工作投入的关系研究．全科护理（16），1477-1480.

[75]　方琪，黄仙红，杜亚平．（2017）．高绩效工作系统对医务人员工作投入的影响．中国临床药理学杂志，33（18），1820-1823.

[76]　黄金梅，秦江梅，李新辉，芮东升，毛璐，唐景霞．（2012a）．护士工作投入和工作特征的相关性研究．护理学杂志，27（1），48-50.

[77]　黄金梅，秦江梅，李新辉，芮东升，毛璐，唐景霞．（2012b）．医护工作投入和工作特征现况及相关分析．中国卫生事业管理，29（8），579-581.

[78]　李敏，周满臻．（2014）．某军队疗养院护士心理授权与工作投入的现状及其相关性分析．解放军护理杂志（16），29-31.

[79]　李文姣．（2018）．基于医患信任的医务人员工作投入路径研究．卫生经济研究，375（07），44-47.

[80] 梁燕金，王明娜，付霞 .（2016）. 低年资 ICU 护士逆商对其工作投入的影响研究 .
中国护理管理，16（8），1082-1085.

[81] 刘朝英，商临萍，赵晓艳 .（2013）. 三级甲等综合医院护理人员工作投入相关因素
分析 . 中华护理杂志，48（10），894-897.

[82] 刘朝英，宋丽萍，商临萍 .（2013）. 心理资本与护士工作投入状况及其关系研究 .
中国护理管理，13（3），39-42.

[83] 刘聪聪，张玉曼，刘进，郭兵妹，赵琳，祝筠 .（2015）. 三级甲等医院护士工作投
入与组织公民行为的相关性 . 中国实用护理杂志，31（2），136-139.

[84] 刘惠军，纪海英，王英 .（2012）. 基本心理需要满足对医生工作倦怠和工作投入的
预测作用 . 河北大学学报（哲学社会科学版），37（2），93-99.

[85] 刘伟，史占彪，张贤峰，王健，谢姗姗，张金凤 .（2014）. 精神科临床医护人员工
作特征，工作投入与主观幸福感的关系 . 中国临床心理学杂志，22（2），315-318.

[86] 刘伟静，王燕，王萍 .（2015）. 天津市社区护士工作环境与工作投入的相关性研
究 . 中国实用护理杂志，31（25），1873-1878.

[87] 刘真亚，魏万宏，王璐，崔慧珍，李颖颖，张福玲 .（2017）. 护士工作满意度、工
作投入与组织公民行为的关系 . 中华行为医学与脑科学杂志，26（8），747-750.

[88] 马晓雯，任春艳，杜佳敏，谢红 .（2016）. 军队三级甲等医院护士工作投入对工作
绩效的影响 . 中国实用护理杂志，32（35），2768-2770.

[89] 孟德昕，迟沫涵，岳凤莲，马玲娜，王硕，王娜，... 孙涛 .（2014）. 公立医院医
患互动关系对医护人员工作投入影响研究 . 中国医院管理，34（6），41-43.

[90] 任春艳，马晓雯，谢红，王瑛 .（2016）. 医护合作关系对护士工作投入影响的研
究 . 中国护理管理，16（6），754-758.

[91] 邵亚，廖少玲，钟慧琴，陆茹茵 .（2015）. 广东省湛江市护士工作投入状况及相关
因素 . 环境与职业医学，32（5），415-420.

[92] 沈翠华，叶春萍，宋霄霄，陈盈盈，吴丰寅 .（2016）. 骨科护士行为目标达成度对
其工作投入的影响 . 中国护理管理，16（5），620-624.

[93] 王明雪，孙运波，邢金燕，高祀龙，董海成，万香玉，... 郝芳芳 .（2017）. ICU 护
士医护合作水平、职业获益感与工作投入的相关性研究 . 中国护理管理，17（9），
1186-1189.

[94] 王雪，卜秀梅，赵晓霜，金红梅 .（2015）. 临床护士工作投入及其影响因素的研

究 . 中国实用护理杂志，31（19），1467-1470.

[95] 吴悦，杨坚，唐文熙，张亮 .（2017）. 医护人员工作投入与任务绩效的影响因素及相互关系研究 . 中国卫生事业管理，34（3），184-188.

[96] 杨坚，吴悦，张研 .（2017）. 医护人员工作投入、工作倦怠对离职倾向与任务绩效的预测 . 中国卫生事业管理，34（1），60-64.

[97] 易红梅，余兰仙，汤娟娟，李华 .（2015）. 中医医院责任护士生活方式与工作投入的相关性研究 . 中国实用护理杂志，31（35），2658-2661.

[98] 张轶文，甘怡群 .（2005）. 中文版 Utrecht 工作投入量表（UWES）的信效度检验 . 中国临床心理学杂志，13（3），268-270.

[99] 张宇斐，李继平 .（2015）. 护士自我效能与工作投入相关性研究 . 中国护理管理，15（3），276-279.

[100] 周影，赵佛容 .（2010）. 护士工作投入和工作 – 个体匹配的相关性研究 . 中国实用护理杂志，26（17），57-60.

[101] 左宗力，隆素素，席娜娜，张菊英 .（2016）. 四川省医务人员工作满意度及影响因素分析 . 现代预防医学，43（7），1183-1186.

第二章　我国医护人员工作投入变迁的 横断历史研究：2009~2017

　　自 2009 年推行"新医改"政策至今，我国的医疗卫生服务体系不断改革和完善。这一时期，我国医护人员整体的工作投入状况变化趋势如何？医护人员面临的比较突出的问题又有哪些？这都是提升医疗卫生服务质量首先要明确的一些基本问题。借助于横断历史研究方法，对 2009 ～ 2017 年运用乌勒支工作投入量表（UWES）测评我国医护人员工作投入的 95 项研究加以元分析，重点考察 39290 名医护人员工作投入均值及 3 个因子均值随着年代推移而发生的变化趋势。研究结果表明：①医护人员工作投入均值及 3 个因子均值与年代之间均呈显著正相关。年代可以解释医护人员工作投入得分 1% ～ 15% 的变异，9 年间，医护人员工作投入均值上升了 14%，3 个因子均值上升范围为 1% ～ 11%，其中活力和专注因子改善效果较为明显。这表明，9 年来我国医护人员工作投入总体水平在逐步提升。②医护人员工作投入存在明显的亚群体差异：中西部地区医护人员工作投入提升明显，而东部地区医护人员工作投入基本保持稳定；三甲级医院医护人员工作投入提升不明显，甚至在奉献因子上呈现出下降趋势。③当年及 3 年前的医疗卫生费用占 GDP 比值、每千人拥有的医疗资源数量，与医护人员工作投入得分均呈显著正相关；而 3 年前的"医闹"事件数量则与医护人员工作投入得分呈显著负相关。这表明，医疗卫生服务的经济投入、人力资源水平以及医患关系，可能是影响医护人员工作投入的重要因素。

1 引　言

世界卫生组织指出，全球人口老龄化时代正迎面而来。伴随着老年病、慢性疾病的涌现，对医护人员工作胜任力的要求将不断提高（Chen et al.，2006）。2014 年发布的一项涉及 9 个国家 300 家医院的调查研究显示，合格的医护人员在数量上每增加 10%，患者的死亡率相应会降低 7%（Aiken et al.，2014）。这表明，医疗卫生行业想要在具有挑战性的社会与经济形势下得以发展，需要医护人员充分发挥积极性与主动性，从体力、认知和情感等方面对工作持续不断地付出。西方学者曾用"工作投入"对医护人员的上述工作状态加以概括。

2009 年，中共中央、国务院向社会公布的《关于深化医药卫生体制改革的意见》明确提出，要重视医护人员人文素养培养和职业素质教育，调动医护人员改善服务和提高效率的积极性。从"新医改"政策的颁行中，不难看出国家及各医疗机构都在致力于不断提升医护人员的工作投入。在此社会背景下，我国医护人员的工作投入水平是在提升还是在降低呢？其变化幅度如何？不同亚群体医护人员的工作投入变化趋势是否存在差异？从业环境的变化，又会对医护人员的工作投入带来哪些影响？这些都是"新医改"过程中亟待探索的关键性问题。

在我国，随着新医改措施的全面推进，全民健康覆盖面的迅速扩展，构建优质高效的医疗卫生服务体系成为核心环节，而医护人员全周期的工作投入问题则是重中之重。医护人员工作投入是工作胜任力和自身素质的重要表现，关乎人民群众的生命安全与健康需要。准确掌握医护人员工作投入变迁规律，有助于预测该群体的职业心理健康发展态势，为提升其服务态度和职业操守，实现救死扶伤的人道主义目标提供科学依据。为此，本文试图将宏观的从业环境变迁与微观的个体心理发展联系起来，运用横断历史研究的元分析方法，发现和再现自推行"新医改"政策以来 9 年间医护人员工作投入变化及影响因素，提供有关我国医护人员工作投入状况变迁的较为可靠并相对完整的图景。

1.1 横断历史研究的元分析方法

自 Kahn（1990）提出工作投入概念以来，学者们对此进行了深入研究。现有研究多将工作投入视为与工作相关的个体积极情感和动机状态，并从活力、奉献和专注3个角度进行概念化操作。相应地，乌勒支工作投入量表（UWES）作为应用最广、效度最高的工作投入测量工具得到了相当程度的认可，并在多个国家的工作投入实证研究中得以应用。我国医护人员工作投入研究多使用 UWES，这些研究虽使用了同一测评工具，但所得出的结论却存在很大的差异。部分研究者通过研究证实，我国医护人员 UWES 得分高于或等于9个国家职业人群工作投入常模（Schaufeli & Bakker，2003），并认为我国医护人员工作投入处于中高等水平（Zhu，Liu，Guo，Zhao，& Lou，2015；郑秋兰，李秋洁，范宇莹，吕冬梅，2015）。然而，也有部分研究得出的结论是，我国医护人员工作投入程度较低，低于常模或对照组。例如，一项针对1250名医护人员 UWES 的研究发现，医护人员工作投入水平要低于一般人群（邵亚，廖少玲，钟慧琴，陆茹茵，2015）。另一项对840名医护人员工作投入的调查也发现，UWES 得分未达到理论均值的3分，低于欧美或日本医护人员（何叶，侯爱和，曹美嫦，2011）。这些相互矛盾的研究结果，则使人们对医护人员工作投入真实状况的认知变得模糊。导致上述问题的一个重要原因，在于以往研究忽视了医护人员工作投入得分的年代差异。Schaufeli 等建立的 UWES 常模是2003年推出的，距今已有10余年的时间。将不同测评时间的 UWES 数据结果都与该常模进行比较，不考虑年代差异，则无法准确地揭示当前我国医护人员工作投入的真实情况。即便使用元分析方法，通过计算效应量对现有研究进行综合性统计学分析，依旧无法回避年代问题。这是因为不同年代的元分析结果会不同，许多元分析研究都发现数据收集年代与研究结果存在关联（辛自强，张梅，何琳，2012）。

针对上述元分析中存在的"年代效应"，一种与以往不同的元分析方法——横断历史研究方法（cross-temporal meta-analysis）为问题解决提供了答案。

　　美国学者 Twenge（1997）较早提出了横断历史的元分析，中国学者辛自强和张梅（2009）将其称为横断历史研究。该研究方法利用横断设计，针对大时间跨度的变异和历史时代发展的差异进行元分析。其特色之处在于"事后追认"，即将现有研究按照时间的顺序加以连贯，从而使得这些研究成为关于历史发展的横断取样（辛自强，池丽萍，2008）。与一般的元分析不同，横断历史研究的目的，并不是为了寻求某个时期内同类研究的共同之处，而是将时代发展、社会变迁作为主要的研究内容，着重分析年代效应背后社会变迁因素所起的作用。相应地，横断历史研究在计算方法上关注的重点，不是效果量 d，而是不同年代心理量的均值 M 随时代发展发生的变化量。可见，横断历史研究在考察某个历史时期个体或群体心理与行为的变化趋势的同时，又向前迈了一步。迄今，Twenger 已使用该方法研究了人格、自尊和心理控制点等多种心理学问题，我国学者也对教师、农民工、军人等职业群体的心理健康随时代变化情况加以分析，但是却罕见横断历史研究在医护人员中的应用，尤其对工作投入这一衡量从业者任务绩效和周边绩效的重要指标关注甚少。基于此，本研究将借鉴横断历史研究方法，重点分析2009～2017年间社会变迁与医护人员工作投入的关系，以期发现该时段内医护人员工作投入的变化趋势。

1.2　我国不同亚类型医护人员工作投入的逐年变化差异

　　在横断历史研究中，时代发展对心理变量的影响，会因个体所属地位和类型的不同而表现出差异，也就是说，历史变化可能对一个时代中的某个群体产生更为强烈的影响。因此，时代发展与类别变量（如性别、地区、职业类型等）可能会出现交互作用（辛自强，池丽萍，2008）。通过对这种交互作用的检验，可以反过来帮助我们发现政策或制度设计与实施过程中可能存在的问题。

纵观以往的医护人员工作投入研究多属于横断面研究，被试是来自某个或几个区域或医院的群体。如若忽视被试群体之间的差异性，一味将所获得结果与常模或对照组相比，则很难准确揭示医护人员工作投入的具体水平。尤其值得注意的是，近年来，不同类型医院之间的医患供需比例与看病难易情况分化程度不断加大，这使得不同地区、不同级别医院的医护人员不但在人数上，而且在收入以及工作负荷等方面出现了明显的差异。这些都会对医护人员的社会认同和工作态度带来显著的影响（房莉杰，2016）。在这种背景下，关注我国不同类型医院医护人员工作投入的差异显得尤为重要。鉴于此，本研究将进一步考察不同亚群体医护人员的工作投入变化是否有不同特点，借以确定可能对医护人员工作投入一般变化规律起调节作用的变量。

1.3 影响我国医护人员工作投入的社会因素

除了考察历年研究结果的连续变化过程，以及时代发展对特定人群心理的影响，横断历史研究还能够帮助我们解释社会变迁和心理变量之间的因果关系。工作要求－资源模型为医护人员工作投入的生成过程提供了理论基础。该理论认为工作相关的物理、心理、组织、社会因素可以分为两类，即工作要求和工作资源。使个体持续为工作付出心理和体力代价的因素就是工作要求，而能够促进个体成长并帮助个体实现工作目标的因素就是工作资源（Demerouti & Bakker，2011）。工作资源是工作投入较为直接的预测指标，而阻碍性要求可能会对工作投入带来不利影响（Crawford，Lepine，& Rich，2010）。

综合既往相关研究发现，医护人员工作投入影响因素的探讨更多的是物理、心理和组织因素，如心理授权、心理资本、社会支持以及组织公平感等容易界定和测量的外部环境因素，鲜见工作要求－资源模型中提及的外部宏观的社会因素，针对经济、人口、社会关系等方面的分析就更难见到。这导致我们能够从经验上感受到时代变化对医护人员工作投入的影响，却无法在实证研究中发现和再现这种影响。其实，从业环境的变化以及关键社会事件的发生，通常要经过一定时间的沉淀，才能体现出它对个体心理与行为发展的影响，因此医护人员工作投入的出现时间相对滞后。而横断历史研究能够帮助我们将社会变量与心理变量联系起来，利用心理变量发展的相对滞后性，借助数据统计，揭示宏观的从业环境变化对医护人员工作投入的因果影响。基于工作要求－资源模型，结合来源于《中国卫生和计划生育统计年鉴》《中国医师执业状况白皮书》以及国家统计局发布的相关数据，本研究将以医疗卫生费用占 GDP 比值、每千人拥有的医疗资源数量和"医闹"事件数量作为宏观社会因素，分析社会指标对医护人员工作投入的预测作用。

目前，尚未见到有关我国医护人员工作投入大时间跨度的追踪数据。本研究分析过去 9 年间医护人员工作投入变迁的趋势及相关因素，不仅为我国医护人员职业心理健康研究提供基本的实证资料，还可以为我国当前正在进行的医疗卫生改革相关政策的制定和实施提供事实依据。

2　研究方法

2.1　研究工具简介

Schaufeli 等（2002）编制的乌勒支工作投入量表（UWES），已经被翻译成近 40 种语言并在多个国家得以应用，是目前国际通用的最权威的工作投入测评问卷。具体而言，UWES 包含活力、奉献和专注 3 个因子：活力反映了个体在工作中的精力及复原力水平，包括个体为工作持续的付出、面临困难时不懈的坚持；奉献反映了个体对工作的高强度投入，以及从中体会到的意义感、热情感、激励感、自豪感和挑战感；专注反映了个体在工作中注意力高度集中，感觉工作时间过得很快，很难从工作当中脱离出来。UWES 分为完整版和简化版，版本不尽相同，但是核心因子相同，且具有跨语言和跨文化的一致性和稳定性（Schaufeli & Bakker，2003）。UWES 要求被试对自己在工作中表现出的心理状态进行 1～7 点计分（也有研究按照 0～6 点计分或 1～5 级计分），得分越高，代表工作投入水平越高。该量表被证实有良好的信度和效度。UWES 被引进并翻译成中文后，受到国内学者的广泛关注，并在不同职业人群中得以应用。基于该量表的通用性和可靠性，本研究选用以 UWES 作为测评工具的我国医护人员工作投入研究文献进行元分析。

2.2 文献搜集及筛选

2018 年年初，我们进行了医护人员工作投入中英文文献的搜集与筛选。依据以往元分析研究所采用的文献搜集与采纳标准参照（Moher，Liberati，Tetzlaff，& Altman，2009），中文文献在中国知网（CNKI）、维普资讯和万方数据的全文数据库以及优秀硕士、博士论文数据库中进行检索，以"医护人员""医护""医生""护士""工作投入"为并列检索词，在主题、关键词、摘要等项目下筛选 2009 ～ 2017 年的中文文献。英文文献在 PsycINFO 数据库中进行检索，以"Chinese"或"China""medical staff""doctors""nurses""work engagement"为并列检索词，在主题、关键词、摘要等项目下筛选 2009 ～ 2017 年的英文文献。

元分析是对现有研究文献的二次分析，为保证元分析数据质量，对重复文献予以剔除之后，依据文献标题及摘要的相关性进行初步筛选。结合本研究要探索的问题，针对文献内容制定如下几条筛选标准：①所有文献均使用 UWES 作为测评工具。②研究对象是中国的医护人员群体，参照医护人员工作性质的划分，被试类型可以包括医生和护士等。医护人员的选择应具有代表性和普遍性，按照特殊标准选择的研究对象（如男护士、护士长）应予以剔除。③文献报告了工作投入的基本数据，包括总体研究或子研究的样本量（n），工作投入总量表及 3 个因子的平均数（M）和标准差（SD），基本数据不清晰或存在明显偏差且无法修正的文献不予使用。④特殊文献需要进行特殊处理。对同一批数据进行重复发表的，以最早发表的文献为准；不同时间点对同一批被试群体进行的追踪研究，以最早收集的数据为准；在某一篇文献中包含来自不同样本的两个或两个以上研究，则有几组数据算作几项研究。具体流程详见图 2.1。

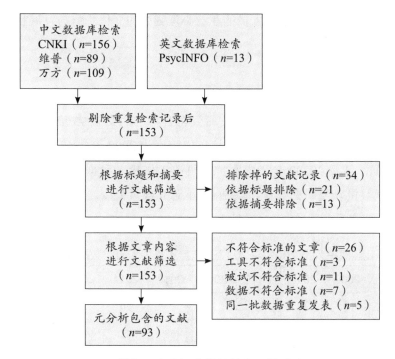

图 2.1　横断历史分析文献的搜集及筛选流程图

需要说明的是，本研究所指的年代是指数据收集年代，以作者在文中标注的具体数据采集时间为准；未报告数据采集时间的文献，尽量根据文中提供的相关信息进行推测；实在无法推测调研时间的研究，参照以往研究惯例（辛自强，张梅，2009；Twenge & Foster，2010），用具体发表年减去 2 年发表周期得到。整理发现，我国医护人员工作投入横断历史研究的年代区间为 2009 ~ 2017 年，年代跨度为 9 年。选取这样一个年代区间的原因如下：

（1）UWES 作为标准化研究工具诞生于 2002 年，我国学者分别于 2005 年和 2009 年对完整版 UWES 和简化版 UWES 进行标准化修订。标准的本土化测评工具的引介，使得我国不同职业群体的工作投入研究纷纷涌现。但是，符合上述文献选择标准的我国医护人员工作投入研究，最早产生于 2009 年。

（2）2009 年中共中央、国务院《关于深化医药卫生体制改革的意见》发布，新一轮医药卫生体制改革自启动至 2018 年已进行到第 10 个年头。分析该年代区间的医护人员工作投入数据，能够真实地反映在中国医疗卫生事业发展的新形势下我国医护人员的职业心理健康的变化趋势与发展状况。

2.3 文献编码及特点

运用上述标准进行文献筛选，得到符合标准的文献 93 篇，其中中文文献 86 篇，英文文献 7 篇。这些文献年代跨度为 2009 ～ 2017 年，其中包含 95 组数据，涉及 39290 名我国医护人员的工作投入数据指标。各年度相对应的被试数量以及研究数量，以 2009 年研究数量最少，2015 年研究数量最多，年均研究数量为 11 例（详见表 2.1）。

表 2.1　我国医护人员 2009 ～ 2017 各年度工作投入研究数据组及被试数量分布

年代	2009	2010	2011	2012	2013	2014	2015	2016	2017
有效数据	4	8	7	7	12	20	25	7	5
被试数量	1622	3965	3423	2877	4689	8428	9826	2584	1876

建立数据库时，为了保证每篇文献提供的信息都能够得到充分利用，依据元分析的一般步骤，除将总的研究结果录入数据库，还对文献发表年代、数据收集年代、人数、医院类型、地区来源等指标进行编码，详见文后附录的编码说明。表 2.2 提取了数据库中的一些关键性变量，从中可以发现，这些文献主要来自核心刊物和一般刊物，被试样本大致涵盖了我国东部、中部和西部地区，95 项研究中对三甲级医院医护人员 UWES 得分进行报告的数据有 38 组。

表 2.2　我国医护人员工作投入横断历史研究变量编码赋值表

变量	编码	有效数据
期刊类型	1 = 核心刊物	23
	2 = 一般刊物	47
	3 = 硕博论文	17
	4 = 外文期刊	8

变量	编码	有效数据
地区	1 = 东部	45
	2 = 中部	29
	3 = 西部	10
	4 = 未明确	11
医院类别	1 = 三甲	38
	2 = 未明确	57

对于某些没有提供 UWES 总分情况，但提供了亚群体 UWES 得分的研究，根据公式 1 和公式 2，计算合成后的 UWES 平均数和标准差。其中，$\bar{x}$ 和 S_T 分别代表总体样本 UWES 平均数和标准差，n_i、x_i 和 s_i 分别代表亚群体的样本量、平均数和标准差。

$$\bar{x} = \sum x_i n_i / \sum n_i \qquad （公式1）$$

$$S_T = \sqrt{\left[\sum n_i s_i^2 + \sum n_i (x_i - \bar{x}_i)^2\right] / \sum n_i} \qquad （公式2）$$

此外，虽然多数 UWES 的相关研究都采用 1 ～ 7 点的 7 级量表计分，但为将所有数据都转化为 1 ～ 7 点的计分模式，采用如下方法：对于按照 0 ～ 6 点计分的数据，将各因子得分加 1；对于按照 1 ～ 5 点计分的数据，将各因子得分乘以 7 除以 5。

3　研究结果

3.1　我国医护人员工作投入逐年变化的总体趋势

在 2009 ～ 2017 年的 9 年间，我国医护人员的工作投入究竟表现出哪些变化趋势？图 2.2、2.3、2.4 和 2.5 分别绘制了 2009 ～ 2017 年我国医护人员工作投入及 3 个因子随时间变化的散点图和趋势线。

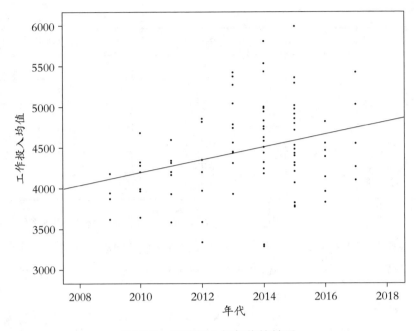

图 2.2　工作投入与年代的关系

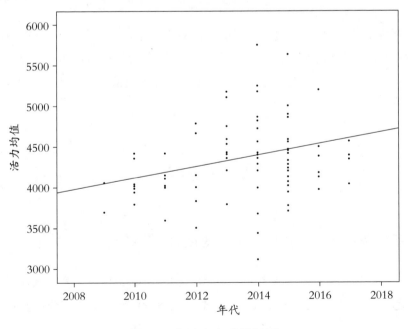

图 2.3　活力与年代的关系

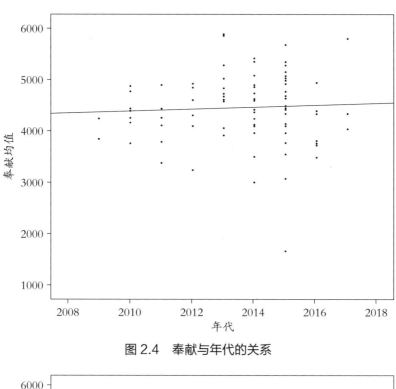

图 2.4 奉献与年代的关系

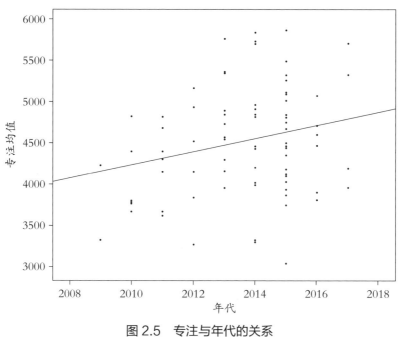

图 2.5 专注与年代的关系

从趋势线的走向看，虽然奉献因子变化幅度不大，工作投入及其他因子总体变化趋势是逐渐走高的。此外，我们依据样本量对 UWES 进行加权，计算各年的加权平均数，并绘制了图 2.6 所示的折线图。如图 2.6 所示，9 年间，我国医护人员工作投入均值及各因子均值随时间推移虽有波动（2015 ～ 2017 年波动较大），但是整体表现为升高趋势。

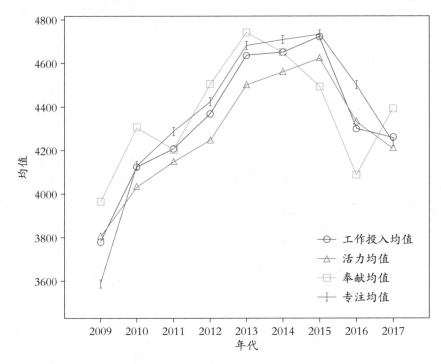

图 2.6　2009 ～ 2017 年我国医护人员 UWES 均值及各因子均值变化趋势

进一步的年代与工作投入相关和回归分析结果（表 2.3）表明：以 UWES 总均值及各因子均值为因变量，以年代为自变量，控制样本量并进行加权之后，工作投入与年代之间的相关更加显著。其中，年代可以解释工作投入 15% 的变异；解释活力、奉献、专注 3 个因子 12%、1%、11% 的变异。这说明 2009 至 2017 年期间，我国医护人员的工作投入水平逐年提升。

表2.3　UWES及各因子均值与年代之间的相关及变化量

变量	与年代相关		变化量					
	β	R^2	M_{2009}	M_{2017}	$M_{变化}$	SD	d	r^2
工作投入	0.39***	0.15	4.03	4.84	0.81	1.01	0.80	0.14
活力	0.35***	0.12	4.09	4.82	0.73	1.07	0.68	0.10
奉献	0.09***	0.01	5.26	5.51	0.25	1.13	0.22	0.01
专注	0.33***	0.11	3.85	4.66	0.81	1.13	0.72	0.11

注：*$p < 0.05$，**$p < 0.01$，***$p < 0.001$（下同）。

由上分析可知，我国医护人员工作投入得分逐年提升，而这9年间究竟提升了多少？参照以往研究者的数据处理方法，通过计算效应量 d 和解释率 r^2 来实现。这两个指标的具体计算方法如公式3和公式4所示：

$$d = \frac{M_{2017} - M_{2009}}{SD} \qquad （公式3）$$

$$r = \frac{d}{\sqrt{d^2 + 4}} \qquad （公式4）$$

具体而言，以 UWES 总均值及3个因子均值为因变量，以年代为自变量，建立控制样本量的回归方程 $y = Bx + C$。其中，B 代表为标准化的回归系数；x 代表年代；C 代表常数项；y 代表某一年代心理量的平均数。相应地，通过建立起的回归方程预测2009年和2017年各变量的平均分 M_{2009} 和 M_{2017}。此外，SD 代表9年来的平均标准差，通过对所有研究的标准差求平均数得到。Twenge 和 Im（2007）的研究表明，此种方法可以有效避免仅考虑平均分的变异而带来的生态谬误。

工作投入变化量的分析结果（表2.3）表明，2009年我国医护人员 UWES 总均分为4.03，而2017年总均分提升到4.84，平均提升了0.80个标准差（即 d 值），变化率为14%（即 r^2 值）。2009～2017年，UWES 各因子得分提升了0.25～0.81分，平均提升了0.22～0.72个标准差，变化率为1%到11%不等。依据 Cohen（1992）的划分标准，d 的绝对值大于0.8为大效应，大于0.5为中效应，在0.2至0.5之间为小效应。表2.3表明：工作投入的效应量达到 0.80，接近大效应；活力和专注因子的效应量分别为 0.68 和 0.72，属于中效应；奉献因子的效应量为 0.22，属于小效应。总体来看，9 年间我国医护人员工作投入逐渐提升，变化幅度大致属于中高程度，尤其是活力和专注两个方面提升较为明显，但在奉献方面提升则较小，应引起足够的重视。

3.2 我国医护人员工作投入变化的地域差异

2009 年"新医改"政策实施以来，我国医护人员工作投入呈逐年提升的趋势，然而不同地区的医护人员 UWES 得分随年代的变化趋势是否一致呢？我国的地域依据地理分布不同，以及自然环境和社会经济发展的差异，有东部、中部和西部之分。在 95 项已有研究中，针对我国东部地区医护人员工作投入的研究有 45 项，分布在 2009～2017 年。中部和西部地区的医护人员工作投入研究相对分散，且数量有限，故将这两个地区合并，提取有效研究 39 项，也分布在 2009～2017 年。这两大类地区医护人员 UWES 得分与年代的相关和变化量，详见表 2.4。

表 2.4 结果显示，东部地区医护人员 UWES 总均值及活力、专注因子均值与年代之间均存在显著的正相关，但奉献均值与年代不相关。控制样本量后，年代可以解释东部地区医护人员 UWES 得分 0%～7% 的变异。从变化量来看，东部地区医护人员 UWES 得分提升幅度较小，除了专注上升了 0.69 个标准差，UWES 总均分及活力、奉献因子的效应量均属于小效应，对应的变化率分别为 5%，4% 和 0%，变化比较缓慢。相比而言，中西部地区医护人员 UWES 总均值及各因子均值与年代均显著正相关。控制样本量后，年代可以解释中西部地区医护人员 UWES 得分 1%～27% 的变异。从变化量来看，中西部地区医护人员 UWES 得分随年代上升的幅度较大。除奉献因子没有显著变化，UWES 总均分及活力、专注的效应量 d 分别为 1.00、0.99 和 0.93 个标准差，都达到了大效应 0.80 个标准差以上，并且变化率都在 20% 左右。结合总体被试结果可以发现，UWES 得分随年代的变异主要

表 2.4 我国不同地区医护人员 UWES 均值及各因子均值与年代之间的相关和变化量

变量	东部（2009～2017 年）						中西部（2009～2017 年）					
	与年代相关		变化量				与年代相关		变化量			
	β	R^2	$M_{变化}$	SD	d	r^2	β	R^2	$M_{变化}$	SD	d	r^2
工作投入	0.22^{***}	0.05	0.53	1.10	0.48	0.05	0.52^{***}	0.27	1.02	1.02	1.00	0.20
活力	0.17^{***}	0.03	0.44	1.10	0.40	0.04	0.51^{***}	0.26	1.04	1.05	0.99	0.20
奉献	0.01	0.00	0.15	1.17	0.13	0.00	0.07^{***}	0.01	0.21	1.12	0.19	0.01
专注	0.26^{***}	0.07	0.79	1.15	0.69	0.11	0.47^{***}	0.22	1.02	1.10	0.93	0.18

是由中西部医护人员引起的，东部地区医护人员工作投入虽然有所提升，但是幅度不如中西部地区明显，多年来基本保持稳定，尤其是活力和奉献因子提升幅度较小。由于东部和中西部医院的样本不对等，此部分研究无法对不同区域的医护人员群体近年来 UWES 的整体差异情况加以分析。

3.3 我国三甲级医院医护人员工作投入的变化趋势

由于我国三甲级医院的医护人员一直担负着高强度的工作负荷，所以很多研究者在医护人员工作投入研究中都对其给予了特殊关注。那么，这一群体的工作投入状况究竟怎样呢？本研究专门对其进行了元分析。95 项 UWES 相关研究中，有 38 项是针对三甲级医院医护人员工作投入，时间跨度从 2010 ~ 2016 年。我国三甲级医院医护人员 UWES 均值及各因子与年代相关及变化量（详见表 2.5）。

表 2.5　我国三甲级医院医护人员 UWES 均值及
各因子均值与年代之间的相关及变化量

变量	与年代相关		变化量					
	β	R^2	M_{2010}	M_{2016}	$M_{变化}$	SD	d	r^2
工作投入	0.14^{***}	0.02	3.82	3.44	0.38	1.07	0.36	0.03
活力	0.13^{***}	0.02	3.69	3.35	0.34	1.07	0.32	0.02
奉献	-0.07^{***}	0.01	4.53	4.28	-0.25	1.13	-0.22	0.01
专注	0.15^{***}	0.02	4.78	4.39	0.39	1.14	0.34	0.03

表 2.5 结果显示，我国三甲级医院医护人员 UWES 均值及各因子均值与年代均存在显著相关，控制样本量后，年代可以解释三甲医院医护人员工作投入及各因子 1% ~ 2% 的变异。从变化量来看，2010 ~ 2016 年间三甲医院医护人员 UWES 均值及活力、专注因子随年代上升的幅度不大，对应的效应量 d 分别为 0.36、0.32 和 0.34 个标准差，均属于小效应，并且变化率基本在 2% ~ 3% 之间浮动。需要注意的是，同其他因子的上升趋势不同，

奉献因子随年代推移有所下降，下降了 0.22 个标准差，变化率为 1%。这说明，自 2010～2016 年间，三甲医院医护人员 UWES 总体虽然有所提升，但不明显，尤其在奉献因子上，甚至表现出下降的趋势。

3.4 我国医护人员工作投入与从业环境的关系

由上述结果可知，2009～2017 年间我国医护人员的工作投入水平呈上升趋势。为什么会存在这种趋势呢？我们将医疗卫生费用占 GDP 比值、每千人拥有的医疗资源数量以及"医闹"事件数量作为相关指标，来考察医护人员从业环境变迁对医护人员工作投入带来的影响。沿用 Twenge 和 Campbell（2001）的滞后分析方法，以 2009～2017 年间 UWES 总均值及各因子均值为因变量，以数据获得当年以及 3 年前（2006～2014 年）的医疗卫生费用占 GDP 比值、每千人拥有的医疗资源数量、"医闹"事件数量为自变量，控制样本量并进行加权之后进行回归分析（详见表 2.6）。

表 2.6 结果表明，当年及 3 年前的医疗卫生费用占 GDP 比值、每千人拥有的医疗资源数量均能够显著正向预测工作投入。3 年前的"医闹"事件数量能够显著负向预测工作投入，控制样本量后，3 年前"医闹"事件数量可以解释医护人员 UWES 得分 1%～3% 的变异，但是当年的"医闹"事件数量并不能够显著预测工作投入。这说明，随着医疗卫生经费和医疗资源的增加，医护人员的工作投入呈逐年提升的趋势。"医闹"事件数量的增加，虽然在当时并未对医护人员工作投入带来影响，但是却会对工作投入产生负面的滞后影响。

表 2.6 我国医护人员 UWES 均值及各因子均值与从业环境指标之间的相关

变量	医疗卫生费用占 GDP 比值				"医闹"事件数量				每千人口拥有的医疗资源数量				"医闹"事件数量			
	2009～2017 年		2006～2014 年		2009～2017 年		2006～2014 年		2009～2017 年		2006～2014 年		2009～2017 年		2006～2014 年	
	β	R^2	β	R^2	β	R^2	β	R^2	β	R^2	β	R^2	β	R^2	β	R^2
工作投入	0.35***	0.12	0.25***	0.06	0.40***	0.16	0.36***	0.12	−0.02	0.00	−0.10***	0.01				
活力	0.32***	0.11	0.23***	0.05	0.36***	0.13	0.32***	0.10	−0.01	0.00	−0.07***	0.01				
奉献	0.07***	0.01	0.06***	0.00	0.13***	0.02	0.07***	0.01	−0.08***	0.01	−0.17***	0.03				
专注	0.29***	0.08	0.21***	0.05	0.34***	0.12	0.29***	0.09	−0.05	0.00	−0.07***	0.01				

4 讨　　论

4.1 我国医护人员工作投入总体水平在逐年提高

本研究运用横断历史研究方法，对 2009 ～ 2017 年间采用 UWES 测量我国医护人员工作投入水平的 95 项研究进行了元分析。结果发现，9 年间我国医护人员 UWES 得分随时间推移呈上升趋势。具体来说，UWES 所测得的工作投入均值及各因子与年代之间皆有显著正相关，这期间工作投入均值提升了 0.80 个标准差，UWES 各因子得分提升了 0.22 ～ 0.72 个标准差，尤以活力和专注两个因子得分提升幅度最大，而奉献因子变化幅度最小。奉献因子是 3 个因子中唯一与年代相关较弱的，9 年间其提升幅度仅有 1%。总而言之，我国医护人员工作投入的总体水平在逐年上升。然而，这一研究结果似乎与某些社会舆论以及个别研究者，如方萌萌，王超虹，李小雪（2013）及邵静，张雅珍，陈曦（2016）提出的医护人员工作投入降低的观点不一致。这是因为以往研究多将研究结果与常模或控制组比对，较少考虑常模的时效性和取样的代表性。借助于横断历史研究方法，本研究无须将研究结果与常模进行比较，客观地以医护人员自身为参照，既能有效避免由于取样代表性有限而无法得出普遍性结论的缺陷，又能准确反映经历时代变迁的我国医护人员工作投入的真实状况。这也侧面启示我们，随着时代的发展，我国医护人员的工作投入状况可能会继续发生显著的变化，通过制定近期的、恰当的我国医护人员工作投入常模来引领相关研究，将是一个重要课题。

我国医护人员工作投入的提升，与国家医疗卫生事业的改革密切相关。一些调查数据充分说明，近些年来我国医护人员执业环境和工作条件在逐步改善。例如，《中国医疗卫生事业发展报告 2014》表明，我国医疗卫生服务提供体系在不断完善，卫生服务可及性增加。与此同时，国家卫计委医院管理研究所（今国家卫生健康委医院管理研究所）以第三方身份调查的结果显示，2012 年门诊患者总体满意度均值为 79.19%，2013 年总体满意度均值为 82.04%。2009～2013 年，全国医院数目从 20291 个增至 24709 个，增幅达 4%（方鹏骞，2015）。刘芳（2016）研究发现，与 2009 年"新医改"前相比，超过 75% 的医护人员认为所在医疗机构在就医环境、医疗设备和医疗技术水平等方面有了较大程度的改善。这都表明，"新医改"以来我国医护人员的内外工作环境都朝着良性方向发展。这不仅有利于调动我国广大医护人员主动性和创造性，而且有利于提高其工作感知，从而为医护人员工作投入的提升创造了良好的环境。

值得注意的是，虽然 9 年间我国医护人员工作投入水平总体上逐步提高了，但是也存在一个较大的波动。由图 2.6 可以发现，UWES 均值及活力、专注因子在 2015 年达到了高峰。这或许与 2015 年国家将医改工作重心放在医疗服务价格的调整和医护人员的收入改革有关，"破除以药补医，完善补偿机制"成为"新医改"的重要举措。2009～2012 年的数据显示，医疗服务价格的比重虽然呈现出上涨趋势，但增长幅度较小。2010 年比上年增长 0.61%，2011 年比上年增长 0.79%，2012 年比上年增长 0.68%（房莉杰，2016）。而在 2015 年由中国医师协会发布的《中国医师执业状况白皮书》调查结果显示，自 2015 年开始，被调查医护人员认为自己的付出与收入不成正比的程度正逐渐下降，对收入的满意程度有所提高，医护人员感受到了"新医改"带来的好处。按照职业社会学的观点，医疗服务费用是医护人员的专业知识技能、教育成本与工作价值的体现，应该能够充分反映其职业风险高、技术难度大、培养周期长、责任担当重等特点。医疗服务价格的提高，有利于使医护人员的工作付出与收获趋于平衡，相应地，提高医防人员的工作主动性和积极性，进而在其工作投入上产生对称效应。这在以往研究中也得到了证实（胡校云，李再云，汪新菊，王春乔，2016）。

4.2 我国不同亚群体医护人员工作投入水平变迁轨迹的差异

虽然整体看我国医护人员工作投入水平在逐年提高，本研究却发现不同亚群体医护人员 UWES 得分，随年代变化的模式是存在差异的。

（1）本研究发现我国中西部地区医护人员工作投入水平的提升是比较全面的，UWES 总均值及各因子与年代之间均呈显著正相关，其中活力和专注因子的变化更为突出，均值上升幅度分别达到 20% 和 18%。而东部地区医护人员工作投入水平的提升，则比较有限，除专注因子上升幅度较大，UWES 均值及其他因子分无变化或变化幅度很小。根据 Grossman（1972）的弹性需求理论，收入与医疗服务需求之间存在弹性关系，即低收入阶段，对医疗服务需求低，随着收入的提高，医疗支出比重加大，但是随着收入水平的继续提高，医疗服务需求反而会下降。2009 年以来，我国医疗卫生体制改革是在增进社会福利与弥补区域经济差异的路径上不断推进的。相比于东部发达地区，中西部地区居民收入基数较低，对获得高质量医疗服务的需求更加迫切，其收入的提高会刺激和带动当地医疗卫生资源较快增长，这也是中西部地区医护人员工作投入改善较快的一个重要原因。此外，在医疗卫生资源供给方面，东部由于较强的地方经济支撑，吸引大量人口流入，从而压缩了人均可供给的医疗资源，而对于中西部欠发达地区，人口的大量流出则相对拉高了人均可供给基础医疗卫生资源。这说明，东部地区经济文化的发达，反而使医护人员不得不承担更大的工作压力。由此可见，不同地区医护人员工作投入变化趋势的差异，反映的不只是地理位置的影响，也反映了我国医疗卫生体制改革推进过程中医疗卫生服务弹性需求和区域医疗卫生资源分配带给个体的影响。

（2）我国三甲级医院医护人员工作投入总体水平在 2010 ~ 2016 年虽有所提升，但是变化幅度不明显，这或许与优质医疗资源主要集中于大医院造成的"看病难"有关。依据国家的分级诊疗制度，所有医疗机构被分为一、二、三级，不同级别的医院提供不同层次的医疗服务，并处理不同病重程度的患者。大部分的医疗服务都会在一级或二级医院完成，只有少量的患者需要到三级医院就诊，从而形成一个"金字塔形"的就医结构。然而，现实医疗服务却与分级诊疗的制度设计恰恰相反，体现出的是一个"倒金字塔形"的就医结构（姚泽麟，2017）。近年来，与其他级别医院相对比，三甲级医院所负担的诊疗服务与住院服务增长迅速。三甲级医院的服务"供不应求"，这在一定程度上加速了三甲级医院医护人员工作负荷的"超载"。数据表明，级别越高的医院，医师的平均工作时间越长，医护人员休息时间越短，三甲级医院医护人员每周平均工作时间在 40 小时以上的人数最多。适当的工作负荷下，医护人员可以通过提升工作投入的方式，在工作中表现出专注、奉献与活力，从而提高工作效率与服务质量。当工作负荷超出医护人员所能承受的合理范围，面对诊疗人次的逐年增长，医护人员的休息权利无法得到保护，不得不通过延长劳动时间来完成更多的工作量。无序的就医局面，单靠医护人员提高工作效率、缩短休息时间的方法是无法解决的。虽然工作总量有所增加，但医护人员投入单位时间所产生的边际收益就会递减，那么最终导致的不仅是工作倦怠和工作效率降低，甚至会危及患者和自身的生命健康安全。

（3）本研究发现三甲级医院医护人员在奉献因子上问题较为突出，呈现出了幅度达 1% 的下降趋势，这与医护人员工作投入的总体走向是背道而驰的，直接影响 9 年间医护人员总体奉献因子的提升幅度。我国医护人员的职业性质对其奉献精神赋予了极高的要求，而长久以来，医护人员普遍承担着职业社会评价陷入低谷所带来的紧张与焦虑，这在很大程度上反映了我国医护职业群体的公共形象危机。这种形象危机会直接导致医护人员难以从职业中体会意义感、热情感和激励感，从而使其奉献因子的提升空间受限。与基层医疗机构相比，三甲级医院在医护人员的专业技术水平和医疗设施方面无疑具有绝对优势，但这也使三甲级医院医护人员普遍承受着来自"患者期望值太高"的压力。由于医疗风险的不可预测性，医护人员并不是万能的，诊断治疗也可能出现失误，一旦出现不良医疗后果，面对患方预期失落后的责难，甚至是医患关系的紧张，工作压力往往会超出医护人员身心耐受程度。而这种难以掌控的不安全感和无法承受的工作压力，很可能成为三甲级医院医护人员工作奉献感不强的直接原因。总之，按照当前趋势发展，未来三甲级医院医护人员工作投入应引起足够重视。这不仅要考虑改善和调动他们的工作积极性，更为重要的是要形成良好社会评价和舆论氛围，在三甲级医院的减负、分级诊疗的推行和医患紧张关系的缓解等方面加以制度性保障，从而使"新医改"得到进一步推进，并取得更大的成效。

4.3 从业环境对我国医护人员工作投入的影响

随年代的变迁，我国医护人员工作投入与宏观从业环境的影响有着密切关系。研究结果显示，当年及 3 年前医疗卫生费用占 GDP 的比值对医护人员 UWES 总均值及各因子分值具有显著预测作用。卫生费用指国家、社会和个人为防病治病，提高身心健康水平，在卫生保健服务方面所投入的经济资源，也称卫生财力资源。卫生费用占 GDP 比值，能够很好地反映在一定时期内国家的经济发展水平、卫生科学技术成就和医疗保健制度的优劣，是衡量国家社会发展状况的重要指标之一。《2015 年医疗卫生事业发展报告》指出，我国的卫生费用占 GDP 比值已接近国际上的中高收入国家。这也从侧面说明国家、社会和个人对于医疗卫生事业的投入，为医护工作提供了一个良好的经济基础。这种宏观的社会背景使医护人员受到鼓舞，更有精力去专注于医术，服务于患者，从而对其工作投入具有一定程度上的预测作用。

每千人拥有的医疗资源数量，反映了我国医疗卫生行业的总体服务能力，对医护人员 UWES 得分同样具有显著的预测作用。多年来，我国医疗卫生服务一直面临着医护人员数量明显缺乏的问题，据《2016 年我国卫生和计划生育事业发展统计公报》统计结果公布：我国每千人口执业（助理）医师 2.31 人，每千人口注册护士 2.54 人；每万人口全科医生 1.51 人，每万人口专业公共卫生机构人员 6.31 人。为满足人民群众的日益增长的医疗需求，将卫生人才队伍建设放在卫生事业的优先发展位置，有利于保障卫生资源的平衡医疗卫生服务质量，缓解医疗卫生人力资源不足带来的供需压力，调动医护人员的积极性、主动性和创造性，发挥其医改主力军作用。

研究结果还发现，当年"医闹"事件数量与 UWES 得分关系均不显著，但 3 年前"医闹"事件数量对 UWES 总均值及各因子负向预测作用显著。这就意味着"医闹"事件数量虽未产生"立竿见影"的副作用，但是经过一定时间的发酵，还是会对我国医护人员的工作投入产生滞后影响。医患关系是医护人员与患者之间在临床诊疗活动中形成和建立起来的人际关系。关于医患关系的研究，西方国家多从患者的角度进行，例如患者对自身病理学和症候学以及对其他病患的感知。事实上，作为医患关系中另一主体的医护人员的感知和态度，也是同样重要的，因为医护人员的工作承载了患者及其家属对生命与健康的殷切期望。但长久以来，中国医疗卫生服务一直存在的"看病难"和"看病贵"两个核心问题，使得医患之间缺乏信任与合作，甚至发生"医闹"事件，这不仅严重干扰了正常医疗秩序，还造成了恶劣的社会影响。"医闹"事件的发生，不但强化了医护人员的自我保护倾向，更影响医护人员的工作投入，促使其尽可能采取没有风险或较低风险的保守治疗和过度治疗方式，这使得医疗机构难以在新领域进行医疗方法创新，将严重阻碍医学科学的发展。

4.4 研究展望

研究采用横断历史研究的元分析方法，揭示了我国医护人员工作投入的变化发展趋势，但是仍存在一定的局限。

（1）对医护人员工作投入变化的分析主要集中在 2009～2017 年，总体的年代跨度较短。虽然这主要是由我国医护人员工作投入研究起步相对较晚，UWES 相关文献和有效数据相对有限造成的，但可能会对研究结果的稳定性及外部效度带来一定的影响。随着针对我国医护人员工作投入研究的累积，今后可以增加相关研究数量，进一步扩大年代跨度，从横断历史的视角，全面揭示以往单个实证研究无法企及的医护人员工作投入变迁发展规律。

（2）研究定量分析了三甲级医院医护人员工作投入的变化趋势，但并没有获得足够的基层医院医护人员工作投入的相关数据，因此无法进一步明确解释不同级别医院的医护人员在工作投入变化幅度上的差异，这也间接反映了现有研究对基层医护人员职业心理健康状况关注不足。从长远角度看，充分发挥基层医护人员"健康守门人"的角色，引导患者有序分级就医，缓解三甲级医院人满为患的局面，将是"分级诊疗"制度的应有之意。

（3）通过收集相关的宏观医疗卫生变量与指标，本研究进一步明确解释了我国医护人员工作投入变化背后的社会原因与机制。那么反过来，能否根据医护人员的工作投入发展规律预测未来医疗卫生指标的走向呢？借助于横断历史元分析提供的研究思路，未来研究进一步分析医护人员工作投入变化的轨迹及其与医疗卫生指标的因果循环，从而产生可以超越原始文献的新认识。

5 结 论

回顾 2009～2017 年，随着"新医改"政策的推进，我国医护人员工作投入的总体水平在逐年提升。然而，医护人员工作投入变化水平存在明显的地域差别，与东部地区医护人员相比，中西部地区医护人员工作投入的提升程度更明显，改善范围更全面。此外，三甲级医院医护人员的工作投入虽然有所提升，但不明显，尤其在奉献因子上，甚至表现出下降的趋势。这也从侧面反映了我国医疗卫生服务体系存在的发展不充分不平衡的问题。从根本上看，医护人员的从业环境对其工作投入具有重要影响，体现在当年及 3 年前医疗卫生费用 GDP 比值、每千人拥有的医疗资源数量对医护人员工作投入的正向预测作用，以及 3 年前的"医闹"事件数量对医护人员工作投入的负向预测作用。良好的从业环境不但能够使医护人员的价值得到体现，劳动得到尊重，更重要的是，和谐的从业环境本身就是一种治疗手段，是顺利开展医疗活动的外部保证，是提升医护人员工作投入的催化剂。因此，我们应该秉持尊重生命发展规律的理念，创造尊重医护人员的良好社会氛围，使医护人员能够更为积极地投入医疗工作当中，修医德、行仁术，专注于用优质的服务增进人民健康福祉。

参考文献

[1] Aiken, L. H., Sloane, D. M., Bruyneel, L., Van den Heede, K., Griffiths, P., Busse, R., ... Lesaffre, E. (2014). Nurse staffing and education and hospital mortality in nine European countries: a retrospective observational study. *The Lancet*, 383(9931), 1824-1830.

[2] Bakker, A. B., Schaufeli, W. B., Leiter, M. P., & Taris, T. W. (2008). Work engagement: An emerging concept in occupational health psychology. *Work & Stress*, 22(3), 187-200.

[3] Bargagliotti, L. A. (2012). Work engagement in nursing: A concept analysis. *Journal of Advanced Nursing*, 68(6), 1414-1428.

[4] Chen, L., Evans, D., Evans, T., Sadana, R., Stilwell, B., Travis, P., ...Zurn, P. (2006). The world health report 2006: working together for health. Geneva: *World Health Organization*.

[5] Cohen, J. (1992). Statistical Power Analysis. *Current Directions in Psychological Science*, 1(3), 98-101.

[6] Crawford, E. R., Lepine, J. A., & Rich, B. L. (2010). Linking Job Demands and Resources to Employee Engagement and Burnout: A Theoretical Extension and Meta-Analytic Test. *Journal of Applied Psychology*, 95(5), 834-848.

[7] Demerouti, E., & Bakker, A. B. (2011). The Job Demands–Resources model: Challenges for future research. *Sa Journal of Industrial Psychology*, 37(2), 974-983.

[8] Grossman, M. (1972). On the Concept of Health Capital and the Demand for Health. *Journal of Political Economy*, 80(2), 223-255.

[9] Kahn, W. A. (1990). Psychological conditions of personal engagement and disengagement at work. *Academy of Management Journal*, 33(4), 692-724.

[10] Moher, D., Liberati, A., Tetzlaff, J., & Altman, D. G. (2009). Preferred reporting items for systematic reviews and meta-analyses: the PRISMA statement. *Annals of Internal Medicine*, 151(4), 264-269.

[11] Schaufeli, W. B., & Bakker, A. B. (2003). Utrecht work engagement scale: Preliminary manual. *Occupational Health Psychology Unit, Utrecht University, Utrecht*, 26.

[12] Schaufeli, W. B., & Bakker, A. B. (2004). Job demands, job resources, and their relationship with burnout and engagement: a multi-sample study. *Journal of*

Organizational Behavior, 25(3), 293-315.

[13] Schaufeli, W. B., Martínez, I. M., Marques Pinto, A., Salanova, M., & Bakker, A. B. (2002). Burnout and engagement in university students: A cross-national study. *Journal of Cross-Cultural Psychology*, 33(33), 464-481.

[14] Twenge, J. M. (1997). Changes in masculine and feminine traits over time: A meta-analysis. *Sex Roles*, 36(5-6), 305-325.

[15] Twenge, J. M., & Campbell, W. K. (2001). Age and birth cohort differences in self-esteem: A cross-temporal meta-analysis. *Personality & Social Psychology Review*, 5(5), 321-344.

[16] Twenge, J. M., & Foster, J. D. (2010). Birth cohort increases in narcissistic personality traits among American college students, 1982-2009. *Social Psychological & Personality Science*, 1(1), 99-106.

[17] Twenge, J. M., & Im, C. (2007). Changes in the need for social approval, 1958-2001. *Journal of Research in Personality*, 41(1), 171-189.

[18] Twenge, J. M., Zhang, L., & Im, C. (2004). It's beyond my control: a cross-temporal meta-analysis of increasing externality in locus of control, 1960-2002. *Personality and Social Psychology Review*, 8(3), 308-319.

[19] Van Beek, I., Hu, Q., Schaufeli, W. B., Taris, T. W., & Schreurs, B. H. J. (2011). For fun, love, or money: What drives workaholic, engaged, and burned-out employees at work? *Applied Psychology*, 61(1), 30-55.

[20] Xu, W., & Xu, W. (2014). Violence against doctors in China : The Lancet. *Bmj British Medical Journal*, 345(9945), 744-745.

[21] Zhu, Y., Liu, C., Guo, B., Zhao, L., & Lou, F. (2015). The impact of emotional intelligence on work engagement of registered nurses: The mediating role of organisational justice. *Journal of Clinical Nursing*, 24(15-16), 2115-2124.

[22] 方萌萌，王超虹，李小雪.（2013）.ICU护士工作投入与职业价值观、工作压力的关系研究.护理学杂志，28（17），16-17.

[23] 房莉杰.（2016）.理解"新医改"的困境："十二五"医改回顾.国家行政学院学报（2），77-81.

[24] 国家统计局国民经济综合统计司.（2008～2017）.中国经济统计年鉴.中国统计出版社.

[25] 国家卫生和计划生育委员会 .（2009 ～ 2014）. 中国卫生统计年鉴 . 中国协和医科大学出版社 .

[26] 国家卫生和计划生育委员会 .（2015 ～ 2017）. 中国卫生和计划生育统计年鉴 . 中国协和医科大学出版社 .

[27] 何叶，侯爱和，曹美嫦 .（2011）. 组织气氛对护士工作投入的影响 . 中华护理杂志，46（5），436-439.

[28] 胡校云，李再云，汪新菊，王春乔 .（2016）. 护士精神薪酬满意度与工作投入的相关性研究 . 齐齐哈尔医学院学报，37（4），519-520.

[29] 黄四林，侯佳伟，张梅，辛自强，张红川，孙铃，窦东徽 .（2015）. 中国农民工心理健康水平变迁的横断历史研究：1995—2011. 心理学报，47（4），466-477.

[30] 李敏，金芸，周满臻 .（2014）. 疗养护理路径服务模式对护士心理授权及工作投入水平的影响 . 护理研究（34），4320-4322.

[31] 李银易，李琴 .（2015）. 护士组织公平感对工作投入影响的研究 . 护理管理杂志，15（10），702-703.

[32] 刘朝英，宋丽萍，商临萍 .（2013）. 心理资本与护士工作投入状况及其关系研究 . 中国护理管理，13（3），39-42.

[33] 刘芳 .（2016）. 新医改前后山东省医护人员工作变化的感知研究（硕士学位论文）. 山东大学，济南 .

[34] 邵静，张雅珍，陈曦 .（2016）. 精神科护士组织支持感及工作投入对工作满意度的影响 . 护理研究，30（21），2643-2647.

[35] 邵亚，廖少玲，钟慧琴，陆茹茵 .（2015）. 广东省湛江市护士工作投入状况及相关因素 . 环境与职业医学，32（5），415-420.

[36] 史秀华 .（2015）. 社会支持对护士工作投入的影响 . 齐鲁护理杂志（1），61-63.

[37] 辛自强，池丽萍 .（2008）. 横断历史研究：以元分析考察社会变迁中的心理发展 . 华东师范大学学报（教育科学版），26（2），44-51.

[38] 辛自强，张梅 .（2009）. 1992 年以来中学生心理健康的变迁：一项横断历史研究 . 心理学报，41（1），69-78.

[39] 辛自强，张梅，何琳 .（2012）. 大学生心理健康变迁的横断历史研究 . 心理学报，44（5），664-679.

[40] 姚泽麟 .（2017）. 何以破解初级医疗服务的"倒金字塔"困境——以医生职业为中

心的考察 . 探索与争鸣，1（8），77-84.

[41] 衣新发，赵倩，胡卫平，李骏 .（2014）. 中国教师心理健康状况的横断历史研究：1994 ~ 2011. 北京师范大学学报（社会科学版）（3），12-22.

[42] 张厚粲，徐建平 .（2009）. 现代心理与教育统计学 . 北京师范大学出版社 .

[43] 张轶文，甘怡群 .（2005）. 中文版 Utrecht 工作投入量表（UWES）的信效度检验 . 中国临床心理学杂志，13（3），268-270.

[44] 赵梦雪，冯正直，王毅超，赖薇，胡丰，刘可愚，... 夏蕾 .（2017）. 1993 ~ 2013 年常驻高海拔地区军人心理健康状态的横断历史研究 . 心理学报，49（5），653-662.

[45] 郑秋兰，李秋洁，范宇莹，吕冬梅 .（2015）. 辱虐管理对护士工作投入影响的研究 . 护理学杂志：综合版，30（10），61-64.

[46] 方鹏骞 .（2015）. 中国医疗卫生事业发展报告 2014. 人民出版社 .

第三章 我国医护人员工作投入现状及人口学分布特征分析

2016 年 1～12 月，本研究以分层随机抽样的方法，选取了 12 个省市 36 家医院共计 3040 名医护人员作为研究对象，以标准化的乌勒支工作投入量表（UWES）为测评工具，探讨我国医护人员工作投入现状。研究从人口学因素入手，评估医护人员工作投入的人口学特征，以期为后续研究提供来源于量化分析的客观基线资料。研究结果显示：医护人员工作投入整体呈中上水平（中间值为 3），活力、奉献和专注均高于中间值。虽然多数被试在过去一年的工作中表现出了中高水平的工作投入，但是也有 24.5% 的被试在工作中较少投入或完全不投入。参与调查的医护人员在活力、奉献和专注这 3 个具体维度得分的分布上也表现出了类似的趋势，1/4 左右的医护人员得分水平处于较低范围。t 检验及单因素方差分析结果显示：医护人员工作投入及其具体表现形式，在性别、年龄、受教育水平、职位、职称和工作值班类型等人口学变量上存在显著差异。进一步的多因素方差分析还显示：性别与年龄、年龄与事务类型对于医护人员工作投入存在显著的交互作用。30 岁以下男性医生、50 岁以上护士等亚群体都是高水平工作投入人群。上述研究结果表明，我国医护人员工作投入仍有待加强，在制定提升策略和干预措施前，应充分考虑人口学因素对医务工作投入的影响。

1 引 言

医护人员的工作关乎患者生命与健康，职业性质对其服务态度和负责精

74

神赋予了极高要求。充分调动包括基层医院在内的各级医院医护人员的积极性、主动性和工作热情，最大限度地提升其工作投入水平，使其能够在医疗资源相对有限的情况下勇于担当、敢于作为，利用自身专业特长扶危济困、救死扶伤，回归"悬壶济世"的职业本色。这既是我国医疗卫生管理的热点问题，也是医疗体制改革的重要内容。

我国的医护人员工作投入研究从 2009 年开始起步，目前以医护人员工作投入为研究对象的文献有百余篇，且多是描述性分析。这些研究虽然能够为我们了解医护人员工作投入提供较好的借鉴，但多数研究或是针对特殊医护群体（如男护士、护士长）进行工作投入计量分析，或是针对特定级别医院、特定科室的医护人员（如三甲医院医生、ICU 护士）报告工作投入总体发生率。由于在样本的选择上缺乏代表性和普遍性，我国医护人员工作投入的研究缺乏总体分布特征与具体表现形式的识别，呈现出描述性和"碎片化"的趋势。

深入考察我国医护人员工作投入的现状及特征，可以帮助医护人员改善工作质量，增强心理韧性，营造良好的心理氛围和情绪反应，充分调动积极性和主动性。更重要的是，医护人员在工作过程中表现出的精力充沛、积极奉献和高度专注，有助于减轻或消除疾病对患者造成的心理压力，使其变被动配合为主动参与，优化医疗卫生服务质量，缓解医患关系紧张，从而为有效推进新医疗体制改革保驾护航。

本研究对全国东中西部 12 个省市 36 家不同级别医院的医护人员分层随机取样，对符合医疗卫生群体特征分布且具有代表性的 3000 余名医护人员的工作投入加以系统化计量评估。研究从医护人员的人口学因素入手，分析其工作投入的现状，评估其人口学特征与工作投入的关系，以期更准确地把握不同人口学特征医护人员的工作投入特点，并为后续研究提供来源于量化分析的客观基线资料。

2 研究方法

2.1 研究对象

2016 年 1～12 月，课题组采取实地发放问卷的形式，陆续在北京、上海、黑龙江、吉林、陕西、河南、山东、江苏、湖南、广西、云南、海南等 12 个省市对医护人员进行工作投入及相关工作状况调研。调研开始之前，课题组负责人所在单位对此次调研进行了学术伦理审查，获得批准之后，课题组成员奔赴各地，在各省市分别联系了一级、二级和三级医院各一所，在各省市医院人事部门的配合下，征得 36 家医院包括医生和护士在内的 4000 名在职医护人员的自愿参与，采用随机抽样的方法。调查过程中，被试在调查专职人员的指导下，集中填写纸笔调查问卷，整个问卷调查过程大约耗时 15 分钟。调查结束后，由主试逐一将问卷调查表收回。因休假或外出学习等原因离岗一个月以上的医护人员不在本次调查之列。问卷收回后，课题组进一步依据测谎题、答题完整情况、规律性作答和逻辑纠错等方式对问卷进行筛选，最终得到有效问卷 3040 份，问卷有效率为 76%，此次调研问卷回收率符合统计学要求。

现将调查对象的基本人口学特征进行比对和分析。此次调研的医护人员中，男性样本 853 人，占 28.06%；女性样本 2179 人，占 71.48%；8 份问卷未注明性别，但对其他条目的作答符合要求，故予以保留，这部分性别缺失样本占 0.46%（详见图 3.1）。此次调研的医护人员性别比例与国家卫计委的《2014 年中国卫生统计年鉴》所提供的普查数据（男性占 27.8%，女性占 72.2%）相比，没有显著差别。

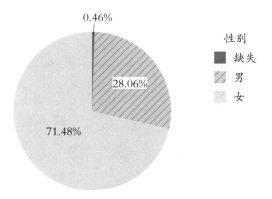

图 3.1 参与调查的医护人员性别分布图

从参与调研的医护人员年龄看，30 岁及以下 1595 人，占 52.47%；30 ～ 50 岁 1287 人，占 42.34%；50 岁以上 136 人，占 4.47%；22 份问卷未注明年龄，但对其他条目的作答符合要求，故予以保留，这部分缺失样本占 0.72%（详见图 3.2）。同国家卫计委的普查数据相比，30 岁及以下医护人员所占比例略高，30 ～ 50 岁医护人员及 50 岁以上医护人员所占比例与普查数据相对持平。

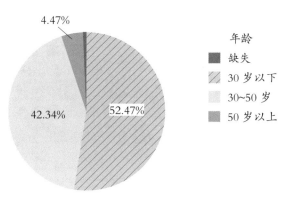

图 3.2 参与调查的医护人员年龄分布图

从参与调研的医护人员的受教育水平看，拥有大专及以下学历的有 1003 人，占 32.99%；拥有本科学历的有 1598 人，占 52.57%；拥有硕士及以上学历的有 425 人，占 13.98%（详见图 3.3）。受我国全民教育水平逐年提高的影响，此次参与调查的医护人员受教育程度比国家卫计委提供的普查数据更高。

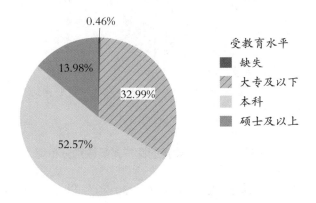

0.46%

13.98%

32.99%

52.57%

受教育水平
■ 缺失
▨ 大专及以下
□ 本科
■ 硕士及以上

图3.3 参与调查的医护人员受教育程度分布图

从参与调研的医护人员的婚姻状况看，未婚的有 1297 人，占 42.66%；已婚的有 1664 人，占 54.74%；离异或丧偶的有 64 人，占 2.11%（详见图 3.4）。

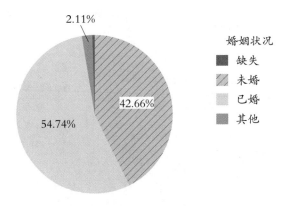

2.11%

42.66%

54.74%

婚姻状况
■ 缺失
▨ 未婚
□ 已婚
■ 其他

图3.4 参与调查的医护人员婚姻情况分布图

从参与调研的医护人员的事务类型看，医生有 1480 人，占 48.69%；护士有 1560 人，占 51.31%（详见图 3.5）。

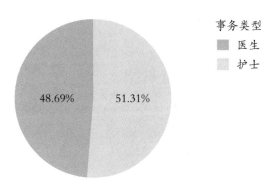

图 3.5　参与调查的医护人员事务类型分布图

从参与调研的医护人员的职称看，初级职称的有1704人，占56.05%；中级职称的有927人，占30.49%；高级职称的有384人，占12.63%；25份问卷未注明职称，但对其他条目符合作答要求，故予以保留，这部分缺失样本占0.82%（详见图3.6）。此与国家卫计委的普查数据相比，高级职称所占比例略高，中级职称所占比例略低，初级职称所占比例与普查数据持平。

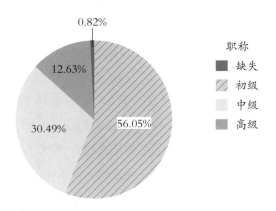

图 3.6　参与调查的医护人员职称分布图

从参与调研的医护人员的工作值班类型看，正常白班作业的有1244人，占40.92%；轮班作业的有1783人，占58.65%（详见图3.7）。受医护人员特殊工作性质的影响，样本库中轮班作业的医护人员占多数。

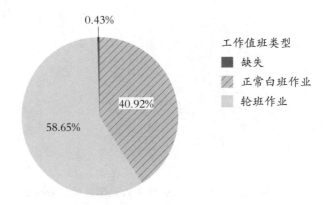

0.43%

工作值班类型

■ 缺失

▨ 正常白班作业

▨ 轮班作业

40.92%

58.65%

图 3.7　参与调查的医护人员工作值班类型分布图

2.2 测量工具

采用 Schaufeli 等（2002）编制的乌勒支工作投入量表（UWES），这是目前世界范围内工作投入测量应用最为广泛的自陈量表。该量表包括活力、奉献和专注 3 个维度。其中活力维度包括"在工作中，我感到自己迸发出能量"等 6 个条目；奉献维度包括"我觉得我所从事的工作目的明确，且很有意义"等 5 个条目；专注维度包括"当我工作时，时间总是过得飞快"等 6 个条目。近年来，随着工作投入研究的深入，学者们将工作投入的测量分为特质型和状态型两种类型。其中，特质型工作投入反映的是个体较长时间段内（如一年之内）相对稳定的工作行为与态度，而状态型工作投入反映的是个体较短时间内（如一天之内或一周之内）工作行为与态度的变化起伏（Sonnentag，Dormann，& Demerouti，2010）。本研究力图基于大样本数据了解和掌握现阶段我国医护人员工作投入的基本状况，所以对医护人员的特质型工作投入进行测评，要求医护人员填报一年来工作投入的具体状况。研究采用 0～6 点计分方式，得分越高，代表被试工作投入水平越高。根据研究目的的不同，研究者既可以从工作投入的总分出发，对工作投入的整体表现进行概括化研究；也可从工作投入的 3 个维度出发，对工作投入的具体表现进行细化研究。

　　本研究对 UWES 的分半信度、重测信度和克伦巴赫 α 系数进行了检验。按奇偶分半的方法将该量表条目分为两部分，两部分的相关结果显示，该量表的分半信度为 0.93。相隔两周对 500 名调查对象重复测量的结果显示，该量表的重测信度为 0.91。以条目之间的相关性来反映内部一致性，条目之间的相关结果显示，该量表的克伦巴赫 α 系数为 0.94。考虑到该问卷为修订版，为进一步检验其结构效度稳定性，其进行验证性因素分析，结果见图3.8。

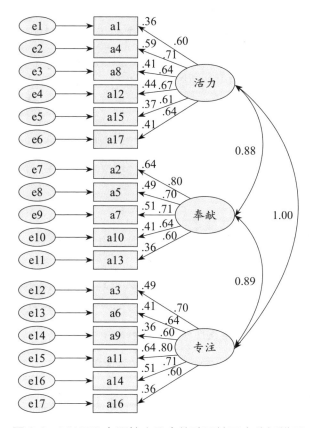

图 3.8　UWES 在医护人员中的验证性因素分析模型

　　结合表 3.1 显示的拟合结果，可见测量模型各项拟合指数均达到了通用标准，其与实际数据的拟合程度非常好。

表 3.1　UWES 验证性因素分析各指数拟合结果

模型	χ^2/df	GFI	AGFI	NFI	TLI	CFI	RMSEA
医护人员工作投入	3.19	0.93	0.91	0.96	0.94	0.96	0.05

2.3 统计方法

使用 EpiData 3.0 建立数据库并录入数据，采用 SPSS 20.0 和 AMOS21.0 进行数据的统计分析。首先，对医护人员工作投入的基本状况进行统计和描述；其次，利用 t 检验和单因素方差分析，对不同人口学特征的医护人员工作投入进行比较；再次，利用多因素方差分析，探索人口学变量对于医护人员工作投入的交互作用。

3　结　果

3.1 医护人员工作投入的总体状况

研究通过对医护人员工作投入总体状况进行描述性统计分析发现，医护人员工作投入整体呈中上水平（中间值为 3）。其中，活力、奉献和专注均高于中间值，以奉献为最高（详见表 3.2）。

表 3.2　医护人员工作投入的描述统计

项目	M	SD	n	Item
活力	3.18	1.21	3031	6
奉献	3.45	1.31	3033	5
专注	3.23	1.26	3024	6
工作投入	3.28	1.17	3013	17

被试的工作投入均分以及活力、奉献和专注各维度均分的分布情况见图3.9。

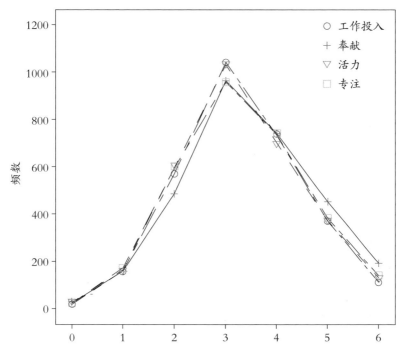

图3.9　医护人员工作投入均分及维度均分的频次分布图

医护人员在过去一年的工作中，工作投入均分及各维度均分的分布为：25.5%的被试表示较少投入（包括0="从来没有"；1="几乎没有"；2="很少"），34.4%的被试表示投入水平中等（3="有时"），40.1%的被试表示投入较高（包括4="经常"；5="非常频繁"；6="总是"）；关于活力的得分，25.9%的被试较少具有活力，34.1%的被试活力水平中等，40.0%的被试具有较高的活力；关于奉献的得分，23.7%的被试较少奉献，31.8%的被试奉献水平中等，44.5%的被试奉献较高；关于专注的得分，26.3%的被试专注较低，32.7%的被试专注水平中等，41.0%的被试工作专注程度较高。

3.2 不同人口学特征医护人员工作投入的差异性检验

3.2.1 不同性别医护人员工作投入的差异

研究对医护人员工作投入及其各维度进行独立样本 t 检验的结果发现，医护人员工作投入及活力、专注存在显著的性别差异，而奉献得分不存在性别差异。经事后比较分析发现，男性医护人员工作投入均值显著高于女性医护人员（$I_男 - J_女 = 0.11$，$p<0.05$）。此外，男性医护人员在活力和专注维度上的得分显著高于女性医护人员（详见表 3.3）。

表 3.3 不同性别医护人员工作投入的差异检验表

	男性（n=853）	女性（n=2179）	t
活力	3.30±1.22	3.14±1.20	3.26[**]
奉献	3.49±1.28	3.44±1.32	1.09
专注	3.31±1.31	3.20±1.23	2.30[*]
工作投入	3.36±1.19	3.25±1.16	2.37[*]

注：[*]$p<0.05$，[**]$p<0.01$，[***]$p<0.001$（下同）。

3.2.2 不同年龄医护人员工作投入的差异

研究对不同年龄医护人员工作投入及各维度进行单因素方差分析的结果发现，其得分存在显著差异。经多重比较分析（LSD）发现，50 岁以上医护人员工作投入均值显著高于 30 岁以下医护人员（$I_{50岁以上} - J_{30岁以下} = 0.41$，$p<0.001$），也显著高于 30 ～ 50 岁医护人员（$I_{50岁以上} - J_{30～50岁} = 0.34$，$p<0.01$）。此外，50 岁以上医护人员工作投入所有维度的得分显著高于 30 岁以下医护人员，也显著高于 30 ～ 50 岁医护人员（详见表 3.4）。

表 3.4 不同年龄医护人员工作投入的差异检验表

	30 岁以下（n=1595）	30 ～ 50 岁（n=1287）	50 岁以上（n=136）	F
活力	3.14±1.17	3.21±1.24	3.49±1.26	5.72[**]

	30 岁以下 （n=1595）	30～50 岁 （n=1287）	50 岁以上 （n=136）	F
奉献	3.44±1.26	3.43±1.33	3.88±1.55	7.49**
专注	3.15±1.24	3.30±1.27	3.58±1.24	9.96***
工作投入	3.23±1.14	3.30±1.20	3.64±1.18	7.88***

3.2.3 不同受教育水平医护人员工作投入的差异

研究对不同受教育水平医护人员工作投入及各维度进行单因素方差分析的结果发现，其得分存在显著差异。经多重比较分析（LSD）发现，大专及以下受教育水平的医护人员工作投入总均值，显著低于硕士及以上教育水平的医护人员（$I_{大专及以下}-J_{硕士及以上}=-0.36$，$p<0.001$），也显著低于本科受教育水平医护人员（$I_{大专及以下}-J_{本科}=-0.27$，$p<0.001$）。此外，大专及以下受教育水平的医护人员工作投入所有维度的得分，显著低于硕士及以上教育水平的医护人员，也显著低于本科受教育水平的医护人员（详见表3.5）。

表 3.5　不同受教育水平医护人员工作投入的差异检验表

	大专及以下 （n=1003）	本科 （n=1598）	硕士及以上 （n=425）	F
活力	3.01±1.26	3.26±1.17	3.34±1.19	16.96***
奉献	3.27±1.39	3.51±1.26	3.65±1.22	16.38***
专注	3.01±1.27	3.33±1.26	3.37±1.14	23.14***
工作投入	3.08±1.21	3.35±1.14	3.44±1.12	21.44***

3.2.4 不同婚姻状况医护人员工作投入的差异

研究对不同婚姻状况医护人员工作投入及各维度进行单因素方差分析的结果发现，其得分不存在显著差异（详见表3.6）。

表3.6 不同婚姻状况医护人员工作投入的差异检验表

	未婚（$n=1297$）	已婚（$n=1664$）	其他（$n=64$）	F
活力	3.17 ± 1.16	3.19 ± 1.24	3.40 ± 1.32	1.09
奉献	3.49 ± 1.24	3.42 ± 1.36	3.57 ± 1.25	0.85
专注	3.18 ± 1.18	3.26 ± 1.31	3.26 ± 1.14	1.56
工作投入	3.27 ± 1.11	3.29 ± 1.22	3.53 ± 1.16	1.49

3.2.5 不同事务类型医护人员工作投入的差异

研究对不同事务类型医护人员工作投入及各维度进行独立样本 t 检验的结果发现，其得分存在显著差异。经事后比较分析发现，医生的工作投入总均值显著高于护士（$I_{医生}-J_{护士}=0.29$，$p<0.001$）。此外，医生工作投入所有维度的得分显著高于护士（详见表3.7）。

表3.7 不同事务类型医护人员工作投入的差异检验表

	医生（$n=1480$）	护士（$n=1560$）	t
活力	3.36 ± 1.19	3.04 ± 1.20	4.85^{***}
奉献	3.64 ± 1.28	3.32 ± 1.30	4.91^{***}
专注	3.37 ± 1.21	3.13 ± 1.29	3.75^{***}
工作投入	3.45 ± 1.15	3.16 ± 1.16	4.77^{***}

3.2.6 不同职称医护人员工作投入的差异

研究对不同职称医护人员工作投入及各维度进行单因素方差分析的结果发现，其得分存在显著差异。经多重比较分析（LSD）发现，高级职称的医护人员工作投入均值显著高于中级职称的医护人员（$I_{高级}-J_{中级}=0.18$，$p<0.001$），也显著高于初级职称的医护人员（$I_{高级}-J_{初级}=0.27$，$p<0.001$）（详见表3.8）。

表 3.8 不同职称医护人员工作投入的差异检验表

	初级（n=1704）	中级（n=927）	高级（n=384）	F
活力	3.12±1.16	3.23±1.27	3.37±1.24	6.96**
奉献	3.42±1.23	3.42±1.34	3.68±1.52	6.30**
专注	3.15±1.20	3.29±1.30	3.46±1.36	11.23***
工作投入	3.22±1.12	3.31±1.23	3.49±1.22	8.68***

3.2.7 不同值班类型医护人员工作投入的差异

研究对不同值班类型医护人员工作投入及各维度进行独立样本 t 检验的结果发现，其得分存在显著的值班类型差异。其中，白班医护人员工作投入均值及其各维度得分显著高于夜班医护人员（详见表 3.9）。

表 3.9 不同值班类型医护人员工作投入的差异检验表

	白班（n=1244）	夜班（n=1783）	t
活力	3.31±1.20	3.10±1.20	4.62***
奉献	3.55±1.35	3.38±1.27	3.56***
专注	3.31±1.25	3.17±1.23	2.92**
工作投入	3.38±1.18	3.21±1.15	3.86***

3.3 医护人员工作投入的多因素方差分析

研究为了进一步考察人口学特征因素对医护人员工作投入的影响，以性别、年龄、受教育水平、事务类型、职称和值班类型为分组变量，以工作投入均值为因变量，进行 MANOVA 分析。针对全模型的初步统计的结果显示：性别与年龄的交互作用，年龄与事务类型的交互作用都对医护人员工作投入具有显著影响。

3.3.1 性别和年龄对于医护人员工作投入的交互作用分析

研究以性别和年龄为自变量，在方差齐性前提下，以工作投入得分为因变量，做方差分析，具体结果见表 3.10。

表 3.10 性别与年龄对医护人员工作投入的交互作用及简单效应

变异来源	平方和	自由度	均方	F
性别	4.87	1	4.87	3.60
年龄	4.44	2	2.22	1.64
性别 × 年龄	23.24	2	11.62	8.58[***]
年龄（男性）	0.23	2	0.12	0.09
年龄（女性）	35.39	2	17.70	13.07[***]
性别（30 岁以下）	18.22	1	18.22	13.45[***]
性别（30 ～ 50 岁）	1.44	1	1.44	1.06
性别（50 岁以上）	24.84	1	24.84	18.35[***]
单元内误差	4033.47	2979	1.35	

表 3.10 分析结果显示：不同年龄医护人员在性别的第二个水平，即女性水平上，工作投入差异显著。结合图 3.10 的研究结果发现，50 岁以上女性医护人员的工作投入高于 30 ～ 50 岁女性医护人员工作投入（$p<0.001$），也高于 30 岁以下女性医护人员工作投入（$p<0.001$）。

不同性别医护人员在年龄的第一个水平和第三个水平，即 30 岁以下和 50 岁以上，工作投入差异显著。结合图 3.11 的研究结果发现，30 岁以下男性医护人员工作投入显著高于 30 岁以下女性医护人员工作投入（$p<0.001$），50 岁以上女性医护人员工作投入显著高于 50 岁以上男性医护人员工作投入（$p<0.001$）。

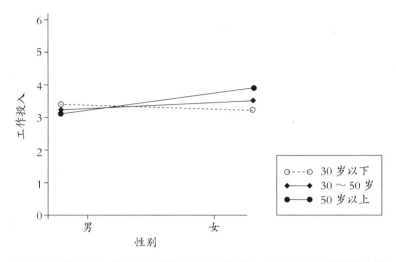

图 3.10　性别与年龄变量在医护人员工作投入上的交互作用图解（1）

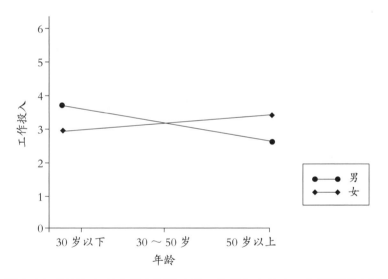

图 3.11　性别与年龄变量在医护人员工作投入上的交互作用图解（2）

3.3.2　年龄和事务类型对于医护人员工作投入的交互作用分析

以年龄和事务类型为自变量，在方差齐性前提下，以工作投入得分为因变量，做方差分析，具体结果见表 3.11。

表3.11 年龄与事务类型对医护人员工作投入的交互作用及简单效应

变异来源	平方和	自由度	均方	F
年龄	12.46	2	6.23	4.71**
事务类型	2.09	1	2.09	1.58
年龄 × 事务类型	7.95	2	3.97	3.00*
事务类型（30 岁以下）	32.83	1	32.83	24.81***
事务类型（30 ～ 50 岁）	27.78	1	27.78	20.99***
事务类型（50 岁以上）	0.50	1	0.50	0.38
年龄（医生）	1.66	2	0.83	0.63
年龄（护士）	45.62	2	22.81	17.24***
单元内误差	3979.45	2976	1.34	

表 3.11 分析结果显示：不同事务类型医护人员在年龄的第一和第二个水平，即 30 岁以下和 30 ～ 50 岁水平上，工作投入差异显著。结合图 3.12 的研究结果发现，30 岁以下医生工作投入显著高于 30 岁以下护士（$p<0.001$），30 ～ 50 岁医生工作投入也显著高于 30 ～ 50 岁护士（$p<0.001$）。

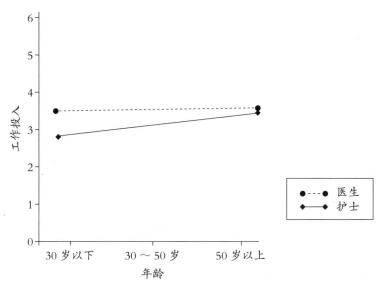

图 3.12 年龄与事务类型在医护人员工作投入上的交互作用图解（1）

不同年龄医护人员在职务类型的第二个水平，即护士上，工作投入差异显著。结合图 3.13 的研究结果发现，50 岁以上护士工作投入显著高于 30 岁以下护士和 30 ～ 50 岁护士工作投入（p<0.001）。

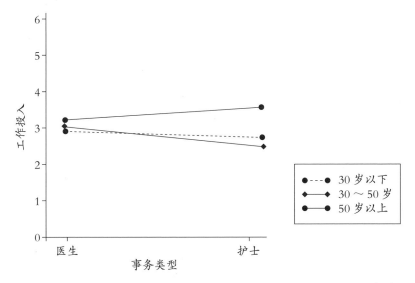

图 3.13 年龄与事务类型在医护人员工作投入上的交互作用图解（2）

4 讨 论

本研究通过对我国 3040 名医护人员工作投入的调查发现，工作投入及其各个维度的得分略高于中值（3.28±1.17），低于 Megan，Wong 和 Heather（2013）以及 Yvonne 等（2013）报道的澳大利亚（4.69±0.71）、美国（4.45±0.78）、加拿大（4.01±0.97）等国家医护人员工作投入的水平。进一步的分析还发现，40.1% 的被试表示在过去一年中的工作投入水平较高，另外，分别有 39.0%、44.5% 和 40.0% 的被试表示在工作中活力、奉献、专注程度较高。虽然总体看，医护人员工作投入得分处于中等偏上水平，但是工作投入总均分及维度均分的频次分布结果显示，工作不投入或低投入的被试检出率为 24.5%，低活力、低奉献和低专注的被试检出率分别为 25.9%、22.7% 和 26.3%。这表明参加调查的全部医护人员中有 1/4 左右的被试，存在工作不投入或低投入问题。

医护人员的工作关乎人民群众的生命与健康，工作性质对其服务态度和职业操守赋予了极高要求。根据《2020 年我国卫生健康事业发展统计公报》，2020 年公立医院医师日均担负诊疗 6.3 人次和住院 2.2 床日。在医疗资源明显不足的情况下，医护人员不得不通过增加自身工作投入，来满足人民群众的日益增长的医疗需求。医护人员工作投入的形成，是个体通过感知和操作主动地调整工作任务、工作关系，使自身与工作达到匹配的过程。致力于工作投入的医护人员不但能够领悟患者及家属对"医者仁心"的职业角色期待，更能够通过救死扶伤实现"广济苍生"，他们是"这世界上最快乐的人"（中国医师协会，2016）。然而，现代社会赋予医护人员职业理想的同时，还带来了巨大的工作压力。为此，中国医师协会分别于 2002、2004、2009、2011、2014 和 2016 年 6 次在全国范围内向职业医师发放调查问卷，了解其执业状况。调查结果显示，广大医务工作者在工作环境、人际关系、工作负荷以及下班后身心恢复等方面面临着多重压力，这些都可能成为阻碍医护人员工作投入的重要原因。本次研究中，虽然接近半数的医护人员总体工作投入水平较高，但是仍有部分医护人员工作投入水平有待提高。医护人员工作投入的分化趋势表明，科学地评估医护人员工作投入的基本情况和分布特点，能够为后续研究提供来源于实证的基线资料，这对有效提升工作投入、促进工作投入的可持续发展是十分重要的。

本研究通过对人口学变量与医护人员工作投入的关系分析发现：在性别方面，相对于女性而言，男性医护人员的总体工作投入水平更高。这可能与女性医护人员除了需要完成工作任务之外，还要承担"女主内"的家庭角色有关。加之男性医护人员较女性医护人员具有明显的体力优势，这为其在繁重的工作中能够投入旺盛的精力并保持工作投入提供了客观的资源储备。值得注意的是，医护群体特殊的职业使命对其工作投入具有极高的要求，无论男性医护人员还是女性医护人员都能够从工作中深刻体会到责任的重大以及工作的意义，这也是男女医护人员在奉献维度不存在显著差异的原因。在年龄方面，医护人员工作投入表现出随年龄增长而不断上升的趋势。究其原因，这可能是因为刚刚走上工作岗位的年轻医护人员对工作往往期望较高，但在工作中难免遭遇挫折，由于缺乏成熟的应对策略来处理各种问题，久而久之会影响其工作投入；中年的医务人员虽然处理问题的能力逐渐增强，但又面临着个人职业生涯发展和工作家庭关系平衡及子女教育等一系列问题；对于年龄较长的医务人员而言，在经历了长期的实践与考验后，已经将职业习惯和素养转变为对工作的奉献与热爱，因此工作投入水平相对最高。Schaufeli（2006）在分析了来自世界各地的 31916 个数据后发现，工作投入与年龄正相关，相关系数介于 0.05 和 0.17 之间，这一研究结论与我们的研究结果相一致。

我们的研究结果还发现，受教育水平高和职级高的医护人员表现出较高的工作投入水平，可能与其具有高水平的文化素养、扎实的医疗技术以及丰富的临床经验有较大相关，这在以往的研究中也得到过证实。例如，李伟和梅继霞（2013）研究发现，具有较高学历的个体，其内在动机水平较高，这使得其工作投入水平相对较高。另有研究表明，高级职称的医护人员具有较高的职业认同感，他们能够在工作中心境平和、游刃有余地处理问题，从而带动了工作投入水平的提高（黄雯婧，陆巍，牛妞，2018）。此外，针对医生和护士工作投入的差异性检验发现，医生的工作投入水平普遍高于护士。这是因为医生在对患者的诊疗过程中具有决策权，他们的工作充满了对新知识和新技术的追求与挑战，他们肩负着不断探索与攻克医学领域技术难关的使命，因此在工作中会更加投入。相对而言，护士的工作繁复且细碎，患者的诸多抱怨和过多要求，可能会降低护士对于工作的热忱和投入。在值班类型方面，白班医护人员工作投入水平显著高于夜班医护人员的工作投入水平，究其原因，正常白班的医护人员工作时间相对集中，这使他们能够精力充沛、专心致志地投入工作。但是由于医疗护理工作的特殊性，很多医护人员很难严格按照 8 小时的工作制进行工作，夜班工作的医护人员由于缺乏充足的休息时间，容易出现身心疲惫，精神效能低等情况。这与 2010～2011

年中国医师协会的调查结果相一致。在其调查中，研究者通过活动记录检查仪连续记录了 27 名夜班医生两周内的睡眠与精神状态。结果发现，被试每日平均睡眠时间为 5.3 小时，在 27% 的清醒时间内，其精神效能低于 70%，这相当于被试在血液酒精含量 0.08% 的水平下工作（中国医师协会，2016），这也从生理学视角解释了为何夜班医护人员工作投入较白班医护人员更低。

另外，本研究还从人口学视角进行了医护人员工作投入的多因素方差分析。虽然从本质上讲，多因素方差分析和主效应分析存在细微差异，但是不可否认的是，多因素方差分析在人口学变量中的应用带有一定的探索性。从这种探索性的分析中，依然可以粗略地发现人口学变量对工作投入施加作用的发展态势。因为多因素方差分析得出的研究结果较为复杂，可以将上述结果加以整合，寻找规律。总结出规律如下：虽然 30 岁以下女性医护人员工作投入程度不如同年龄段男性医护人员的工作投入程度高，但是，50 岁以上女性医护人员的工作投入程度却显著高于同年龄段的男性医护人员，总体看，女性医护人员工作投入随年龄增长而增长。另外，无论是 30 岁以下的医生还是 30 ～ 50 岁的医生，其工作投入水平都高于同年龄段的护士，而在护士群体中，尤其以 50 岁以上护士的工作投入水平尤为突出。总体上看，30 岁以下男性医生和 50 岁以上护士都是高工作投入人群。这些医护人员群体或是医疗卫生服务的支柱力量，或是具有长期的护理经验。应有针对性地鼓励上述人群分享工作投入经验，并以树立工作榜样、构建学习型团队等方式，通过一部分人的工作投入带动、激励与提升整个群体的工作投入。

5 结 论

我国医护人员工作投入水平中等偏上，大多数医护人员表现出了中高水平的工作投入，但也有 1/4 左右的医护人员工作较少投入或不投入。如何全面提高医护人员工作投入水平，对于满足人民群众在生命健康和医疗保障等方面日益增长的需求至关重要。医护人员工作投入及其具体表现，在性别、年龄、受教育水平、职位、职称和工作值班类型等人口学变量上存在显著差异。其中，50 岁以上护士、30 岁以下男性医生都是高工作投入人群。总之，在进行工作投入提升的干预研究前，应充分考虑人口学因素对医护人员工作投入的影响。

参考文献

[1]   Bakker, A. B., Demerouti, E., & Brummelhuis, L. L. T. (2012). Work engagement, performance, and active learning: The role of conscientiousness. *Journal of Vocational Behavior*, 80(2), 555-564.

[2]   Halbesleben, J. R. B. (2010). A meta-analysis of work engagement: Relationships with burnout, demands, resources, and consequences, *Work engagement: A handbook of essential theory and research*, 102-117.

[3]   Kahn, W. A. (1990). Psychological Conditions of Personal Engagement and Disengagement at Work. *Academy of Management Journal*, 33(4), 692-724.

[4]   Mahboubi, M., Ghahramani, F., Mohammadi, M., Amani, N., Mousavi, S. H., Moradi, F., ... Kazemi, M. (2015). Evaluation of Work Engagement and Its Determinants in Kermanshah Hospitals Staff in 2013. *Global Journal of Health Science*, 7(2), 170-176.

[5]   Megan, B., Wong, C. A., & Heather, L. (2013). The influence of authentic leadership and areas of worklife on work engagement of registered nurses. *Journal of Nursing Management*, 21(3), 529-540.

[6]   Schaufeli, W. B. From burnout to engagement: Toward a true occupational health psychology, 26th International Congress of Applied Psychology. Athens, Greece, 2006

[7]   Schaufeli, W. B. (2018). Work engagement in Europe : Relations with national economy, governance and culture. *Organizational Dynamics*, 47, 99-106.

[8]   Schaufeli, W. B., & Bakker, A. B. (2010). Defining and measuring work engagement: Bringing clarity to the concept, *Defining and Measuring Work Engagement*, 10-24.

[9]   Schaufeli, W. B., Salanova, M., González-Romá, V., & Bakker, A. B. (2002). The

Measurement of Engagement and Burnout: *A Two Sample Confirmatory Factor Analytic Approach. Journal of Happiness Studies*, 3(1), 71-92.

[10] Sonnentag, S., Dormann, C., & Demerouti, E. (2010). Not all days are created equal: The concept of state work engagement. In A. B. Bakker & M. P. Leiter (Eds.), Work Engagement A Handbook of Essential Theory & Research (pp. 25-38). New York: Psychology Press.

[11] Yvonne, B., Matthew, X., Art, S., Rod, F. W., Kate, S., Stefanie, N., & Joy, D. (2013). The impact of workplace relationships on engagement, well-being, commitment and turnover for nurses in Australia and the USA. *Journal of Advanced Nursing*, 69(12), 2786-2799.

[12] 方鹏骞 . 中国医疗卫生事业发展报告 2014.（2015）. 人民出版社 .

[13] 黄雯婧，陆巍，牛妞 .（2018）. 职称框架下护士职业认同与工作投入的调查研究 . 当代护士 25（16），28-31.

[14] 孔婵，何华英，李婉玲，卢吉，景婧 .（2016）. ICU 男护士逆商水平与工作投入、心理资本的关系研究 . 中国医药导报，13（20），167-170.

[15] 李伟，梅继霞 .（2013）. 内在动机与员工绩效：基于工作投入的中介效应 . 管理评论，25（8），160-167.

[16] 刘朝英，商临萍，赵晓艳 .（2013）. 三级甲等综合医院护理人员工作投入相关因素分析 . 中华护理杂志，48（10），894-897.

[17] 王明雪，孙运波，邢金燕，高祀龙，董海成，万香玉，... 郝芳芳 .（2017）. ICU 护士医护合作水平、职业获益感与工作投入的相关性研究 . 中国护理管理，17（9），1186-1189.

[18] 张洁，郑一宁 .（2016）. 护士长诚信领导、护理组织文化与护士工作投入的关系研究 . 中华护理杂志，51（9），1054-1058.

[19] 中国医师协会 .（2016）. 中国医师执业状况白皮书 . 取自 http://www.cmda.net/xiehuixiangmu/falvshiwubu/tongzhigonggao/14587.html

第二部分

医护人员工作投入生成模式研究

第四章　团队积极情感基调与领导心理资本传递作用下医护人员工作投入的生成模式

心理学家将人看作"行走的情感效应器"，并通过研究发现，情感会在工作团队中产生传染效应。医护工作既是情感劳动又涉及团队合作，医护人员在工作中表现出的工作投入是否会受到团队情感基调或领导力下行传递作用的影响，还有待深入探讨。本研究以 65 名医护领导及其下属 458 名医护人员配对数据为样本，分析了团队积极情感基调与领导心理资本作用下的医护人员工作投入的形成机制。多层线性模型分析结果表明：①团队积极情感基调对医护人员核心自我评价和工作投入有显著正向影响；②团队积极情感基调对医护人员工作投入的传递作用，以医护人员的核心自我评价为中介得以实现；③团队领导心理资本与团队积极情感基调显著相关，医护人员核心自我评价与工作投入的关系受团队领导心理资本下行传递效应的正向调节。上述研究结论从组织视角揭示了积极情感在团队、领导、医护人员多层面之间传递的权变方式，为医护人员工作投入带来了积极影响，有利于充分发掘高投入医护团队的组织氛围、领导力特征，以及高投入医护人员的人格特征。

1　引　言

2009 年，我国启动新一轮医疗卫生体制改革以来，为了更好地满足人民日益增长的个性化、多样化的医疗服务要求，各级医疗机构一直不断探索如何提高医护人员工作效率和改善医疗服务质量。鉴于在日常工作中，个体所表现出的积极情感对组织和个体工作目标的实现有着无形的推动作用（Fredrickson，2013），如何借助于医护人员积极情感的提升，改善医疗组织文化氛围和医护人员工作效果，已成为医院组织管理过程中的一个重要环节。这就要求广大医护人员在业务能力过硬的同时，还要具有较强的情绪控制力和情感管理力。正如职业健康心理学和组织行为学的相关研究所述，情感劳动是除了体力劳动和智力劳动之外的"第三种劳动"（冯珍，凌文辁，2011）。

医护工作既是情感劳动，又涉及团队合作。医护人员在与团队领导、成员共同完成诊治工作的过程中，难免会产生情感体验。心理学家将人视为"行走的情感效应器"，认为情感会以面部表情、话语及肢体语言等形式表达出来，并在群体中产生传染效应（王桢，2012）。通过有意识的认知比较，医护人员可以将自己的情感与他人进行对比，当认为他人的情感表达更恰当时，就会模仿他人的情感表现。受情感表达的"社会性"特征启发，研究者们不但将情感特征看作个体变量，同时更倾向于将其上升至团队层面，作为集体概念进行考量（Barsade & Gibson，2012）。

目前，研究者们多采用 George（1990）在《应用心理学杂志》（*Journal of Applied Psychology*）上所发表文章的观点，将团队内持续一致且相似性极高的情感反应，命名为"团队情感基调"。研究发现，消极的团队情感基调会阻碍团队士气的提高，对于工作过程的推进具有破坏性影响；而积极的团队情感基调有利于团队成员合作和任务目标共享，能有效提高工作绩效（Collins，Jordan，Lawrence，& Troth，2016）。在团队情感基调的众多结果变量之中，医护人员工作投入作为衡量医护工作任务绩效和周边绩效的重要指标（Bledow，Schmitt，Frese，& Kuhnel，2011），并没有得到充分的重视。根据 Fredrickson（2013）的拓展－建构理论，积极情感能够通过拓展和建构功能，提升个体的认知能力与行为动机。从理论上讲，工作投入作为一种积极的情感和动机状态，应当与团队积极情感基调具有非常直接的联系，但目前我们对团队积极情感基调与医护人员工作投入的关系及其作用机制知之甚少，尚需要深入的分析与研究。

我国的医院深受集体主义文化影响，常以"人心齐，泰山移""团结就是力量"为组织理念。医护领导与下属之间、医护人员相互之间的协调和配合，无形中促进了组织文化外部优化作用的发挥。正如 Ilies，Wagner 和 Morgeson（2007）的研究所示，相对于个体主义价值观为导向的工作团队而言，以集体主义价值观为导向的工作团队成员会表现出更高的情感联结。类似地，Barsade（2002）也指出，个体在人际交往过程中所表现出的积极情感，会对后续的工作效果起到提升与改善作用。这说明，团队积极情感基调的作用想要得以发挥，需要有人际互动做保障。事实上，在人际互动的过程中，医护领导和下属作为人际链条上的关键角色，其认知特点和个性特征，将会对团队积极情感基调如何以及何时发挥作用，起到至关重要的作用（Barsade & Knight，2015）。鉴于核心自我评价代表个体对于自我效能的认知与评价，领导心理资本反映领导者掌控与应对工作的心理能力，本研究将这两个研究概念引入研究框架，考察团队积极情感基调对医护人员工作投入的作用过程。

具体而言，研究准备从下述两方面入手：①虽然研究者一致发现团队积极情感基调能够激发"对称效果"（Barsade，2002），但是医护人员对于团队积极情感基调的内化理解与认知加工，则是任务执行成功与否的关键。其中，团队积极情感基调这一远端变量，如何通过提升核心自我评价这一近端变量，进而推动医护人员工作投入的路径模型，尚需明确。据此，可以回答团队积极情感基调如何引发医护人员工作投入这一问题。②团队领导的心理资本会在医护人员中产生下行传递效应（trickle-down effect），从而影响团队积极情感基调的作用效果。遗憾的是，鲜有实证研究对领导力下行传递的边界作用做出解释。事实上，随着组织管理结构越发朝着扁平化发展，医护领导和下属人员的关系比人们通常所认为的单极化结构更为复杂。何种情况下医护领导与下属人员间的双向互动，能够发挥最理想的效果？研究从交互作用视角，探讨团队积极情感基调何时对医护人员工作投入发挥最大作用的问题。

2　理论回顾与研究假设

2.1　团队积极情感基调与医护人员工作投入

2008 年，《工作与压力》（*Work & Stress*）杂志出版《工作投入》的专刊，篇首语指出：工作投入是组织健康发展所需的积极力量，会对工作持续产生"增益循环"效应，是一种新型研究思路（Taris，Cox，& Tisserand，2008）。

工作投入作为工作状态相关概念，反映了个体的工作情感与工作动机，可从活力、奉献和专注 3 个角度进行概念化操作。Bakker，Demerouti 和 Sanz-Vergel（2014）对于工作投入的元分析表明，情感资源是工作投入重要的预测指标。

相应地，在个体水平，Christian，Garza 和 Slaughter（2011）的研究结果明确了个体积极情感与工作投入存在正向相关。在团队水平，虽未发现有关团队积极情感基调提升工作投入的直接证据，但 Knight 和 Eisenkraft（2014）的研究指出，团队积极情感基调是团队成员通过情感比较、情感传染、共情等互动建立起来的，个体通过积极情感的分享和人际频繁的互动，能够从中获得为数不少的人际资源、情感资源甚至工作资源。

另外，也有研究发现，团队积极情感基调可以增加团队关系质量（Walter & Bruch，2008），激发个体的工作活力。医疗场所不是冷酷、没有激情和创造力的地方，医护工作是团队性工作，需要医护人员之间建立并保持情感联结。团队积极情感基调能够从多方面、多渠道地为医护人员提供宝贵的工作资源。而工作资源又是医护人员工作投入得以提升的必备条件，故提出研究假设，

假设 1：团队积极情感基调与医护人员工作投入正相关。

2.2 团队积极情感基调、核心自我评价和医护人员工作投入

核心自我评价，是自尊、自我效能感、控制点和情绪稳定性的整合构念，代表了个体对自我能力和自我价值的认知评价，是一种高阶的人格构念（Judge & Hurst，2007；黎建斌，聂衍刚，2010）。在积极的组织氛围下，核心自我评价高的个体倾向于聚焦工作中的积极一面。由于他们对良好工作环境的敏感性高，因此更容易在工作团队中获得鼓舞与优待。例如，Swann，Rentfrow 和 Guinn（2003）研究发现，核心自我评价高的个体善于从工作中寻找与自身性格特点相吻合的信息和线索，个体会因为可以接触到积极的情感资源和获得良好的反馈而产生自我价值感，并将团队积极情感的传递视为通往成功的潜在机会。在另一项模拟与现场相结合的研究中，Gibson（2003）指出，团队积极情感基调向团队成员发出了信号，即他们已在团队中获取了个人空间并被团队所认可，有利于个体对自己进行积极的评价与认知。通过上述实证研究，我们认为团队积极情感基调能够为医护人员提供和谐的组织氛围和良好的工作环境，有利于医护人员提升自我认同感，增强其对个体的积极认知（Milton & Westphal，2005），由此提出如下研究假设，

假设 2：团队积极情感基调与医护人员核心自我评价正相关。

核心自我评价常与目标承诺（goal commitment）、任务动机（task motivation）等动机概念联系在一起（Erez & Judge，2001）。而医护人员工作投入也是一个动机概念，反映了医护人员对于工作目标的努力与付出程度（高慧，李昌俊，郑涌；Rich，Lepine，& Crawford，2010）。因此，核心自我评价与医护人员工作投入首先在动机方面存在关联。其次，Judge 和 Hurst（2007）的研究发现，核心自我评价高的个体对工作要求的评价更为积极，能够有效应对各种工作要求，能够为工作角色投入更多可利用资源。类似研究也证明，当个体具有较高核心自我评价时，不仅会增进对组织的情感承诺，还会表现出心理授权和积极的组织公民行为（Chang，Ferris，Johnson，Rosen，& Tan，2012）。上述两项实证研究表明，核心自我评价还有可能为医护人员工作投入的提升提供资源准备。基于上述理论与实证证据，故提出

如下研究假设,

假设 3:核心自我评价与医护人员工作投入正相关。

团队积极情感基调从群体动力学角度,向医护人员传递了积极的情感信号,而核心自我评价则承担联结内外信息的纽带作用——从外部获取信息并且将接收到的快乐情感信息输入认知加工系统,产生认知层面的效能,从而促进医护人员表现出积极、完满的工作投入状态。因此,团队积极情感基调与核心自我评价对工作投入的影响并不是相互孤立的,而是存在着密切联系的——远端变量通过近端变量发生作用。有研究指出,团队积极情感基调能够带动个体对内部资源加以强化和重塑,对个体的情感和认知具有螺旋上升的推动作用(Walter & Bruch,2008)。Knight 和 Eisenkraft(2014)的元分析指出,团队积极情感会通过影响个体的自我同一性、人际吸引力进而提升其任务绩效。Barsade 和 O'Neill(2014)的纵向研究也表明,积极团队情感能够激发个体的积极反应,进而产生涟漪效应,对个体的工作和家庭生活都产生积极影响。需要注意的是,团队情感有可能通过团队效能感(Gibson,2003)、社会认知(van Knippenberg,Bode,& van Ginkel,2010)等其他中介变量作用于工作结果。在充分考虑其他可能存在的中介效应的前提下,我们认为核心自我评价会部分中介团队积极情感基调与医护人员工作投入的关系,故提出如下假设,

假设 4:核心自我评价在团队积极情感基调和医护人员工作投入关系间起到部分中介作用。

2.3 团队领导心理资本的下行传递效应

心理资本是以积极心理倾向为基础的概念,由效能感、希望、乐观和坚韧四要素构成,具有相对稳定性及可开发性特征(Luthans,Avolio,Avey,& Norman,2007)。具有高心理资本的团队领导很自信,在困难面前勇往直前,能够积极地评价外在环境,并能够在逆境中迅速复原(Walumbwa et al.,2010)。团队领导心理资本的作用机制,在于影响并控制团队资源和互动模

式。受下行传递效应的影响，领导者更容易成为团队学习的榜样。研究者认为，对于团队情绪和情感的掌控，是领导者胜任力模型当中最重要的一个组成部分（Barsade & Gibson，2012）。甚至有研究表明，领导者利用情绪智力操控团队工作过程，会引导团队朝着预期的积极情感状态方向发展（Côté & Hideg，2011）。Collins，Lawrence，Troth 和 Jordan（2013）指出，领导者积极特征的真实表露，是团队积极情感基调的来源。Sy 和 Choi（2013）的研究也发现，团队领导表现出的积极性，能够在团队中产生榜样作用，并通过将积极情感传递给下属医护人员，进而在团队中形成积极情感基调。故提出如下假设，

假设 5：团队领导心理资本与团队积极情感基调正相关。

特质激活理论认为，当个体的特质受到环境线索的启发，并与之相匹配时，才会被激活并充分表现出来（Tett & Burnett，2003）。相关研究表明，领导力的下行传递效应表现为领导力与个体行为同步性镜像互动。其中，团队领导心理资本与下属医护人员内隐特质的匹配程度，将最终影响医护人员的工作状态。当医护人员特质受领导特质的启发，并与之相匹配时，核心自我评价会得以充分输出。如果下属医护人员和领导者共性较低，一般来说两者情感上的联结较弱，下属医护人员会对领导力进行判断。如果团队领导心理资本不足以激活下属医护人员与工作投入相关联的人格特质，那么医护人员工作投入可能会有所降低。有关领导力"移入与调节"作用的研究表明，在领导功效认知高的环境中，个体核心自我评价与工作绩效相关更高。正是由于团队领导心理资本下行传递过程中所表现出的强化或干扰效应，才会使医护人员核心自我评价与工作投入的关系出现增强或弱化趋势，故提出如下假设，

假设 6：团队领导心理资本在医护人员核心自我评价与工作投入关系间起调节作用。当领导心理资本高时，核心自我评价对医护人员工作投入的积极影响力较强，反之则弱。

综上所述，研究采用跨层次的研究方法，考察团队情境中医护人员工作投入的生成模式，框架见图4.1。

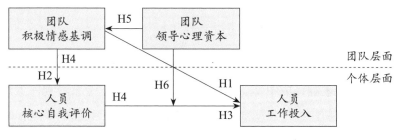

图 4.1 研究框架

3 研究方法

3.1 样本

2014 年 3 月，课题组在北京、上海、大连等地多家高新医药与生物技术企业工作团队进行了假设模型的预调查，并取得良好结果。2015 年 3 月，在获得课题负责人所在单位学术伦理委员会的批准之后，课题组采用问卷法在东北三省 6 家三甲级医院正式展开对医护群体的调查研究。在医院人力资源部门的大力配合下，这 6 家医院近 100 个医护团队的领导及其下属医护人员参与了此次调查。问卷设计分为两个版本：一个版本为领导版，用于测量医护团队领导（各科室主任或护士长）的心理资本；另一版本为医护人员版，用于测量相应下属医护人员感受到的积极团队情感、核心自我评价、工作投入。共 89 名团队领导和 516 名医护人员自愿参与此次调查。调查结束后，课题组首先对存在规律作答等问题的无效问卷进行筛选，之后利用课题组事先发放的隐性编码对领导版与医护人员版两个版本问卷进行配对。最终得到 65 组总计 458 份有效匹配的团队数据。人数最多的团队有 13 人，最少的有 5 人，平均每组有 7.05 名医护人员填答问卷。其中，男性 133 人，占 29%，女性 325 人，占 71%；受教育程度以本科为主，占 78.8%。

3.2　工具

运用 Brislin（1970）传统的翻译－回译程序，将研究中所涉及的所有英文版问卷或量表翻译成中文。首先，聘请两位语言学专家对测评工具进行翻译与回译。之后，由两位职业健康心理学家对测评工具的翻译进行二次检查，重点关注测评条目是否存在歧义，保证测评工具的表面效度。

团队积极情感基调　使用 Watson，Clark 和 Tellegen（1988）编制的正性情感量表（α=0.90）测量医护人员个体水平的积极情感。根据 George（1990）对于团队积极情感基调的定义，我们要求医护人员被试描述他们在与团队其他成员工作互动过程中所感受到的情感体验，包括"兴奋的""自豪的""热情的"等 10 个条目，采用 5 点评定，1="完全没有"到 5="非常强"。本研究取团队医护人员积极情感均值，作为团队积极情感基调的测量值。

核心自我评价　采用 Judge 等（2003）编制的核心自我评价量表，包括"总的来看，我对自己很满意"等 12 个条目。该量表采用 5 点计分，1="完全不同意"到 5="完全同意"，分数越高，核心自我评价越高。该量表的内部一致性系数 α=0.89。

工作投入　采用 Schaufeli 等（2002）编制的乌勒支工作投入量表（UWES）测量医护人员的工作投入。该量表分为活力、奉献和专注 3 个维度，包括"我可以一次连续工作很长时间"等 17 个条目。量表采用 7 点计分，0="从来没有"到 6="总是"，分数越高，工作投入水平越高。该量表的内部一致性系数 α=0.90。

领导心理资本　采用 Luthans，Avolio，Avey 和 Norman（2010）编制的心理资本量表修订版，用于测量下属医护人员感知到的领导心理资本状况，包括"面临工作中的困难，我们直属领导总是看到事情光明的一面"等 24 个条目。采用 1～5 点计分方式，1="完全不同意"到 5="完全同意"，分数越高，代表被试感知到的领导心理资本越高。该量表的内部一致性系数 α=0.89。

3.3 数据分析

团队积极情感基调是从个体层面聚合成团队层面的构念。$ICC(1)$、$ICC(2)$、Rwg 是判断个体数据聚合为团队概念是否可靠的常用指标。通过计算，$ICC(1)$ 和 $ICC(2)$ 分别为 0.30 和 0.69，高于 $ICC(1)>0.05$，$ICC(2)>0.5$ 的经验标准。Rwg 指标的平均数和中位数分别为 0.90 和 0.91，高于 0.7 的判断标准。不同团队对积极情感的感知存在显著的组间变异，$F(64, 393)=3.86$，$p<0.05$。因此，将积极情感聚合为团队积极情感基调是可行的。

4　结　　果

4.1 共同方法偏差检验

研究采用不同来源的评价法在程序上加以一定控制，积极情感、核心自我评价和工作投入等数据由医护人员自陈完成。运用 Harman 单因素检验，对共同方法变异严重程度进行诊断，结果发现没有单一因子被析出。分别构建 3 个结构方程模型进行比较，结果显示三因子模型拟合效果最好（$\chi^2/df=2.27$，$GFI=0.92$，$NFI=0.93$，$CFI=0.90$，$RMSEA=0.02$），研究中不存在严重的共同方法偏差。

4.2 描述性分析

表 4.1　描述性统计结果

变量	M	SD	1	2	3	4	5
第一层（个体层面）							
性别	1.66	0.37	—				

续表

变量	M	SD	1	2	3	4	5
学历	2.61	0.45	0.06	—			
积极情感	3.19	1.33	−0.01	0.19*	—		
核心自我评价	3.90	0.83	−0.08	0.08	0.68***	—	
工作投入	4.32	0.98	−0.06	0.04	0.71***	0.75***	—
第二层（团队层面）							
团队领导心理资本	3.99	0.76					

注：$*p<0.05$，$**p<0.01$，$***p<0.001$（下同）。

各变量的平均数、标准差、相关系数如表 4.1 所示。可以看出，人口学变量与核心自我评价及工作投入的相关均未达到显著水平，因此在多层线性模型分析中不再纳入这些控制变量。

4.3 假设检验

HLM 分析结果如表 4.2 所示，M_1 表明工作投入的组内方差（σ^2）与组间方差（γ_{00}）分别为 156.12 和 59.36，组间方差占总方差的 28%，大于 6% 的临界标准。根据中介效应检验步骤，首先，M_2 检验自变量 X_j 对因变量 Y_{ij} 的直接效应 c（γ_{01}^c=1.67，$p<0.001$），假设 1 得到验证。其次，M_3 检验自变量 X_j 对中介变量 M_{ij} 的直接效应 a（γ_{01}^a=0.58，$p<0.001$），假设 2 得到验证。再次，M_4 检验自变量 X_j 和中介变量 M_{ij} 同时对因变量 Y_{ij} 的作用效应 b 和 c'。医护人员核心自我评价的组内效应对工作投入具有正向作用（γ_{10}^b=1.89，$p<0.001$），医护人员核心自我评价的组间效应也对工作投入具有正向作用（γ_{02}=0.87，$p<0.001$），假设 3 得到验证；团队积极情感基调对医护人员工作投入的作用力下降（$\gamma_{01}^{c'}$=1.53，$p<0.001$），核心自我评价对团队积极情感基调与医护人员工作投入的跨层次中介效应成立，假设 4 得到验证。

针对层 2 的单层回归分析发现，团队领导心理资本显著影响团队积极情

表 4.2　HLM 分析结果：主效应和交互效应

模型	参数估计							
	γ_{00}	γ_{01}	γ_{02}	γ_{10}	γ_{11}	σ^2	τ_{00}	τ_{11}
M_1：零模型								
L_1：WE=β_0+r	59.36***					156.12	9.37***	
L_2：$\beta_0=\gamma_{00}+\mu_0$								
M_2：团队积极情感基调→工作投入								
L_1：WE=β_0+r	12.23*	1.67***				157.86	5.37***	
L_2：$\beta_0=\gamma_{00}+\gamma_{01}^{\ c}$（PGAT）+$\mu_0$								
M_3：团队积极情感基调→核心自我评价								
L_1：CSE=β_0+r	24.56***	0.58***				37.53	2.78***	
L_2：$\beta_0=\gamma_{00}+\gamma_{01}^{\ a}$（PGAT）+$\mu_0$								
M_4：团队积极情感基调、核心自我评价→工作投入								
L_1：WE=$\beta_0+\beta_1$（CSE）+r	−9.33	1.53***	0.86***	1.89***		114.57	5.87***	
L_2：WE=$\gamma_{00}+\gamma_{01}^{\ c'}$（PGAT）+$\gamma_{02}$（CSE）+$\mu_0$　　$\beta_1=\gamma_{10}^{\ b}+\mu_1$								
M_5：团队领导心理资本的调节效应								
L_1：WE=$\beta_0+\beta_1$（CSE）+r	61.39***	0.18		1.43***	0.16*	116.37	13.25***	0.31
L_2：$\beta_0=\gamma_{00}+\gamma_{01}$（LCAP）+$\mu_0$　　$\beta_1=\gamma_{10}+\gamma_{11}$（LCAP）+$\mu_1$								

注：WE 为工作投入，CSE 为核心自我评价，PGAT 为团队积极情感基调，LCAP 为团队领导心理资本。
层 1 数据组中心化，层 2 数据总中心化。

感基调（β=0.51，p<0.001），假设 5 得到验证。M_5 检验团队领导心理资本对医护人员核心自我评价与其工作投入的跨层调节效应（γ^{11}=0.16，p<0.05），并以高于均值一个标准差和低于均值一个标准差为基准，绘制了如图 4.2 所示的领导心理资本调节效应图。可以看出，团队领导心理资本较高，医护人员工作投入随着核心自我评价的增加而增强；而团队领导心理资本较低，医护人员核心自我评价对工作投入的影响变弱，假设 6 得到验证。

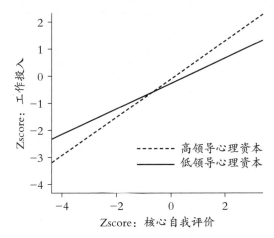

图 4.2　团队领导心理资本的调节效应图

5　讨　论

5.1　研究发现

研究检验了团队积极情感基调对医护人员工作投入的作用过程。研究发现，团队领导心理资本经过下行传递，能够影响团队积极情感基调的形成。而团队积极情感基调会产生涟漪效应，通过影响团队医护人员的核心自我评价，进而提升其工作投入水平。但是并非所有医护人员都会受益于团队积极情感基调，医护人员核心自我评价对工作投入的影响程度，又取决于医护人员对团队领导心理资本移入与调节的对应判断。如果团队领导心理资本较高，医护人员会以强烈的动机去学习效仿领导的思维模式和行为特点，加以创造性努力，从而提高工作投入水平。相反，如果团队领导心理资本较低，会阻碍医护人员自我实现的输出，即使医护人员具有较高核心自我评价，也很难表现出较高工作投入。

5.2 理论价值与实践意义

将工作场所积极情感的研究由个体层面拓展到团队层面，为团队积极情感基调的研究提供了来源于实证调查的证据。研究发现，团队积极情感基调的建立对于提升医护人员工作投入是至关重要的，从而证明了努力营造团队积极情感基调，不仅可以改善工作质量，同时也为医疗组织优化管理提供了有效途径。在将团队积极情感基调作为情境变量的基础上，未来研究可对团队积极情感基调的具体表现形式加以研究，考察团队激情、团队自豪感等具体情境变量及其作用结果，进一步揭示具体哪种积极情感对团队或是医护人员工作投入产生重要影响。

Collins，Lawrence，Troth 和 Jordan（2013）的研究指出，团队积极情感通常会带来团队层面的积极结果。在此基础上，我们的研究更进一步，跨层次检验了医护人员核心自我评价在团队积极情感基调与医护人员工作投入关系中的中介效应。研究结果表明，团队积极情感基调能够为医护人员提供积极的反馈，增强其对团队中自我身份的积极认同。正是医护人员核心自我评价的提升，激发了医护人员将团队积极情感基调转化为优秀工作表现的动力。此种转化过程说明，在对医护人员进行日常管理的过程中，应注意培养医护人员核心自我评价水平的提升，因为核心自我评价高的个体更乐于分享个人的积极感受，也容易注意到工作环境中的积极方面（Chang et al.，2012），从而取得更好传递团队积极情感基调的积极效果。

虽然已有研究证明，领导力可以通过下行传递影响医护人员的情感与行为（Mawritz et al.，2012），但却鲜有研究考察领导心理资本同团队积极情感基调的关系。Walter 和 Bruch（2008）在他们的理论性文章中指出，仁慈型领导有利于促进团队积极情感基调作用的发挥。与这项研究结论一致，我们的研究发现，领导心理资本对于团队积极情感基调的形成发挥着重要的作用。医护团队内有浓厚的集体主义倾向，医护人员认同团队领导的带头人作用，强调团队内的协调一致，通过引导医护领导构建持久的心理资本，并同其下属医护人员共享积极体验，有利于引导团队形成团结友爱、乐观互助的积极情感氛围。未来研究可以从纵向设计或实验角度，进一步探讨团队积极情感基调和领导心理资本的互惠作用，并明确两者的因果关系。

团队领导心理资本对医护人员核心自我评价与工作投入关系所起到的跨层次调节作用，同样值得深思。Collins 等（2013）发现，团队领导会通过有意或无意的表达方式，为医护人员的工作表现设立非正式规范。当领导的心理资本水平较低时，医护人员的消极表现也相对容易被接受；但是当领导心理资本水平较高时，医护人员的不良表现将不被接受，因为这种表现会对团队和谐造成不利影响（van Kleef，2014）。在集体主义价值观为主导的文化背景下，医护人员更倾向于遵守约定俗成的价值规范，例如，Chang 等（2012）的元分析发现集体主义文化背景下（如中国、韩国、日本等），医护人员的核心自我评价同工作满意感的关联性更强。与此类似，我们的研究结果也表明，解释领导心理资本下行传递过程时，应充分重视外部文化因素。

5.3 研究展望

（1）虽然研究课题组对医护工作团队进行了较为充分的调查与分析，但是随着科技的进步和信息通信技术的发展，工作团队的选择不单单局限于现实存在的工作团队，还存在于以电话、电子邮件等方式联合到一起的虚拟工作团队，而且这种形式的团队同样存在着围绕语言或文字线索展开的情绪传染问题，未来研究应加大对这一群体的取样力度。

（2）在研究方法方面，未能构建出有中介的调节模型或有调节的中介模型。未来如果能够采用纵向实验设计，考察积极情感在团队层面和个体层面的传递，会为研究结论的推广提供更有力的证据。

6 结　论

研究以不同科室的医护团队为测量单位，通过构建团队内积极情感人际传递的多层线性模型，探索了团队积极情感基调和领导心理资本对医护人员工作投入的下行传递效应。研究证明，积极情感在团队、医护人员多层面之间的传递对医护人员工作投入具有提升作用，医护人员核心自我评价在上述关系中发挥中介作用，领导心理资本是核心自我评价影响医护人员工作投入的边界条件。上述研究结果表明，团队积极情感基调，丰厚领导心理资本和高水平核心自我评价的有机结合，能够有效提升医护人员的工作投入，是高投入医护团队的典型特征。

参考文献

[1]　Aiken, L. S., & West, S. G. (1991). *Multiple regression: Testing and interpreting interactions. Newbury Park*, CA: Sage.

[2]　Avey, J. B., Luthans, F., & Youssef, C. M. (2010). The additive value of positive psychological capital in predicting work attitudes and behaviors. *Journal of Management*, 36, 430-452.

[3]　Bakker, A. B., Demerouti, E., & Sanz-Vergel, A. I. (2014). Burnout and work engagement: The JD-R approach. *Annual Review of Organizational Psychology and Organizational Behavior*, 1, 389-411.

[4]　Barsade, S. G. (2002). The ripple effect: Emotional contagion and its influence on group behavior. *Administrative Science Quarterly*, 47, 644-675.

[5]　Barsade, S. G., & Gibson, D. E. (2012). Group affect: Its influence on individual and group outcomes. *Current Directions in Psychological Science*, 21, 119-123.

[6]   Barsade, S. G., & Knight, A. P. (2015). Group affect. *Annual Review of Organizational Psychology and Organizational Behavior*, 2, 21-46.

[7]   Barsade, S. G., & O'Neill, O. A. (2014). What's love got to do with it? A longitudinal study of the culture of companionate love and employee and client outcomes in a long-term care setting. *Administrative Science Quarterly*, 59, 551-598.

[8]   Bledow, R., Schmitt, A., Frese, M., & Kühnel, J. (2011). The affective shift model of work engagement. *Journal of Applied Psychology*, 96, 1246-1257.

[9]   Brislin, R. W. (1970). Back-translation for cross-cultural research. Journal of Cross-Cultural Psychology, 1, 185-216.

[10]   Chang, C.-H., Ferris, D. L., Johnson, R. E., Rosen, C. C., & Tan, J. A. (2012). Core self-evaluations: A review and evaluation of the literature. *Journal of Management*, 38, 81-128.

[11]   Choi, S. B., Tran, T. B. H., & Park, B. I. (2015). Inclusive leadership and work engagement: Mediating roles of affective organizational commitment and creativity. *Social Behavior and Personality*: An international journal, 43, 931-943.

[12]   Christian, M. S., Garza, A. S., & Slaughter, J. E. (2011). Work engagement: A quantitative review and test of its relations with task and contextual performance. *Personnel Psychology*, 64, 89-136.

[13]   Collins, A. L., Jordan, P. J., Lawrence, S. A., & Troth, A. C. (2016). Positive affective tone and team performance: The moderating role of collective emotional skills. *Cognition and Emotion*, 30, 167-182.

[14]   Collins, A. L., Lawrence, S. A., Troth, A. C., & Jordan, P. J. (2013). Group affective tone: A review and future research directions. *Journal of Organizational Behavior*, 34, S43-S62.

[15]   Erez, A., & Judge, T. A. (2001). Relationship of core self-evaluations to goal setting, motivation, and performance. *Journal of Applied Psychology*, 86, 1270-1279.

[16]   Ferris, D. L., Rosen, C. R., Johnson, R. E., Brown, D. J., Risavy, S. D., & Heller, D. (2011). Approach or avoidance(or both?): Integrating core self-evaluations within an approach/ avoidance framework. *Personnel Psychology*, 64, 137-161.

[17]   Fredrickson, B. L. (2013). Positive emotions broaden and build. *Advances in Experimental Social Psychology*, 41, 1-53.

[18]　George, J. M. (1990). Personality, affect, and behavior in groups. *Journal of Applied Psychology*, 75, 107-116.

[19]　Gibson, C. B. (2003). The efficacy advantage: Factors related to the formation of group efficacy. *Journal of Applied Social Psychology*, 33, 2153-2186.

[20]　Ilies, R., Wagner, D. T., & Morgeson, F. P. (2007). Explaining affective linkages in teams: Individual differences in susceptibility to contagion and individualism-collectivism. *Journal of Applied Psychology*, 92, 1140-1148.

[21]　Judge, T. A., Erez, A., Bono, J. E., & Thoresen, C. J. (2003). The Core Self-evaluations Scale: Development of a measure. *Personnel Psychology*, 56, 303-331.

[22]　Judge, T. A., & Hurst, C. (2007). Capitalizing on one's advantages: Role of core self-evaluations. *Journal of Applied Psychology*, 92, 1212-1227.

[23]　Kacmar, K. M., Collins, B. J., Harris, K. J., & Judge, T. A. (2009). Core self-evaluations and job performance: The role of the perceived work environment. *Journal of Applied Psychology*, 94, 1572-1580.

[24]　Kahn, W. A. (1990). Psychological conditions of personal engagement and disengagement at work. *Academy of Management Journal*, 33, 692-724.

[25]　Knight, A. P., & Eisenkraft, N. (2015). Positive is usually good, negative is not always bad: The effects of group affect on social integration and task performance. *Journal of Applied Psychology*, 100, 1214-1227.

[26]　Liu, W. (2016). Effects of positive mood and job complexity on employee creativity and performance. *Social Behavior and Personality*: *An international journal*, 44, 865-880.

[27]　Luthans, F., Avolio, B. J., Avey, J. B., & Norman, S. M. (2007). Positive psychological capital: Measurement and relationship with performance and satisfaction. *Personnel Psychology*, 60, 541-572.

[28]　Mawritz, M. B., Mayer, D. M., Hoobler, J. M., Wayne, S. J., & Marinova, S. V. (2012). A trickle-down model of abusive supervision. *Personnel Psychology*, 65, 325-357.

[29]　Milton, L. P., & Westphal, J. D. (2005). Identity confirmation networks and cooperation in work groups. *Academy of Management Journal*, 48, 191-212.

[30]　Rich, B. L., Lepine, J. A., & Crawford, E. R. (2010). Job engagement: Antecedents and effects on job performance. *Academy of Management Journal*, 53, 617-635.

[31] Schaufeli, W. B., Salanova, M., González-romá, V., & Bakker, A. B. (2002). The measurement of engagement and burnout: A two sample confirmatory factor analytic approach. *Journal of Happiness Studies*, 3, 71-92.

[32] Swann, W. B., Jr., Rentfrow, P. J., & Guinn, J. S. (2003). Self-verification: The search for coherence. In M. R. Leary & J. P. Tangney (Eds.), *Handbook of self and identity* (pp.367-383). New York, NY: Guilford Press.

[33] Sy, T., & Choi, J. N. (2013). Contagious leaders and followers: Exploring multi-stage mood contagion in a leader activation and member propagation (LAMP) model. *Organizational Behavior and Human Decision Processes*, 122, 127-140.

[34] Tett, R. P., & Burnett, D. D. (2003). A personality trait-based interactionist model of job performance. *Journal of Applied Psychology*, 88, 500-517.

[35] van Kleef, G. A. (2014). Understanding the positive and negative effects of emotional expressions in organizations: EASI does it. *Human Relations*, 67, 1145-1164.

[36] van Knippenberg, D., Kooij-de Bode, H. J. M., & van Ginkel, W. P. (2010). The interactive effects of mood and trait negative affect in group decision making. *Organization Science*, 21, 731-744.

[37] Walter, F., & Bruch, H. (2008). The positive group affect spiral: A dynamic model of the emergence of positive affective similarity in work groups. *Journal of Organizational Behavior*, 29, 239-261.

[38] Watson, D., Clark, L. A., & Tellegen, A. (1988). Development and validation of brief measures of positive and negative affect: The PANAS Scales. *Journal of Personality and Social Psychology*, 54, 1063-1070.

[39] 冯珍，凌文轻．（2011）．情感劳动问题研究．中国人力资源开发（9），5-9.

[40] 高慧，李昌俊，郑涌．（2011）．医务人员人格因素、组织因素与工作投入的关系．环境与职业医学, 28（9），573-576.

[41] 李超平，孟慧，时勘．（2006）．变革型领导对组织公民行为的影响．心理科学，29，175-177.

[42] 黎建斌，聂衍刚．（2010）．核心自我评价研究的反思与展望．心理科学进展，18（12），1848-1857.

[43] 任皓，陈启山，温忠麟，叶宝娟，苗静宇．（2014）．领导职业支持对组织公民行

为的影响：心理资本的作用 . 心理科学（2），433-437.

[44] 任皓，温忠麟，陈启山，叶宝娟（2013）. 工作团队领导心理资本对成员组织公民行为的影响机制：多层次模型 . 心理学报，45（1），82-93.

[45] 王桢 .（2012）. 团队内工作投入的人际传导机制 . 心理科学进展，20（10），17-23.

[46] 张琳琳，DeJoy，李楠 .（2013）. 新生代员工核心自我评价与工作投入的关系：有调节的中介模型 . 软科学，27（4），111-115.

第五章 医患关系与医生工作投入：亲社会动机与问题解决反刍的作用

近年来，我国医患关系形势较为严峻，医疗纠纷、"医闹"，甚至暴力袭医伤医的恶性事件时有发生。维护医疗秩序、构建和谐医患关系是健康中国、平安中国建设的重要内容。中共中央、国务院高度重视维护医疗秩序、构建和谐医患关系工作。

医患关系不和谐，不仅严重危害医患双方的身心健康和生命安全，同时也损害医护人员的服务质量和医疗行业的声誉，甚至给社会带来恶劣影响。基于工作要求－资源模型，研究假设医生感知到的医患关系紧张负向预测其工作投入，医生的个体资源——亲社会动机和问题解决反刍在此过程中起中介作用。研究以 24 家医院 588 名医生为被试，进行了两轮问卷调查。结构方程模型和 Bootstrap 评估结果验证了研究假设，医生感知到的医患关系紧张与其工作投入显著负相关，二者之间关系通过链式中介过程得以实现。医患关系紧张首先损害了医生的亲社会动机，进而阻碍了其问题解决反刍，最终降低了工作投入。

1 引 言

2006 年，世界卫生组织的工作报告指出，医疗卫生人力资源面临着巨大的缺口。根据《2020 年我国卫生健康事业发展统计公报》，2020 年我国执业医师人数为 408.6 万人，但患者人数为 77.4 亿人次。在医疗卫生资源有限的客观条件下，为了满足人民群众不断增长的医疗需求，需要广大的医务工作者在工作中积极主动、甘于奉献，持续不断地为工作投入情感、认知和体力资源。Prins 等（2009）认为上述提及的医护人员所具有的素质，应划分到工作投入的概念范畴。作为一种工作相关的情感与动机状态，工作投入以活力、奉献和专注为主要表现特征，是从业者主观幸福感和工作绩效的重要指标。根据工作要求－资源模型，主观幸福感、工作绩效是工作资源与工作要求相互平衡的结果。虽然大量研究表明，任务多样性、工作重要性以及社会支持等工作资源是工作投入的最重要的驱动力（Bakker et al.，2014），但是工作要求对个体工作投入的潜在作用却没有得到应有的重视，仅有少量的几项研究对其加以探讨（e.g.，Boswell，Olson-Buchanan，& LePine，2004；Lepine，Podsakoff，& Lepine，2005；Crawford，Lepine，& Rich，2010）。我们目前对工作场所中工作要求与工作投入的关系及其作用机制知之甚少，尚需要深入的分析与理解。

国务院总理李克强对 2020 年中国医师节作出重要批示。批示指出："坚持以人民为中心，进一步推动卫生健康事业改革发展，进一步加强医务工作者队伍建设，进一步营造全社会尊医重卫的良好氛围。希望广大医务工作者秉承优良传统，勇攀医学高峰，不断提升医术水平和服务质量，为建设健康中国，更好维护和保障人民健康作出新贡献。"在此背景下，医护人员提高工作胜任力至关重要。过去很多研究从患者角度分析了不良医患关系对患者健康与治疗效果的危害（Lee & Lin，2010；Eveleigh et al.，2012），但鲜有研究关注医患关系中占主要地位的医生（Franks et al.，2006）。事实上，医患关系对医生的工作态度与工作行为带来的影响，是极为深远的（王陇德，2007）。针对上述问题，我们借助于工作要求－资源模型，检验医患关系对医生工作投入的影响。医生感知到的医患关系紧张是工作要求的具体表现形式之一，本研究希望通过探索医患关系对医生工作投入的影响，进一步提升医生的工作投入和改善医疗服务质量，并将医患关系紧张的不良影响降至最低。

此外，依据资源保存理论，人们在面临压力时会尽力保持、维护或获得资源，以避免资源的净流失（Hobfoll，1989，2011）。在此理论基础上，本研究检验了医生感知到的医患关系紧张是如何影响其工作投入的。具体而言，医患关系是社会关系的有机组成部分，人们在此过程中相互作用、相互影响。医生在与患者打交道的工作中，投入了相应的时间和精力，但医患关系紧张却使他们认为自己在工作中投入的资源没有获得预设的回报（Bakker，Schaufeli，Sixma，Bosveld，& Van Dierendonck，2000）。为了保存自身现有的资源，医生会采取保护措施防止个体资源的进一步流失。亲社会动机和问题解决反刍从心理层面反映了个体帮助他人的动机，以及对于工作的控制感（张喆，贾明，2016；郭素然，伍新春，2011）。研究将这两个变量划分到个体资源的概念范畴，认为医患关系紧张会引发个体资源的螺旋丧失，最终导致工作投入的降低。基于资源保存理论，个体的动机因素（亲社会动机）和认知因素（问题解决反刍）会联合起来，在医患关系对医生工作投入的作用过程中按顺序依次产生中介效应。

2 理论基础与研究假设

2.1 医生感知到的医患关系紧张与其工作投入

医患关系，指在医疗活动中以医务人员为一方，以患者及其家属为另一方建立的一种双向的特殊的人际关系，受社会、经济、文化、心理等多方面的影响（郑雄飞，2009）。虽然良好的医患关系是患者恢复健康的"一剂良药"（Eveleigh et al.，2012），但是医生也难免会遇到一些不遵守医嘱、提出过分要求、说谎、试图操控诊疗过程，甚至恶意挑起医疗纠纷的患者（Bakker et al.，2000；王沛，尹志慧，罗芯明，叶旭春，柏涌海，2018）。根据工作要求－资源模型，工作要求指那些与工作相关的需要耗费个体精力和资源的心理、物理、社会或组织等方面的要求（Bakker et al.，2014）。对于医生而言，帮助那些存在健康问题但又过于苛求的患者，构成了一种巨大的工作要求。Crawford 等（2010）将工作要求分为两类：挑战性工作要求和阻碍性工作要求。挑战性工作要求对个体的工作结果有积极的促进作用，而阻碍性工作要求却不利于个体的成长和工作目标的实现。医生感知到的医患关系紧张经常与患者的不良情绪、焦虑和抱怨结伴而行，医生会为此感到情感枯竭、精力耗尽以及挫败感（Hahn，Thompson，Wills，Stern，& Budner，1994）。如此劳神费力的医患关系，是阻碍性工作要求的具体表现，不但会干扰医生的正常诊疗，还会给医生带来巨大的工作压力（He & Qian，2016；Wu et al.，2013）。Crawford 等（2010）针对 46 项研究的元分析发现，阻碍性工作要求同工作投入负相关。类似地，Kahn（1990）也提出充满压力的工作环境会阻碍个体在工作中的精力投入，从而拉低其工作投入水平。据此，我们提出如下假设，

假设 1：医生感知到的医患关系紧张与其工作投入负相关。

2.2 医生感知到的医患关系紧张与亲社会动机

亲社会动机，反映了个体试图通过自己的工作以保护和提升他人幸福感的欲望。从业者在与顾客、客户或患者打交道过程中所建立的人际关系质量，对亲社会动机的形成起着至关重要的作用（Grant，2007）。举例来说，医生在与患者建立诊疗关系的过程中，通常试图同时达成两个目标：工作任务相关的目标和自我相关的目标（Wang et al.，2013）。工作任务相关的目标指医生联合患者共同解决患者的健康问题，而自我相关的目标指医生的诊疗工作换得患者对医生的积极肯定（杨博宇，陈俊龙，2016）。如果对两个目标加以通盘考虑，那么医生感知到的医患关系紧张对医生而言，就意味着工作目标的失败。一方面，医生感知到的医患关系紧张通常代表患者对医生的诊疗效果不满意，这与医生治病救人的工作目标背道而驰。例如，He（2014）的研究发现，患者的抱怨会降低医生对患者的积极影响，许多医生甚至会采取防御性措施避免来自患者的威胁。另一方面，医生面对难以相处的患者，很难从工作中获得价值感以及被尊重的感觉。付出与收获之间的失衡，会侵蚀医生对患者的情感承诺（Bakker et al.，2000；Wu et al.，2013）。Grant，Dutton 和 Rosso（2008）在其综述性研究中指出，从业者对服务对象

的积极影响与情感承诺，是亲社会动机表层概念下潜在的两种心理状态，对亲社会动机起到支撑作用。鉴于此，我们认为，医生在与患者交往过程中感知到的医患关系紧张，会迫使其不得不减少为实现工作目标所投入的资源和所做出的努力，故而提出如下假设，

假设 2：医生感知到的医患关系紧张与其亲社会动机负相关。

2.3 亲社会动机与问题解决反刍

问题解决反刍是一种与工作相关的思维反刍，反映了个体利用业余时间在头脑中反思并检查先前工作中存在的问题，以寻找解决工作问题及改善工作效果的办法（Cropley & Zijlstra，2011）。个体会采取不同的认知策略来解决他们在工作中遇到的相关问题，而问题解决反刍更具有目标指向性。根据 Grant 等（2008）的研究，个体为工作投入时间和精力的主观意愿会影响其工作目标的实现，而亲社会动机反映的正是个体借助工作来实现帮助他人这一终极目标的心理状态（高日光，李胜兰，2015）。这也就意味着，亲社会动机可能会引发个体的问题解决反刍，从而更好地完成工作目标。有研究指出，亲社会动机会促使个体坚持完成工作任务，并为了帮助他人而付出额外的努力（Gagné & Deci，2005）。具有亲社会动机的个体更倾向于把工作当作实现助人为乐这一目标的有效途径，通常会在下班后对工作进行查缺补漏，反思工作中存在的问题，寻求完成工作任务的最佳办法（Cropley，Rydstedt，Devereux，& Middleton，2015；李阳，白新文，2015）。基于此，我们预测亲社会动机可能会伴随着问题解决反刍的提升，提出如下假设，

假设 3：医生的亲社会动机与其问题解决反刍正相关。

正如 Deci，Koestner 和 Ryan（1999）在自我决定理论中提及的，个体更乐于成为自己行为的主人，而非他人意愿的俘虏。由于医生感知到的医患关系紧张会阻碍其工作目标的实现，这种不愉快的工作经历会降低医生对患者的影响与承诺，这使得医生在帮助患者的过程中自主支持性急剧下降。根据资源保存理论（Hobfoll，1989），当人们在助人过程中无法找寻到

快乐的感觉时，会采取相应措施防止资源的进一步流失（Gebauer，Riketta，Broemer，& Maio，2008）。因为"不得不帮助他人"的感受会给个体带来压力感和资源剥夺感，所以这种不受内在控制的亲社会动机不会持续很久（Grant et al.，2008）。相应地，在亲社会动机缺失的情况下，个体会降低其在工作中的努力程度，并将以放弃问题解决反刍为代价。据此，我们提出如下假设，

假设 4：医生感知到的医患关系紧张对其问题解决反刍的影响，通过亲社会动机的中介作用得以实现。

2.4 问题解决反刍与工作投入

虽然为数不少的研究都证实了工作相关的思维反刍不利于个体的身心恢复，但是当人们在下班后采取有效的认知策略去解决工作相关的问题时，却可能带来多方面的积极影响（Cropley & Zijlstra，2011）。首先，问题解决反刍和工作动机密切相关。人们之所以选择在业余时间思考工作相关问题，是因为他们喜爱自己的工作并能够从工作中获得乐趣，这种积极的体验会帮助个体克服工作中面临的困难（Cropley & Zijlstra，2011；Vujcic，Oerlemans，& Bakker，2017）。其次，问题解决反刍是个体为解决未完成的工作难题所做出的尝试。通过对工作任务的持续思考，个体有可能会寻找到解决问题的最佳答案，有利于工作目标的达成（Cropley & Zijlstra，2011）。再次，问题解决反刍降低了个体在处理工作相关事宜时的不确定性，满足了个体认知闭合的需要。举例而言，虽然对工作任务的思考使个体的认知处于高度唤醒状态（Brosschot，Gerin，& Thayer，2006），但是一旦个体通过问题解决反刍寻找到了答案或制订出了详细的计划，那么原有的紧张状态就能够得到彻底放松，个体的思绪也可以从工作中得以脱离，因此，个体的身心可以在休息时间得到充分复原（Masicampo & Baumeister，2011）。基于上述论据，我们认为，问题解决反刍能够为医生后续的工作投入提供必要的资源储备，提出如下假设，

假设 5：医生的问题解决反刍与其工作投入正相关。

由于具有亲社会动机的个体非常关注他人的福祉（Meglino & Korsgaard，2004），他们会时常对工作任务加以思考，以寻求有效的工作办法来为他人排忧解难（Cropley et al.，2015；De Dreu，Weingart， & Kwon，2000）。个体在问题解决反刍的过程中，为了实现帮助他人的目的，会为工作全力倾注时间和精力。由亲社会动机引发的问题解决反刍，可能会大大提高医生在工作中表现出的活力、奉献与专注程度，从而表现出较高的工作投入水平。基于上述逻辑，我们提出如下假设，

假设 6：亲社会动机对医生工作投入的影响，通过问题解决反刍的中介作用得以实现。

3　研究方法

3.1　被试选择与调查过程

2017 年，课题组运用"滚雪球"的抽样方法，在黑龙江省、山东省和河南省的 24 家公立医院征集被试。在获得课题组负责人所在单位学术伦理委员会的批准之后，课题组首先利用近年来在医护群体当中建立的合作关系，向公立医院的 400 名执业医生发放调查邀请函，向其承诺调查的匿名性，并请其签署知情同意书。之所以选择公立医院的医生作为研究对象，是因为公立医院在我国医疗服务体系中占有主导地位，公立医院中存在的医患关系问题较为普遍且具有代表性。随后，我们要求同意参加调研的被试，继续利用其自身的人际关系网络向同事转发此次调查问卷。最终，我们共征得了 800 名医生的支持与参与。

由于医患关系问题较为敏感，来自患者的潜在威胁可能使得部分医生不愿将医患关系问题与工作结果联系到一起。为了降低医生被试的顾虑并获得相对客观的调研结果，我们进行了两轮问卷调查，并将医患关系与其他相

关变量分开测评。在第一轮测评中，被试填写性别、年龄、婚姻状况等人口学信息，并对感知到的医患关系进行作答。为了尽量避免被试的流失，第二轮测评与第一轮测评间隔时间较短。一个月后，所有被试受邀参加第二轮测评，此次测评主要测量被试的亲社会动机、问题解决反刍和工作投入。为了使两次测评数据能够相互匹配，我们要求被试在每次测评时都在问卷的右上角标注特殊编码（母亲的姓氏＋生日），问卷填答完毕后直接装入提前准备好的信封返还课题组。如果被试没有按时完成第一轮测评，那么他们将不再有机会参与后续研究。为了鼓励被试的参与，在测评结束之后，课题组向每位被试提供两本职业健康心理学相关书籍，以表谢意。

在所有参加调研的医生被试中，有 730 人完成了第一轮测评，610 人完成了第二轮测评。整合前后两轮测评，共形成了 610 对相互匹配的调查数据。其中，有 22 对数据因为大面积漏填而当作无效数据处理。最终，研究获得了 588 份有效问卷，用于后续数据分析与处理。在有效的被试群体中，女性（62.5%）和已婚（84.6%）的医生占多数，其平均年龄为 39 岁。

3.2　测评工具

运用 Brislin（1970）传统的翻译－回译程序，将研究中所涉及的所有英文版问卷或量表翻译成中文。首先，聘请两位精通英语和汉语的语言学者对测评工具进行翻译与回译。之后，由两位职业健康心理学教授对测评工具的翻译进行二次检查，重点关注测评条目是否存在歧义，保证测评工具的表面效度。

医患关系　采用 Hahn（2001）编制的 10 个条目的医患关系问卷，测量医生感知到的医患关系紧张。其中，"是否有患者令您感到沮丧"等 5 个条目用于测评医生的主观感受；"是否有患者想要控制您对于疾病的诊疗决策"等 4 个条目用于测评医生对患者行为的评价；"您是否会被患者含糊的抱怨和诉苦弄得很沮丧"这 1 个条目将医生对患者的反应以及患者自身的行为表现相结合，用于测评医患关系的具体表征。被试对问卷的作答采用 5 点计分法（1="从不"到5="总是"）。根据 Hahn（2001）对医患关系的操作化定义，医生的主观感受、医生对患者行为的评价以及医患关系的具体表征，反映了医生对医患关系紧张的感知程度。总体得分越高，医患关系越差。本研究中该问卷的内部一致性系数 $\alpha=0.75$。

亲社会动机 采用 Grant 和 Sumanth（2009）编制的量表测量医生的亲社会动机，包括"能有机会通过我的能力使他人受益，对我来说是重要的"等5个条目。其中，"他人"指从医生的工作中受益的人。量表采用5点计分（1="非常不同意"到5="非常同意"）。得分越高，代表被试亲社会动机越强。本研究中该问卷的内部一致性系数 $\alpha=0.84$。

问题解决反刍 采用 Cropley，Michalianou，Pravettoni 和 Millward（2012）编制的工作反刍量表测量医生的问题解决反刍，包括"空闲时我能想到解决工作相关问题的办法"等5个条目。被试对量表的作答采用5点计分法（1="从不"到5="总是"）。得分越高，代表被试问题解决反刍越多。本研究中该问卷的内部一致性系数 $\alpha=0.81$。

工作投入 采用 Schaufeli 等（2002）编制的乌勒支工作投入量表测量医生的工作投入。该量表分为活力、奉献和专注3个维度，包括"我可以一次连续工作很长时间"等17个条目。量表采用7点计分（0="从来没有"到6="总是"）。得分越高，代表被试工作投入越高。本研究中该问卷的内部一致性系数 $\alpha=0.93$。

3.3 数据分析

首先利用 SPSS20.0 进行数据的描述性分析和相关分析。之后利用 AMOS21.0 和 Mplus7.0 进行验证性因素分析（confirmatory factor analyses，CFA），并构建结构方程模型（structural equation modeling，SEM）验证上述研究假设。

4　研究结果

4.1 初步分析

表 5.1 呈现了各主变量的平均数、标准差及变量间的相关系数，结果显示：医生感知到的医患关系紧张与工作投入显著负相关（$r=-0.32$，$p<0.01$），与亲社会动机显著负相关（$r=-0.30$，$p<0.001$）。研究还发现，亲社会动机与问题解决反刍显著正相关（$r=0.23$，$p<0.01$），问题解决反刍与工作投入显著正相关（$r=0.41$，$p<0.01$）。

表 5.1　主变量的平均数、标准差及变量间的相关系数

变量	M	SD	1	2	3	4
医生感知到的医患关系紧张	27.32	4.96	1			
亲社会动机	20.32	4.04	-0.30^{**}	1		
问题解决反刍	15.00	3.49	-0.74^{***}	0.23^{**}	1	
工作投入	53.02	19.01	-0.32^{**}	0.41^{**}	0.41^{**}	1

注：$N=588$，$^{**}p<0.01$，$^{***}p<0.001$。

4.2 测量模型检验

由于医生感知到的医患关系紧张、工作投入、亲社会动机和问题解决反刍都是通过被试自陈获得，研究使用验证性因子分析检验变量之间的区分效度，并分析数据与模型的匹配程度。研究结果表明：四因子模型与数据拟合效果良好（$\chi^2/df=4.32$，$CFI=0.91$，$TLI=0.90$，$RMSEA=0.07$）。此后，将四因子模型与三因子、二因子和单因子模型进行比对：在三因子模型中，将医生感知到的医患关系紧张与问题解决反刍合并为一个因子；在二因子模型中，将亲社会动机、问题解决反刍和工作投入合并为一个因子；在单因子模

型中，所有测量条目合并为一个因子。验证性因素分析结果表明：四因子模型优于三因子模型（$\Delta\chi^2(3)=359.98$，$p<0.01$），优于二因子模型（$\Delta\chi^2(4)=602.80$，$p<0.01$），也优于单因子模型（$\Delta\chi^2(8)=2139.56$，$p<0.01$）。这进一步验证了本研究不存在严重的共同方法偏差问题。

4.3 结构模型检验

采用结构方程模型，检验亲社会动机、问题解决反刍在医生感知到的医患关系紧张与工作投入之间的链式中介效应。我们对假设模型与其他4个竞争模型进行了比对：第一个竞争模型是完全中介模型（不包括医生感知到的医患关系紧张到工作投入的直接路径）；第二个竞争模型是部分中介模型（在假设模型的基础上增加了医生感知到的医患关系紧张到问题解决反刍路径）；第三个竞争模型也是部分中介模型（在假设模型的基础上增加了亲社会动机到工作投入路径）；第四个竞争模型是反向模型（置换了医生感知到的医患关系紧张与工作投入的先后位置）。表5.2的研究结果显示：假设的链式中介模型与数据拟合效果最好（$\chi^2/df=4.54$，$CFI=0.92$，$TLI=0.94$，$SRMR=0.08$，$RMSEA=0.08$）。因此，我们将假设模型确定为最终的结构模型。随后，研究检验了结构方程模型中医生感知到的医患关系紧张、亲社会动机、问题解决反刍和工作投入之间的关系。表5.3呈现的研究结果支持了假设1、2、3和5，所有路径的估计值都显著且与预测的作用方向相一致。

表5.2 假设模型与竞争模型的拟合指数

模型	χ^2/df	TLI	CFI	$RMSEA$	$SRMR$
假设模型	4.54	0.94	0.92	0.08	0.08
完全中介模型	5.32	0.91	0.92	0.09	0.12
部分中介模型（I）	5.13	0.92	0.90	0.10	0.10
部分中介模型（II）	5.85	0.92	0.89	0.12	0.09
反向模型	6.81	0.86	0.81	0.11	0.16

注：$N=588$。

表 5.3　直接路径的估计值及置信区间

	估计值	*t*	95%CI
医患关系→ 工作投入	−0.31	−6.150**	−0.404 ～ −0.208
医患关系→ 亲社会动机	−0.31	−4.990**	−0.430 ～ −0.190
亲社会动机→ 问题解决反刍	0.34	5.117**	0.211 ～ 0.472
问题解决反刍→工作投入	0.53	9.857**	0.414 ～ 0.623

注：*N*=588，**p<0.01。

　　利用 Mplus 7.0（Muthén & Muthén，2012），采用偏差校正的非参数百分位 Bootstrap 方法进行中介效应的检验，研究共重复抽样 2000 次。结合图 5.1 呈现的路径系数，医生感知到的医患关系紧张通过亲社会动机，对问题解决反刍的中介效应大小为 −0.31×0.34=−0.11，其 95% 的置信区间为 [−0.21，−0.07]，置信区间内不包含 0，支持了假设 4。亲社会动机通过问题解决反刍，对工作投入的中介效应大小为 0.34×0.53=0.18，其 95% 的置信

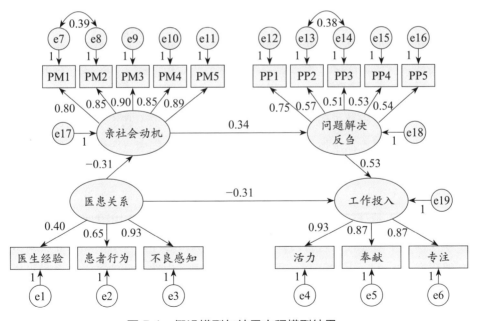

图 5.1　假设模型与结果方程模型结果

区间为 [0.80，2.45]，置信区间内不包含 0，支持了假设 6。总体看，医生感知到的医患关系紧张通过亲社会动机、问题解决反刍对工作投入的中介效应大小为 −0.31×0.34×0.53=−0.056，其 95% 的置信区间为 [−1.15，−0.29]，置信区间内不包含 0，说明亲社会动机和问题解决反刍的链式中介效应成立。

5 讨 论

研究发现了医生感知到的医患关系紧张对其工作投入具有直接的、显著的负向影响。中介作用机制检验进一步验证了研究设想，医生感知到的医患关系紧张还通过亲社会动机和问题解决反刍的链式中介效应对工作投入发挥作用。

5.1 理论贡献

（1）遵循 Crawford 等（2010）的建议，我们在广义上将工作要求分为挑战性和阻碍性两种，并在此视角下探讨医生感知到的医患关系紧张与工作投入的关系，这拓展了工作要求 − 资源模型的应用范畴。医生感知到的医患关系紧张与工作投入之所以存在显性负向关系，是因为医生感知到的医患关系紧张是一种阻碍性工作要求，这种类型的工作要求不利于个体成长并阻碍工作目标的实现。在个体采取目标导向性行动的过程中，医生感知到的医患关系紧张通常伴随着高水平的压力感受，这使得医生很难从工作中获得积极的体验与感受，这与工作投入过程中表现出的活力、奉献与专注等积极的工作效果背道而驰（Schaufeli et al.，2002）。纵观以往对于阻碍性工作要求与工作投入关系的探讨，只有为数不多的几项从角色冲突、角色过载等角度出发的研究（Rothbard，2001），我们的研究发现医生感知到的医患关系紧张导致了工作投入水平的降低，该结果丰富了现有阻碍性工作要求与工作投入关系研究。尤为关键的是，在工作要求 − 资源模型的框架下进行工作要求与工作投入的关系探讨时，应充分考虑工作要求的类型区分。

（2）本研究通过详细解读医生感知到的医患关系紧张如何损害医生的工作投入，加深了对医患关系作用过程的理解。以资源保存理论为解释框架，研究将亲社会动机和问题解决反刍作为中介变量整合到医患关系－工作投入模型中。具体而言，当医生面对不良医患关系时，他们会尽可能寻求办法将自身的资源损耗降至最低。他们首先会在行为上产生退缩并降低帮助他人的动机，随后，可能采用更为消极的认知策略来处理工作相关问题。亲社会动机和问题解决反刍的降低，是个体防止资源进一步丧失所采取的自我保护策略，最终带来的是个体在工作中努力程度的降低。简言之，医生感知到的医患关系紧张作为阻碍性工作要求，损害了医生对于工作的积极动机和认知，进而拉低了其工作投入的水平。上述的资源循环丧失过程与资源保存理论的第二条原则相互符合。虽然先前的一些研究已经证明了个体压力水平的上升在工作要求与不良工作结果之间起中介作用（Crawford et al.，2010），但本研究在此基础上更进一步，证明了阻碍性工作要求通过个体的资源保存负向影响工作相关结果。上述研究发现从资源保存理论的视角丰富了人们对于个体资源、工作要求与工作结果之间关系的理解与认知。

5.2 实践意义

本研究同样具有重要的现实意义。正如先前所提及的，医生群体是一个特殊的职业群体，他们在工作中面临着低社会支持、高工作负荷、诊疗危重患者等各种各样的工作要求（Bakker et al.，2000），一些医生在工作面前慢慢丧失了活力、奉献与专注。未来工作设计应该致力于医患关系的重建：一方面要对医生在工作中的付出进行积极的反馈，使医生意识到他们的工作是被患者认可与欣赏的；另一方面，要为医生提供良好的、安全的诊疗环境，使他们有足够的时间与患者进行交流互动。这对良好医患关系的构建是极其重要的，也是未来医疗服务工作和医疗体制改革的发展方向。

此外，医生感知到的医患关系紧张降低了医生的亲社会动机和问题解决反刍，使得他们在工作中缺乏主动性，这从侧面反映了个体资源对于医生工作投入的重要性（何成森，2015）。为了使医生能够意识到这个问题，组织应当适当向医生提供心理培训，提升他们在工作中的自我认同感，并培养他们对患者的共情（Grant & Gino，2010）。这样，即使在硬件医疗资源不足的情况下，医生仍然可以运用自己强大的内心资源灵活地解决工作问题，用他们对工作的投入与付出阻断不良医患关系的恶性循环。

5.3 研究与展望

（1）研究中所使用的变量都是通过被试自陈获得，这使得研究结果可能受到共同方法偏差的影响。但 Spector（2006）认为，在感知、情感或认知结构的研究中较少存在共同方法偏差，而我们研究中所测量的变量都属于感知类型的。为了降低共同方法偏差的影响，我们在数据收集的过程中遵循 Podsakoff 等（2003）的建议，尽量对被试保证调查的匿名性，并在研究中尽可能详尽地描述每一个研究变量。

（2）虽然我们将医生感知到的医患关系紧张与工作投入间隔一段时间后分开测量，但是从研究设计上看，本研究依旧属于横断面研究，因此无法确立医生感知到的医患关系紧张与工作投入的因果关系。反过来看，医生工作投入低也可能引起医患关系的恶化。举例来说，医生因为无法妥善处理与患者的关系会导致其工作投入的降低，而患者又可能因为无法得到优质的医疗服务而对医生产生敌意，从而使医患双方同时陷入恶性循环。也就是说，医生的工作投入不但是不良医患关系的作用结果，同时又可能是医患关系不良的前因变量。为了消除这种疑虑，本研究同时检验了两变量的反向模型，确定了医生感知到的医患关系不良对于医生工作投入的影响更大。未来研究可以采用实验室设计进一步验证上述研究结论。

（3）被试的选择也可能影响研究结果。因为本研究的目的在于检验医疗服务行业内医生感知到的医患关系紧张所带来的恶性结果，所以采用滚雪球式的方便抽样是可行的。但是，如果未来研究在样本的选取上能够进一步拓展，例如，从医生和患者两方面收集医患关系配对数据，将会使研究模型更加完善。

6 结　论

基于工作要求－资源模型和资源保存理论，本研究探讨了医生感知到的医患关系与工作投入的关系，并分析了亲社会动机和问题解决反刍的中介作用。上述研究结果强调了个体资源对于改善医生工作投入的重要意义，这为如何将不良医患关系的影响降至最低，以及如何将医生的工作绩效和主观幸福感水平最大化，提供了合理化建议。

参考文献

[1]　Bakker, A. B., Demerouti, E., & Isabel Sanz-Vergel, A.(2014). Burnout and work engagement: The JD-R approach. *Annual Review of Organizational Psychology and Organizational Behavior*, 1, 389-411.

[2]　Bakker, A. B., Schaufeli, W. B., Sixma, H. J., Bosveld, W., & Van Dierendonck, D.(2000). Patient demands, lack of reciprocity, and burnout: A five-year longitudinal study among general practitioners. *Journal of Organizational Behavior*, 21, 425-441.

[3]　Bazerman, M. H., Tenbrunsel, A. E., & Wade-Benzoni, K.(1998). Negotiating with yourself and losing: Making decisions with competing internal preferences. *Academy of Management Review*, 23, 225-241.

[4]　Boswell, W. R., Olson-Buchanan, J. B., & LePine, M. A. (2004). Relations between stress and work outcomes: The role of felt challenge, job control, and psychological strain. *Journal of Vocational Behavior*, 64, 165-181.

[5]　Brislin, R. W. (1970). Back-translation for cross-cultural research. *Journal of Cross-Cultural Psychology*, 1, 185-216.

[6] Brosschot, J. F., Gerin, W., & Thayer, J. F. (2006). The perseverative cognition hypothesis: A review of worry, prolonged stress-related physiological activation, and health. *Journal of Psychosomatic Research*, 60, 113-124.

[7] Christian, M. S., Garza, A. S., & Slaughter, J. E. (2011). Work engagement: A quantitative review and test of its relations with task and contextual performance. *Personnel Psychology*, 64, 89-136.

[8] Crawford, E. R., Lepine, J. A., & Rich, B. L. (2010). Linking job demands and resources to employee engagement and burnout: a theoretical extension and meta-analytic test. *The Journal of Applied Psychology*, 95, 834-848.

[9] Cropley, M., Michalianou, G., Pravettoni, G., & Millward, L. J. (2012). The relation of post-work ruminative thinking with eating behaviour. *Stress and Health*, 28, 23-30.

[10] Cropley, M., Rydstedt, L. W., Devereux, J. J., & Middleton, B.(2015). The relationship between work-related rumination and evening and morning salivary cortisol secretion. *Stress and Health*, 31, 150-157.

[11] Cropley, M., & Zijlstra, F. R. H. (2011). Work and rumination. In J. Langan-Fox & C. Cooper(Eds.), *Handbook of stress in the occupations* (pp.487-502). Northampton, MA: Edward Elgar.

[12] De Dreu, C. K., Weingart, L. R., & Kwon, S. (2000). Influence of social motives on integrative negotiation: A meta-analytic review and test of two theories. *Journal of Personality and Social Psychology*, 78, 889-905.

[13] Deci, E. L., Koestner, R., & Ryan, R. M. (1999). A meta-analytic review of experiments examining the effects of extrinsic rewards on intrinsic motivation. *Psychological Bulletin*, 125, 627-668.

[14] Emanuel, E. J., & Emanuel, L. L. (1992). Four models of the physician-patient relationship. *JAMA*, 267, 2221-2226.

[15] Eveleigh, R. M., Muskens, E., van Ravesteijn, H., van Dijk, I., van Rijswijk, E., & Lucassen, P. (2012). An overview of 19 instruments assessing the doctor–patient relationship: Different models or concepts are used. *Journal of Clinical Epidemiology*, 65, 10-15.

[16] Franks, P., Jerant, A. F., Fiscella, K., Shields, C. G., Tancredi, D. J., & Epstein, R. M. (2006). Studying physician effects on patient outcomes: physician interactional style and

performance on quality of care indicators. *Social Science & Medicine*, 62, 422-432.

[17] Gagné, M., & Deci, E. L. (2005). Self-determination theory and work motivation. *Journal of Organizational Behavior*, 26, 331-362.

[18] Gebauer, J. E., Riketta, M., Broemer, P., & Maio, G. R. (2008). Pleasure and pressure based prosocial motivation: Divergent relations to subjective well-being. *Journal of Research in Personality*, 42, 399-420.

[19] Grant, A. M. (2007). Relational job design and the motivation to make a prosocial difference. *Academy of Management Review*, 32, 393-417.

[20] Grant, A. M., Dutton, J. E., & Rosso, B. D. (2008). Giving commitment: Employee support programs and the prosocial sensemaking process. *Academy of Management Journal*, 51, 898-918.

[21] Grant, A. M., & Gino, F. (2010). A little thanks goes a long way: Explaining why gratitude expressions motivate prosocial behavior. *Journal of Personality and Social Psychology*, 98, 946-955.

[22] Grant, A. M., & Sumanth, J. J. (2009). Mission possible? The performance of prosocially motivated employees depends on manager trustworthiness. *The Journal of Applied Psychology*, 94, 927-944.

[23] Hahn, S. R. (2001). Physical symptoms and physician-experienced difficulty in the physician–patient relationship. *Annals of Internal Medicine*, 134, 897-904.

[24] Hahn, S. R., Thompson, K. S., Wills, T. A., Stern, V., & Budner, N. S. (1994). The difficult doctor-patient relationship: Somatization, personality and psychopathology. *Journal of Clinical Epidemiology*, 47, 647-657.

[25] He, A. J. (2014). The doctor-patient relationship, defensive medicine and overprescription in Chinese public hospitals: Evidence from a cross-sectional survey in Shenzhen city. *Social Science & Medicine*, 123, 64-71.

[26] He, A. J., & Qian, J. (2016). Explaining medical disputes in Chinese public hospitals: The doctor-patient relationship and its implications for health policy reforms. *Health Economics Policy and Law*, 11, 359-378.

[27] Hobfoll, S. E. (1989). Conservation of resources: A new attempt at conceptualizing stress. *American Psychologist*, 44, 513-524.

[28] Hobfoll, S. E. (2011). Conservation of resource caravans and engaged settings. *Journal of Occupational and Organizational Psychology*, 84, 116-122.

[29] Kaba, R., & Sooriakumaran, P. (2007). The evolution of the doctor-patient relationship. *International Journal of Surgery*, 5, 57-65.

[30] Kahn, W. A. (1990). Psychological conditions of personal engagement and disengagement at work. *Academy of Management Journal*, 33, 692-724.

[31] Lee, Y.-Y., & Lin, J. L. (2010). Do patient autonomy preferences matter? Linking patient-centered care to patient-physician relationships and health outcomes. *Social Science & Medicine*, 71, 1811-1818.

[32] Lepine, J. A., Podsakoff, N. P., & Lepine, M. A. (2005). A meta-analytic test of the challenge stressor–hindrance stressor framework: An explanation for inconsistent relationships among stressors and performance. *Academy of Management Journal*, 48, 764-775.

[33] Masicampo, E. J., & Baumeister, R. F. (2011). Consider it done! Plan making can eliminate the cognitive effects of unfulfilled goals. *Journal of Personality and Social Psychology*, 101, 667-683.

[34] Meglino, B. M., & Korsgaard, A. (2004). Considering rational self-interest as a disposition: Organizational implications of other orientation. *The Journal of Applied Psychology*, 89, 946-959.

[35] Muthén, L. K., & Muthén, B. O. (2012). *Mplus Version 7 user's guide*. Los Angeles, CA: Muthén & Muthén.

[36] Podsakoff, P. M., MacKenzie, S. B., Lee, J.-Y., & Podsakoff, N. P. (2003). Common method biases in behavioral research: A critical review of the literature and recommended remedies. *The Journal of Applied Psychology*, 88, 879-903.

[37] Prins, J. T., Fm, V. D. H., Hoekstra-Weebers, J. E., Bakker, A. B., Hb, V. D. W., & Jacobs, B., & Gazendam-Donofrio S. M. (2009). Burnout, engagement and resident physicians' self-reported errors. *Psychology Health & Medicine*, 14, 654-666.

[38] Rothbard, N. P.(2001). Enriching or Depleting? The dynamics of engagement in work and family roles. Administrative Science Quarterly, 46, 655-684.

[39] Schaufeli, W. B., Salanova, M., González-romá, V., & Bakker, A. B. (2002). The

measurement of engagement and burnout: A two sample confirmatory factor analytic approach. *Journal of Happiness studies*, 3, 71-92.

[40]　Schaufeli, W. B., & Taris, T. W. (2014). A critical review of the Job Demands-Resources Model: Implications for improving work and health. In G. Bauer, & O. Hammig (Eds.), *Bridging occupational, organizational and public health* (pp.43-68). Berlin: Springer.

[41]　Sonnentag, S., & Grant, A. M. (2012). Doing good at work feels good at home, but not right away: When and why perceived prosocial impact predicts positive affect. *Personnel Psychology*, 65, 495-530.

[42]　Spector, P. E.(2006). Method variance in organizational research: Truth or urban legend? *Organizational Research Methods*, 9, 221-232.

[43]　Syrek, C. J., Weigelt, O., Peifer, C., & Antoni, C. H.(2017). Zeigarnik's sleepless nights: How unfinished tasks at the end of the week Impair employee sleep on the weekend through rumination. *Journal of Occupational Health Psychology*, 22, 225-238.

[44]　Vujcic, M. T., Oerlemans, W. G. M., & Bakker, A. B.(2017). How challenging was your work today? The role of autonomous work motivation. *European Journal of Work and Organizational Psychology*, 26, 81-93.

[45]　Wang, M., Liu, S., Liao, H., Gong, Y., Kammeyer-Mueller, J., & Shi, J.(2013). Can't get it out of my mind: Employee rumination after customer mistreatment and negative mood in the next morning. *Journal of Applied Psychology*, 98, 989-1004.

[46]　World Health Organization(2006). *The World Health Report 2006: Working Together for Health*. Retrieved from http://www.who.int/whr/2006/whr06_en.pdf

[47]　Wu, H., Liu, L., Wang, Y., Gao, F., Zhao, X., & Wang, L.(2013). Factors associated with burnout among Chinese hospital physicians: A cross-sectional study. *BMC Public Health*, 13, 786-79.

[48]　高日光，李胜兰 .（2015）. 亲社会动机与印象管理动机对组织公民行为的影响 . 当代财经（3），79-86.

[49]　郭素然，伍新春 .（2011）. 反刍思维与心理健康（综述）. 中国心理卫生杂志，25（4），314-318.

[50]　何成森 .（2015）. 医患关系的演变对当今医疗卫生事业改革发展的启示 . 江淮论坛，270（02），117-121.

[51] 李阳，白新文．（2015）．善心点亮创造力：内部动机和亲社会动机对创造力的影响．心理科学进展，23（2），175-181.

[52] 刘激扬，田勇泉．（2007）．医患关系问题与诚信的缺失．求索（6），69-71.

[53] 莫秀婷，徐凌忠，罗惠文，盖若琰．（2015）．医务人员感知医患关系、工作满意度与离职意向的关系研究．中国临床心理学杂志，23（1），141-146.

[54] 汪新建，王丛，吕小康．（2016）．人际医患信任的概念内涵、正向演变与影响因素．心理科学（5），1093-1097.

[55] 王陇德．（2007）．从医患关系看医疗服务改革．求是（5），58-60.

[56] 王沛，尹志慧，罗芯明，叶旭春，柏涌海．（2018）．医患沟通对医生刻板印象表达的影响．心理与行为研究，16（1）.

[57] 杨博宇，陈俊龙．（2016）．中国医患矛盾的行为经济学分析．社会科学战线（10），254-257.

[58] 张喆，贾明．（2016）．下属逢迎行为何时有用？亲社会动机和同理心的影响作用研究．管理工程学报，30（1），26-33.

[59] 郑雄飞．（2009）．医患关系的模式考量、伦理分析和制度理性．人口与发展，15（6），89-95.

第六章 我国医护人员遭受工作场所暴力的表现形式及人口学分析

2016 年 1 ～ 12 月，以分层随机抽样的方法，选取了 12 个省市 36 家医院共计 3040 名医护人员作为研究对象，从人口学视角展开调查，以标准化的医疗工作场所暴力问卷为测评工具，探讨我国医疗工作场所暴力的表现形式与流行程度，以及评估医疗工作场所暴力的易感人群。研究结果显示：79.8% 的被试在过去的 12 个月中曾遭受过不同程度的医疗工作场所暴力；各种类型的工作场所暴力发生率，由高到低的顺序依次是情感辱虐、威胁恐吓、躯体攻击、言语骚扰和肢体骚扰。卡方检验结果显示：医疗工作场所暴力的具体表现形式，在性别、年龄、受教育水平、婚姻状况、职位、职称和工作值班类型等人口学变量上存在显著差异。进一步的 logistic 回归分析还显示：男性、30 ～ 50 岁、硕士及以上、夜班医护人员最有可能成为医疗工作场所暴力的受害者。研究表明，要预防医疗工作场所暴力的发生，需要对危险因素进行评估，在制定干预措施前，应充分考虑人口学因素对医疗工作场所暴力的影响。

1 引　言

近年来，工作场所暴力问题引起社会公众的普遍关注。在众多的职业群体中，服务行业是工作场所暴力的"重灾区"，而医护人员则更是"易感人群"（高骥，2008）。伴随着工作场所暴力在医疗服务行业中日益常态化的发展趋势，医护人员遭受工作场所暴力已成为全球化的社会问题（Budd，

1999）。世界卫生组织高度重视这种不良社会现象，并在 2002 年正式将医疗工作场所暴力加以定义。所谓医疗工作场所暴力，指医护人员在工作有关的场所中受到虐待、威胁或袭击，从而对其身心健康、人身安全和人生幸福造成明确的或潜在的威胁与伤害。

患者在就医过程中可能正遭受着身体健康或者心理健康问题的困扰，其在与医护人员进行沟通的过程中，通常不会考虑医护人员执业行为背后的职业特点和制度因素，一旦对诊疗过程或结果不满意，便可能将愤怒、怨恨等不良情绪投向医护人员，甚至将不良后果归咎于医护人员的失职和"暗箱操作"（姚泽麟，赵皓玥，卢思佳，2017）。而实际情况是，绝大多数医护人员以救死扶伤为天职，不会希望患者的疾病越治越严重，更不会去故意制造医疗事故。遗憾的是，来自患者或其家属的殴打、辱骂、恐吓与骚扰，已经成为医护人员日常工作中的困扰。医疗工作场所暴力不但使得医护人员"悬壶济世"的职业形象受到严重挑战，对其身心健康带来不良影响，而且会干扰医疗场所正常的诊疗秩序，影响社会的和谐稳定（王培席，2006）。

医疗工作场所暴力已成为不容忽视的职业安全问题，针对医疗卫生行业工作场所暴力的相关研究正在逐步展开（贾晓莉等，2014）。通过对国内外现有工作场所暴力的文献梳理，发现国外相关研究主要集中于对工作场所暴力理论模型的构建（Rogers & Kelloway，1997；Schat & Kelloway，2000）、对医务职业群体工作场所暴力的影响因素以及作用结果的分析（Lawoko，Soares，& Nolan，2004；Sofield & Salmond，2003）。国内工作场所暴力研究尚处于起步阶段，研究对象以医护人员为主。虽然相关研究数量不少，但是却存在以下一些问题：①工作场所暴力缺乏统一的调查工具。研究者多采用自行开发设计的调查问卷，信效度问题堪忧且无法进行横向比较（杨筱多，2008；杨洋等，2015）。②对医护人员遭受工作场所暴力的计量分析，主要集中在流行病学阶段。相关研究多汇报工作场所暴力总体发生率及其来源，缺乏对工作场所暴力具体形式与分布特征的识别。③对医疗工作场所暴力的预防和控制的干预对策研究，多是通过理论分析或经验总结，很少有实证研究揭示与验证遭受工作场所暴力的危险人群。

据此，本研究力图使用信效度较好的本土化医疗工作场所暴力问卷，对医护人员工作场所暴力问题进行系统化的计量评估。重点从医护人员人口学因素入手，分析个体人口学特征与工作场所暴力的关系，评估受害者特征，从而为后续研究提供基线资料，同时为医疗工作场所暴力的干预提供来源于量化分析的客观依据。

2 研究方法

2.1 研究对象

2016 年 1 ～ 12 月，对北京、上海、黑龙江、吉林、陕西、河南、山东、江苏、湖南、广西、云南、海南 12 个省市共 36 家医院进行医护人员工作投入及相关工作状况的实地调研。借此调查机会，课题组测量了社会上普遍关心的医疗工作场所暴力问题。参与调查的医护人员被试在调查专职人员的指导下，集中填写纸笔调查问卷之后，由主试逐一将问卷调查表收回。因休假或外出学习等原因离岗一个月以上的医护人员不在本次调查之列。问卷收回后，课题组进一步依据测谎题、答题完整情况、规律性作答和逻辑纠错等方式对问卷进行筛选，最终得到有效问卷 3040 份，问卷有效率为 76%。调查对象的基本人口学特征详见表 6.1。

表 6.1　研究样本基本情况（ n =3040 ）

人口统计学变量	被试分类	频数	百分比（%）
性别	男	853	28.1
	女	2179	71.7
	系统缺失	8	0.3
年龄	30 岁及以下	1595	52.5
	30 ～ 50 岁	1287	42.3

续表

人口统计学变量	被试分类	频数	百分比（%）
年龄	50 岁及以上	136	4.5
	系统缺失	22	0.7
受教育水平	大专及以下	1003	33.0
	本科	1598	52.8
	硕士及以上	425	14.0
	系统缺失	14	0.5
婚姻状况	未婚	1297	42.7
	已婚	1664	54.7
	其他	64	2.1
	系统缺失	15	0.5
职务	医生	1480	48.7
	护士	1550	51.3
	系统缺失	10	0.3
职称	初级	1704	56.1
	中级	927	30.5
	高级	384	12.6
	系统缺失	25	0.8
工作值班类型	白班	1244	40.9
	夜班	1783	58.7
	系统缺失	13	0.4

2.2 测量工具

采用王培席（2006）编制的工作场所暴力量表。该量表参照了 Schat 和

Kelloway（2003）以及 Hesketh 等（2003）开发的工作场所暴力测量条目与记分方式，包括"遭受咬、打、推、吐唾沫等躯体攻击"等 5 个条目。采用 0～3 点计分方式，没有遭受该类型暴力计 0 分、遭受 1 次计 1 分、2～3 次计 2 分、4 次及以上计 3 分。得分越高，代表被试遭受工作场所暴力的频率越高、程度越严重。该量表用于测量工作场所暴力的总体发生率和不同亚类型发生率，及其与从业者的职业心理健康等相关变量的关系，是目前国内较为通用的工作场所暴力评估工具。具体而言，该量表将工作场所暴力分为 5 类：①躯体攻击，如吐唾沫、咬、打、推等；②情感虐待，如辱骂、羞辱、吵闹等伤害情感的态度或者评论；③威胁恐吓，如口头、书面、肢体、手持武器等威胁或恐吓；④言语性骚扰，如反复提及的性隐私或轻佻侮辱的话语；⑤肢体性骚扰，如违抗对方意愿的身体触碰、抚摸以及其他形式的性行为（Lin & Liu，2005）。

　　本研究对工作场所暴力量表的分半信度、重测信度和克伦巴赫 α 系数进行了检验。按奇偶分半的方法将该量表条目分为两部分，相关结果显示：该量表的分半信度为 0.80。相隔两周对 500 名调查对象重复测量的结果显示：该量表的重测信度为 0.81。以条目之间的相关性来反映内部一致性，该量表的克伦巴赫 α 系数为 0.82。为进一步检验其结构效度的稳定性，使用 AMOS 21.0 对其进行验证性因素分析，结果如图 6.1 所示。

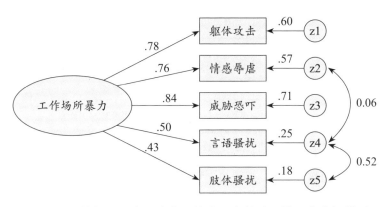

图 6.1　工作场所暴力量表在医护人员中的验证性因素分析模型

结合表 6.2 显示的拟合结果，可见测量模型各项拟合指数均达到了通用标准，可见其与实际数据的拟合程度非常好。

表 6.2 工作场所暴力量表验证性因素分析各指数拟合结果

模型	χ^2/df	GFI	AGFI	NFI	TLI	CFI	RMSEA
工作场所暴力	2.67	0.99	0.99	0.98	0.99	0.99	0.02

2.3 统计方法

使用 EpiData 3.0 建立数据库并录入数据，采用 SPSS 20.0 和 AMOS21.0 进行数据的统计分析。首先，对工作场所暴力的发生率进行统计描述；其次，对不同人口学特征的暴力模式比较采用卡方检验；再次，工作场所暴力危险因素分析采用多因素的 logistic 回归模型。各有关变量的赋值见表 6.3。

表 6.3 研究变量的赋值

变量	赋值
性别	男 =1；女 =2
年龄	30 岁及以下 =1；30 ～ 50 岁 =2；50 岁及以上 =3
受教育水平	大专及以下 =1；本科 =2；硕士及以上 =3
婚姻状况	未婚 =1；已婚 =2；其他 =3
职位	医生 =1；护士 =2
职称	初级 =1；中级 =2；高级 =3
工作值班类型	白班 =1；夜班 =2
是否经历工作场所暴力	无 =0；大于等于 1 次 =1

3 研究结果

3.1 医护人员工作场所暴力的发生率

将医护人员工作场所暴力总分除以总条目数，得到量表均分。依据总体得分情况，将医护人员经历工作场所暴力的情况分为 4 组，即零频度（得分=0）、低频度（得分=1）、中频度（得分=2）、高频度（得分=3）。按照频度分级，没有遭受工作场所暴力的医护人员有 613 人，占 20.2%；遭受低频度的工作场所暴力的医护人员有 1281 人，占 42.2%；遭受中频度工作场所暴力的医护人员有 864 人，占 28.5%；遭受高频度工作场所暴力的医护人员有 276 人，占 9.1%。具体频度分布见图 6.2。

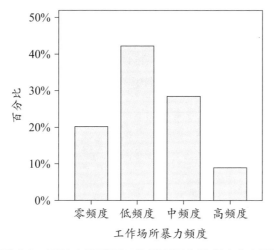

图 6.2 医护人员遭受工作场所暴力的频度分布图

参照以往研究对工作场所暴力发生阳性率的界定，将均分 ≥ 1 判定为工作场所暴力阳性（王培席，2006）。结合表 6.4 研究结果，医护人员经历的躯体攻击发生率为 55.5%；情感辱虐的发生率为 65.8%；威胁恐吓的发生率为 62.6%；言语骚扰的发生率为 36.3%；肢体骚扰的发生率为 24.1%。各种类型工作场所暴力的发生率由高到低的顺序依次为：情感辱虐、威胁恐吓、躯体攻击、言语骚扰和肢体骚扰。

表6.4 医护人员经历各种类型工作场所暴力的发生率

暴力类型	从未		偶尔		经常		总是	
	人数	%	人数	%	人数	%	人数	%
躯体攻击	1354	44.5	637	21.0	499	16.4	548	18.0
情感辱虐	1039	34.2	709	23.3	653	21.5	637	21.0
威胁恐吓	1137	37.4	767	25.2	582	19.1	554	18.2
言语骚扰	1935	63.7	564	18.6	278	9.1	262	8.6
肢体骚扰	2306	75.9	386	12.7	186	6.1	161	5.3

3.2 个体人口学特征与工作场所暴力的关系

3.2.1 不同性别医护人员经历的工作场所暴力

参与调查的男性医护人员共有853人，其中有670人遭受过工作场所暴力，阳性检出率为78.5%；参与调查的女性医护人员共有2179人，其中1750人遭受过工作场所暴力，阳性检出率为80.3%。具体频度分布见图6.3。

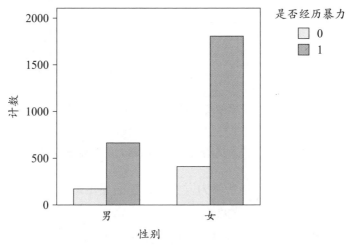

图6.3 不同性别医护人员经历工作场所暴力的频次

对不同性别医护人员经历的各种类型工作场所暴力进行卡方检验，结果表明：言语骚扰（χ^2=5.70，$p<0.05$）和肢体骚扰（χ^2=5.73，$p<0.05$）在医护人员中存在显著的性别差异，男性医护人员较女性医护人员更易遭受言语骚扰和肢体骚扰，其他类型的工作场所暴力发生率无统计学意义（详见表6.5）。

表6.5　不同性别医护人员遭受工作场所暴力的情况

暴力类型	受暴情况	男		女	
		人数	%	人数	%
躯体攻击	阳性	465	54.6	1213	55.7
	阴性	387	45.4	964	44.3
情感辱虐	阳性	543	63.7	1451	66.7
	阴性	310	36.3	726	33.3
威胁恐吓	阳性	531	62.3	1367	62.7
	阴性	322	37.7	812	37.3
言语骚扰	阳性	338	39.6	762	35.0
	阴性	515	60.4	1416	65.0
肢体骚扰	阳性	230	27.0	501	23.0
	阴性	623	73.0	1677	77.0

3.2.2 不同年龄医护人员经历的工作场所暴力

参与调查的30岁以下医护人员共有1595人，其中有1263人遭受过工作场所暴力，阳性检出率为79.2%；参与调查的30～50岁医护人员共有1287人，其中1028人遭受过工作场所暴力，阳性检出率为79.9%；参与调查的50岁以上医护人员共有136人，其中101人遭受过工作场所暴力，阳性检出率为74.3%。具体频度分布见图6.4。

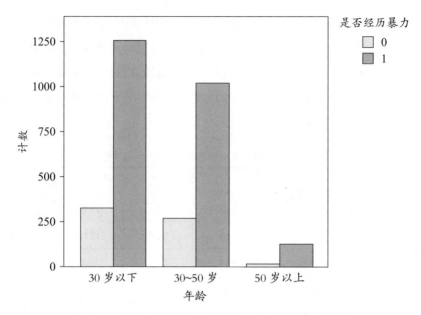

图 6.4　不同年龄医护人员经历工作场所暴力的频次

　　对不同年龄医护人员经历的各种类型的工作场所暴力进行卡方检验，结果表明：躯体攻击（χ^2=19.27，p<0.001）和威胁恐吓（χ^2=15.64，p<0.001）在不同年龄的医护人员中存在显著的差异，30～50岁医护人员躯体攻击和威胁恐吓发生率最高，其他类型的工作场所暴力发生率无统计学意义（详见表6.6）。

表 6.6　不同年龄医护人员遭受工作场所暴力的情况

暴力类型	受暴情况	30 岁以下		30 ～ 50 岁		50 岁以上	
		人数	%	人数	%	人数	%
躯体攻击	阳性	836	52.4	751	58.5	78	56.0
	阴性	759	47.6	533	41.5	59	44.0
情感辱虐	阳性	1044	65.5	849	66	87	63.5
	阴性	549	34.5	438	34	50	36.5

暴力类型	受暴情况	30 岁以下		30 ～ 50 岁		50 岁以上	
		人数	%	人数	%	人数	%
威胁恐吓	阳性	953	59.7	849	66.0	77	56.2
	阴性	642	40.3	438	34.0	60	43.8
言语骚扰	阳性	579	36.3	465	36.1	48	35.3
	阴性	1015	63.7	822	63.9	89	64.7
肢体骚扰	阳性	375	23.5	319	24.8	37	27.0
	阴性	1219	76.5	968	75.2	100	73.0

3.2.3 不同受教育水平医护人员经历的工作场所暴力

参与调查的大专及以下医护人员共有 1003 人，其中有 775 人遭受过工作场所暴力，阳性检出率为 77.3%；参与调查的拥有本科学历的医护人员共有 1598 人，其中 1288 人遭受过工作场所暴力，阳性检出率为 80.6%；参与调查的硕士及以上医护人员共有 425 人，其中 347 人遭受过工作场所暴力，阳性检出率为 81.6%。具体频度分布见图 6.5。

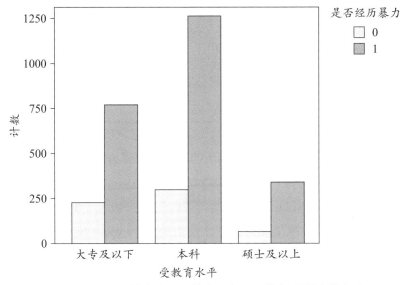

图 6.5　不同受教育水平医护人员经历工作场所暴力的频次

对不同受教育水平医护人员经历的各种类型的工作场所暴力进行卡方检验，结果表明：躯体攻击（$\chi^2=9.71$，$p<0.01$）和肢体骚扰（$\chi^2=16.31$，$p<0.001$）在不同受教育水平的医护人员中存在显著差异，拥有本科学历的医护人员更易遭受躯体攻击，硕士以上教育水平的医护人员更易遭受肢体骚扰，其他类型的工作场所暴力发生率无统计学意义（详见表6.7）。

表6.7　不同受教育水平医护人员遭受工作场所暴力的情况

暴力类型	受暴情况	专科及以下		本科		硕士及以上	
		人数	%	人数	%	人数	%
躯体攻击	阳性	517	51.5	922	57.8	232	54.7
	阴性	486	48.5	674	42.2	192	45.3
情感辱虐	阳性	647	64.6	1052	65.8	291	68.5
	阴性	354	35.4	546	34.2	134	31.5
威胁恐吓	阳性	602	60.0	1012	63.3	278	65.4
	阴性	401	40.0	586	36.7	147	34.6
言语骚扰	阳性	368	36.7	575	36.0	156	36.7
	阴性	634	63.3	1023	64.0	269	63.3
肢体骚扰	阳性	261	26.0	342	21.4	127	30.0
	阴性	742	74.0	1256	78.6	297	70.0

3.2.4　不同婚姻状况医护人员经历的工作场所暴力

参与调查的未婚医护人员共有1297人，其中有1032人遭受过工作场所暴力，阳性检出率为79.6%；参与调查的已婚医护人员共有1664人，其中1329人遭受过工作场所暴力，阳性检出率为79.9%；参与调查的离异或丧偶的医护人员共有64人，其中53人遭受过工作场所暴力，阳性检出率为82.8%。具体频度分布见图6.6。

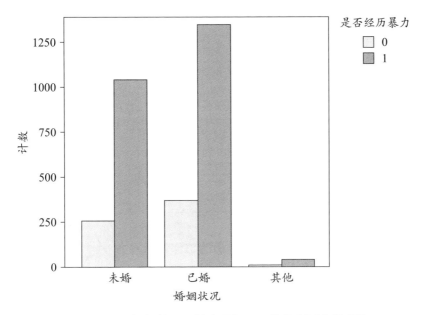

图 6.6　不同婚姻状况医护人员经历工作场所暴力的频次

对不同婚姻状况医护人员经历的各种类型的工作场所暴力进行卡方检验，结果表明：躯体攻击（χ^2=10.49，p<0.01）和威胁恐吓（χ^2=11.81，p<0.01）在不同婚姻状况的医护人员中存在显著的差异，离异或丧偶的医护人员更易遭受躯体攻击和威胁恐吓，其他类型的工作场所暴力发生率无统计学意义（详见表 6.8）。

表 6.8　不同婚姻状况医护人员遭受工作场所暴力的情况

暴力类型	受暴情况	未婚		已婚		离异或丧偶	
		人数	%	人数	%	人数	%
躯体攻击	阳性	680	47.6	952	57.3	44	66.7
	阴性	617	52.4	709	42.7	22	33.3
情感辱虐	阳性	858	66.3	1091	65.6	44	66.7
	阴性	437	33.7	573	34.4	22	33.3
威胁恐吓	阳性	768	59.2	1087	65.3	43	65.8
	阴性	529	40.8	577	34.7	23	34.2

暴力类型	受暴情况	未婚		已婚		离异或丧偶	
		人数	%	人数	%	人数	%
言语骚扰	阳性	472	36.4	603	36.2	25	37.9
	阴性	824	63.6	1061	63.8	41	62.1
肢体骚扰	阳性	318	24.5	393	23.6	20	30.3
	阴性	978	75.5	1271	76.4	46	69.7

3.2.5 不同事务类型医护人员经历的工作场所暴力

按事务类型的不同，本研究将医护人员分为医生和护士两类。参与调查的医生共有1480人，其中有1189人遭受过工作场所暴力，阳性检出率为80.3%；参与调查的护士共有1550人，其中1300人遭受过工作场所暴力，阳性检出率为83.9%。具体频度分布见图6.7。

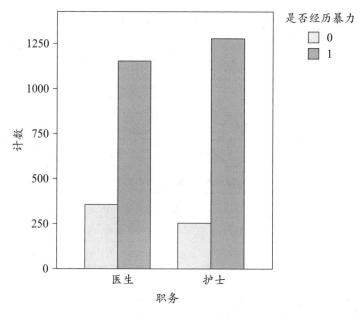

图6.7 不同事务类型医护人员经历工作场所暴力的频次

对不同事务医护人员经历的各种类型的工作场所暴力进行卡方检验，结果表明，情感辱虐（$\chi^2=7.42$，$p<0.05$）在不同职务的医护人员中存在显著的差异，医生比护士更易遭受情感辱虐，其他类型的工作场所暴力发生率无统计学意义（详见表6.9）。

表6.9 不同事务医护人员遭受工作场所暴力的情况

暴力类型	受暴情况	医生		护士	
		人数	%	人数	%
躯体攻击	阳性	821	55.5	859	55.4
	阴性	659	44.5	691	44.6
情感辱虐	阳性	1023	69.1	1028	66.3
	阴性	457	32.9	522	33.7
威胁恐吓	阳性	944	63.8	966	62.3
	阴性	536	36.2	584	37.7
言语骚扰	阳性	533	36.0	581	37.5
	阴性	947	64.0	969	62.5
肢体骚扰	阳性	364	24.6	363	23.4
	阴性	1116	75.4	1187	76.6

3.2.6 不同职称医护人员经历的工作场所暴力

参与调查的具有初级职称的医护人员共有1704人，其中有1345人遭受过工作场所暴力，阳性检出率为78.9%；参与调查的具有中级职称的医护人员共有927人，其中741人遭受过工作场所暴力，阳性检出率为79.9%；参与调查的具有高级职称的医护人员共有384人，其中317人遭受过工作场所暴力，阳性检出率为82.6%。具体频度分布见图6.8。

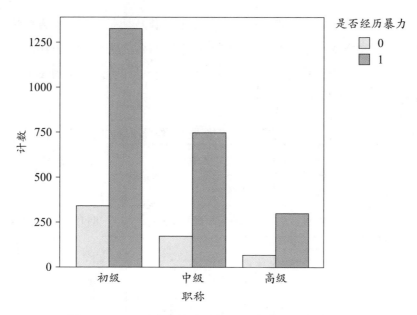

图6.8 不同职称医护人员经历工作场所暴力的频次

　　对不同职称医护人员经历的各种类型的工作场所暴力进行卡方检验，结果表明：躯体攻击（χ^2=13.71，$p<0.01$）、威胁恐吓（χ^2=12.03，$p<0.01$）、言语骚扰（χ^2=7.97，$p<0.05$）和肢体骚扰（χ^2=8.76，$p<0.05$）在不同职务的医护人员中存在显著的差异，高级职称的医护人员更易遭受躯体攻击和威胁恐吓，中级职称的医护人员更易遭受言语骚扰和肢体骚扰，其他类型的工作场所暴力发生率无统计学意义（详见表6.10）。

表6.10 不同职称医护人员遭受工作场所暴力的情况

暴力类型	受暴情况	初级		中级		高级	
		人数	%	人数	%	人数	%
躯体攻击	阳性	895	52.5	543	58.6	231	60.6
	阴性	809	47.5	384	41.4	150	39.4
情感辱虐	阳性	1123	66.0	593	64.0	269	70.1
	阴性	579	34.0	334	36.0	115	29.9

暴力类型	受暴情况	初级		中级		高级	
		人数	%	人数	%	人数	%
威胁恐吓	阳性	1031	60.5	589	63.5	268	69.8
	阴性	673	39.5	338	36.5	116	30.2
言语骚扰	阳性	583	34.2	367	39.6	146	38.0
	阴性	1120	65.8	560	60.4	238	62.0
肢体骚扰	阳性	378	22.2	252	27.2	99	25.8
	阴性	1325	77.8	675	72.8	285	74.2

3.2.7 不同值班类型医护人员经历的工作场所暴力

参与调查的白天值班医护人员共有 1244 人，其中有 958 人遭受过工作场所暴力，阳性检出率为 77.0%；参与调查的夜间值班（包括夜班、白班和夜班轮换）医护人员共有 1783 人，其中 1456 人遭受过工作场所暴力，阳性检出率为 81.7%。具体频度分布见图 6.9。

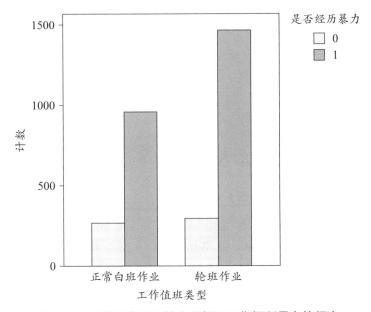

图 6.9 不同值班类型医护人员经历工作场所暴力的频次

对不同值班类型的医护人员经历的各种类型的工作场所暴力进行卡方检验，结果表明：情感辱虐（$\chi^2=14.06$，$p<0.001$）、言语骚扰（$\chi^2=7.84$，$p<0.01$）和肢体骚扰（$\chi^2=9.39$，$p<0.01$）在医护人员中存在显著的工作值班类型的差异，夜班医护人员较白班医护人员更易遭受情感辱虐、言语骚扰和肢体骚扰，其他类型的工作场所暴力发生率无统计学意义（详见表 6.11）。

表 6.11 不同值班类型医护人员遭受工作场所暴力的情况

暴力类型	受暴情况	白班		夜班	
		人数	%	人数	%
躯体攻击	阳性	687	55.3	990	55.6
	阴性	556	44.7	791	44.4
情感辱虐	阳性	770	61.9	1221	68.5
	阴性	473	38.1	561	31.5
威胁恐吓	阳性	758	60.9	1138	63.8
	阴性	486	39.1	645	36.2
言语骚扰	阳性	415	33.4	684	38.4
	阴性	828	66.6	1099	61.6
肢体骚扰	阳性	264	21.2	465	26.1
	阴性	979	78.8	1318	73.9

3.3 工作场所暴力受害者的人口学特征

3.3.1 单因素 logistic 回归分析

以是否遭受过工作场所暴力为因变量，以医护人员的人口学特征为自变量，分别进行单因素的 logistic 回归分析。表 6.12 呈现的研究结果表明：年龄、受教育水平、婚姻状况、职称和值班类型等人口学特征 OR 值大于 1，以值班类型 OR 值最大，为 1.324。

表 6.12　工作场所暴力受害者人口学特征的单因素 logistic 回归分析结果

变量	B	SE	Wald χ^2	p	OR	95%CI
性别	−0.108	0.099	1.193	0.275	0.897	0.739−1.090
年龄	0.132	0.079	2.782	0.095	1.141	0.977−1.333
受教育水平	0.156	0.069	5.048	0.025	1.168	1.020−1.338
婚姻状况	0.015	0.085	0.031	0.859	1.015	0.860−1.199
职位	−0.103	0.067	2.376	0.123	0.902	0.791−1.028
职称	0.102	0.065	2.427	0.119	1.107	0.974−1.259
值班类型	0.281	0.091	9.470	0.002	1.324	1.107−1.583

3.3.2 多因素 logistic 回归分析

按照 0.05 的显著性水平，采用向后删除法（Backward: LR），以是否遭受过工作场所暴力为因变量，医护人员的人口学特征为自变量，进行多因素 logistic 回归分析。回归分析时，婚姻状况和职业以虚拟变量形式引入回归方程。年龄、婚姻状况和受教育水平虽然是有序分类变量，但是并不能够确认各组之间呈线性关系，所以将其按虚拟变量形式引入回归方程。经过四步筛选过程，删除变量婚姻状况、职称、职位。表 6.13 结果表明，最后进入方程的变量为性别、年龄、受教育水平和工作值班类型。进行变量筛选时取系统的默认值，结合表 6.3 对变量的赋值，将最后一个类别（分别是女性、50 岁以上、硕士及以上、夜班医护人员）作为参照类别。具体而言，男性医护人员与女性医护人员相比遭受工作场所暴力的 OR 值为 1.205；与 50 岁以上医护人员相比，30 岁以下医护人员遭受工作场所暴力的 OR 值为 0.389，30 ~ 50 岁医护人员遭受工作场所暴力的 OR 值为 1.397；与硕士及以上受教育水平医护人员相比，专科及以下受教育水平的医护人员 OR 值为 0.694、本科受教育水平的医护人员 OR 值为 0.892；与夜班医护人员相比，白班医护人员 OR 值为 0.399。

表6.13 工作场所暴力受害者人口学特征的多因素 logistic 回归分析结果

变量	B	SE	Wald χ^2	p	OR	95%CI
性别	0.187	0.104	3.238	0.042	1.205	0.983−1.477
年龄						
年龄（1）	−0.943	0.292	10.428	0.001	0.389	0.220−0.690
年龄（2）	−0.924	0.294	9.874	0.002	1.397	0.223−0.706
受教育水平						
受教育水平（1）	−0.365	0.155	5.583	0.018	0.694	0.512−0.940
受教育水平（2）	−0.114	0.145	0.625	0.029	0.892	0.671−1.185
值班类型	0.336	0.361	12.953	0.000	0.399	1.165−1.680

4 讨 论

本研究通过人口学和流行病学调查发现，大多数的医护人员曾经遭受过不同程度的工作场所暴力。其中，躯体攻击发生率为55.5%，情感辱虐的发生率为65.8%，威胁恐吓的发生率为62.6%，言语骚扰的发生率为36.3%，肢体骚扰的发生率为24.1%。这一结论与以往多数研究结果相一致（林少炜等，2017）。为了使医护人员能够在相对安全的工作环境中为患者提供医疗服务，许多医院增加安全保卫并在医疗场所设置安检设备，甚至为医护人员配备防暴装置上班（He & Qian，2016）。科学地评估医护人员遭受工作场所暴力的基本情况，对有效了解、防御和阻止工作场所暴力是十分重要的。

本研究为充分了解医护人员遭受工作场所暴力的异质性类别，采用卡方检验分析了医疗工作场所不同暴力模式的分布特征。相对于男性而言，女性医护人员是否更容易遭受工作场所暴力的侵害？以往研究所得出的研究结论并不一致（陈祖辉，2011；孙涛等，2014）。本研究通过对不同性别医护人员遭受不同形式的工作场所暴力的差异性检验结果显示，男性医护人员遭受暴力侵袭和骚扰的概率更大。虽然有研究认为女性天性柔弱，更容易在工作中受到伤害，但也有研究得出了男性更易遭受工作场所暴力的结论（林少炜等，2017）。这些研究结果提示我们，除了伤害性的身体暴力，一些隐形暴力同样可能发生在男性医护人员身上。

30～50岁医护人员更容易遭受躯体攻击和威胁恐吓，此年龄段的医护人员多为医疗服务的骨干力量，与患者接触的机会较多，工作时间较长，因此在工作中受到攻击与恐吓的概率更大，这与韩国亮等（2018）的研究结果相一致。受教育水平高的医护人员群体有较高暴力概率，可能与医疗服务行业学历门槛较高，本科及本科以上学历的医护人员基数较大有关。离异或丧偶的医护人员受家庭压力的影响，对工作场所暴力更为敏感，也更为易感，一旦在工作中与患者沟通不够充分，就很容易受到躯体攻击与威胁恐吓。

不同职务的医护人员中，医生更容易遭受情感辱虐。据不完全统计资料显示，门诊医生平均每天需要诊治50名左右患者，有的门诊医生日均接待患者量甚至接近100人。因此患者在就医过程中经常出现挂号时间长、交费时间长、取药时间长、看病时间短的"三长一短"现象，甚至平均每位患者的诊治时间往往不超过5分钟（Lancet，2014；Wu，Zhao，Wang，& Wang，2010；陈祖辉，2011）。高强度的工作往往使得医生疲于应对，没有充分的时间全面解答患方提出的各种问题，医患之间信息的不对称以及沟通不畅，往往是引发工作场所暴力的导火索，许多医生不得不为此承受较高程度的来自患方的情感辱虐。此外，相对于初级职称的医护人员，高级职称的医护人员更易遭受躯体攻击和威胁恐吓，这可能与患者对于诊疗效果的期待过高有关。高级职称的医护人员工作经验丰富，接收的往往是病情较为复杂或相对危重的患者。但是由于医学具有特殊的个体差异性，使得医护人员对患者的诊疗过程充满复杂性、未知性和风险性。一部分患者并不可能被完全治愈，患者及其家属的期待落空往往促使其将压力转移到医护人员身上，因此具有高级职称的医护人员面临着的暴力风险更高。值得注意的是，虽然大部分医疗活动集中在白天，但是夜班医护人员面临工作场所暴力问题同样不容小觑。值夜班的医护人员受睡眠不足和精神疲惫的影响，容易出现与患者沟通不畅的情况，尤其在夜班时段，医护人员配备相对较少，工作场所暴力暴露机会较多，当班医护人员往往孤立无援，一旦发生暴力事件，其后果可能会更加严重。

另外，受研究条件限制，本次调查只从医护人员角度探讨了工作场所暴力发生的受害者危险因素。依据 Logistic 回归分析结果：男性、30～50 岁、硕士及以上学历和值夜班的医护人员群体，是医务工作场所暴力的高危人群。这些医护人员群体既是医疗卫生服务的支柱力量，同时也最有可能成为工作场所暴力的受害者。应对上述群体有针对性地加以保护，从医务管理和就医环境等方面有效降低医疗工作场所暴力的发生及其可能带来的危害，并从立法角度为处理相关问题提供法律依据，对医疗工作场所暴力零容忍。此外，开展尊医重卫、关爱生命的媒体宣传，营造文明的社会风尚，亦是防范医疗工作场所暴力的系统工程之一。

5　结　论

我国大多数医护人员曾遭受过不同程度和不同表现形式的工作场所暴力，情感辱虐为医疗工作场所暴力最常见的表现形式。医疗工作场所暴力的具体表现形式，在性别、年龄、受教育水平、婚姻状况、职位、职称和工作值班类型等人口学变量上存在显著差异。其中，男性、30～50 岁、硕士及以上、值夜班医护人员最有可能成为医疗工作场所暴力的受害者，在制定干预措施前应充分考虑人口学因素对医疗工作场所暴力的影响。

参考文献

[1]　Budd, T. (1999). *Violence at Work: Findings from the British Crime Survey*. London: Home Office.

[2] He, A. J., & Qian, J. (2016). Explaining medical disputes in Chinese public hospitals: the doctor-patient relationship and its implications for health policy reforms. *Health Economics, Policy and Law*, 11(4), 359-378.

[3] Hesketh, K. L., Duncan, S. M., Estabrooks, C. A., Reimer, M. A., Giovannetti, P., Hyndman, K., & Acorn, S. (2003). Workplace violence in Alberta and British Columbia hospitals. *Health Policy*, 63(3), 311-321.

[4] Lancet, T. (2014). Violence against doctors: Why China? Why now? What next? *Lancet*, 383(9922), 1013-1013.

[5] Lawoko, S., Soares, J. J. F., & Nolan, P. (2004). Violence towards psychiatric staff: a comparison of gender, job and environmental characteristics in England and Sweden. *Work & Stress*, 18(1), 39-55.

[6] Lin, Y. H., & Liu, H. E. (2005). The impact of workplace violence on nurses in South Taiwan. *International Journal of Nursing Studies*, 42, 773-778.

[7] Rogers, K. A., & Kelloway, E. K. (1997). Violence at work: Personal and organizational outcomes. *Journal of Occupational Health Psychology*, 2(1), 63-71.

[8] Schat, A. C., & Kelloway, E. K. (2000). Effects of perceived control on the outcomes of workplace aggression and violence. *Journal of Occupational Health Psychology*, 5(3), 386-402.

[9] Schat, A. C., & Kelloway, E. K. (2003). Reducing the adverse consequences of workplace aggression and violence: The buffering effects of organizational support. *Journal of Occupational Health Psychology*, 8(2), 110-122.

[10] Sofield, L., & Salmond, S. W. (2003). Workplace violence. A focus on verbal abuse and intent to leave the organization. *Orthopaedic Nursing*, 22(4), 274-283.

[11] Wu, H., Zhao, Y., Wang, J. N., & Wang, L. (2010). Factors associated with occupational stress among Chinese doctors: a cross-sectional survey. *International Archives of Occupational & Environmental Health*, 83(2), 155-164.

[12] 陈祖辉.（2011）.广州市医院工作场所暴力流行病学研究（博士学位论文）.南方医科大学, 广东.

[13] 冯俊敏, 李玉明, 韩晨光, 徐磊, 段力萨.（2013）. 418篇医疗纠纷文献回顾性分析.中国医院管理, 33（9）, 77-79.

[14] 高骥.（2008）.护士遭受暴力现状及相关因素研究（硕士学位论文）.福建医科大

学，福州．

[15] 韩国亮，苏天照，刘卫维，袁婷．（2018）．三甲医院医护人员工作场所暴力研究与评估．中国公共卫生，1-6.

[16] 贾晓莉，周洪柱，赵越，郑莉丽，魏琪，郑雪倩．（2014）．2003 年 -2012 年全国医院场所暴力伤医情况调查研究．中国医院（3），1-3.

[17] 梁子君，吴超，郭洪宇，于英来，尉迟哲慧．（2014）．我国暴力伤医事件成因的政策分析及应对．中国医院管理，34（11），59-61.

[18] 林少炜，李煌元，赵璧，陈熔，万春雨，吴思英．（2017）．医护人员工作场所暴力模式的潜类别分析．中国卫生统计（6），884-886.

[19] 潘红英，桂蒙，孙蒋会，苏伟，叶志弘．（2011）．急诊护理人员工作场所暴力的应对策略．中华护理杂志，46（5），445-447.

[20] 孙涛，王硕，王娜，王菲，樊立华，曹德品．（2014）．公立医院工作场所暴力的流行特征调查与差异分析研究．实用预防医学，21（4），478-480.

[21] 王培席．（2006）．医务场所暴力调查及理论模型研制（博士学位论文）．四川大学，成都．

[22] 杨筱多．（2008）．深圳市综合医院护士遭受工作场所暴力现状调查及影响因素分析（博士学位论文）．中国协和医科大学，北京．

[23] 杨洋，刘彦慧，张洪福，刘璟莹，刘海娜，刘洪伟．（2015）．三甲医院护理人员遭受职场暴力现状及影响因素．中国公共卫生，31（9），1155-1159.

[24] 姚泽麟，赵皓玥，卢思佳．（2017）．医疗领域的暴力维权及其治理 —— 基于 2002 ～ 2015 年媒体报道的内容分析．社会建设（1），49-63.

[25] 余艳，隋树杰．（2015）．2003—2014 年我国护士遭受工作场所暴力文献计量分析．护理学报（18），22-25.

第七章　工作场所暴力对医护人员工作投入的影响：表层扮演与沉默行为的中介作用

如何将医疗服务行业的工作场所暴力及其所带来的不良影响降至最低，是我国当前急需解决的社会问题。本研究从资源保存理论和社会交换理论的视角出发，使用工作场所暴力量表、情绪劳动策略量表、沉默行为量表和工作投入量表，对 649 名医护人员开展两轮问卷调查，并用结构方程模型和 Bootstrap 法检验。结果表明：①工作场所暴力显著负向预测医护人员工作投入；②医护人员的表层扮演，是工作场所暴力与其沉默行为之间的中介变量；③医护人员的沉默行为，是其表层扮演与工作投入之间的中介变量；④医护人员的表层扮演和沉默行为，在工作场所暴力与工作投入之间起链式中介作用。基于上述研究，可以进一步提出降低医疗服务行业工作场所暴力及其不良影响的有效策略，从而提升医护人员的工作投入水平。

1　引　言

目前，我国有关工作场所暴力的研究，大多集中于对其先兆因素的描述性分析或对其发生率的流行病学调查（余艳，隋树杰，2015），较少采用实证方法分析工作场所暴力之后员工行为表现与后果，尤其缺少从心理学视角考察工作场所暴力对医护人员职业心理健康所造成的负面影响。国外研究者发现了一些由工作场所暴力所带来的"伤害"，包括使个体的心理、生理和社会功能受损，以及产生离职倾向等（Leblanc & Kelloway，2002；Schat

& Kelloway，2003)，而是否会对受暴者工作投入造成影响的研究，则尚未见诸发表和报道。工作投入反映了个体在情感、动机和认知等方面对工作的付出，是衡量从业者周边工作绩效和主观幸福感的重要指标（Christian，Garza，& Slaughter，2011；Schaufeli，Salanova，Gonzálezromá，& Bakker，2002)。本研究拟在职业健康心理学范畴内，探讨工作场所暴力对医护人员工作投入造成的影响。

现有工作场所暴力的研究，主要从职业紧张与应激的理论出发，探讨工作场所暴力对个体和组织的影响，检验机体的紧张反应、对暴力的恐惧等因素的中介作用机制（Rogers & Kelloway，1997；Schat & Kelloway，2000)。但这种假定模式，忽视了工作场所暴力背后所涉及的人际关系和资源保存等问题。根据社会交换理论，在人际交往的过程中，一方向另一方提供了帮助、支持等，会使得对方有了回报的义务感，人际互惠的程度越高，社会交换关系就越稳定，双方从交换关系中获利的可能性就越大，反之亦然。医护人员的工作以解除患者的病痛为主要目的，需要在工作中频繁地与不同的患者及其家属沟通交流。在此过程中，若能够获得患者及家属的肯定与支持，是对医护人员工作付出的最好回报。而工作场所暴力，带给医护人员的恰恰是截然相反的信号。研究表明，对医护人员的躯体攻击、情感虐待、威胁恐吓以及骚扰，绝大部分来自患者及其家属（王培席，2006)。付出与收获的失衡，使医护人员普遍遭受挫折或不公平待遇，并为此承受了巨大压力，但是，为了符合组织的期望并保证诊疗工作的有序开展，医护人员又不得不努力调整和管理自己的情绪。其中，表层扮演是医护人员较为常用的情绪劳动策略，这是一种为了迎合组织规范和服务对象需要，而压抑自身真实工作意愿的情感加工过程，是"强颜欢笑"式的情感伪装，个体往往会为此消耗大量的心理资源（Ashforth & Humphrey，1993；王海雯，张淑华，2018)。而且根据资源保存理论（conservation of resources theory)，人们总是努力维持、保护和构建个体资源。当面临付出与收获的失衡时，先前经历表层扮演的个体将会采取行动，防止资源的继续丧失，因此在工作中保持沉默，可能是个体为保存资源所采取的较为安全、较为保守的手段之一。沉默行为是个体有意识和深思熟虑的决定，尽管个体有能力为工作建言献策，但却选择了对自身观点和意见的"保留"。虽然沉默行为并不是一种外显行为，短时间内不易引起注意，但是沉默会使个体处于一种"心理罢工"的状态，长此以往，他们就会变成"隐形员工"，并带来自身工作能力的实质性降低（贾娟宁，2009）。总之，从社会交换和资源保存理论的视角来看，表层扮演和沉默行为代表了工作场所暴力对个体工作意愿乃至工作行为的逐步侵蚀，而工作投入本身又是工作意愿（比如卷入、奉献）和工作能力（比如充满活力、能量）的结合体。为此，有必要从表层扮演和沉默行为入手，进一步探析工作场所暴力对医护人员工作投入的作用过程和影响机制。

2　理论基础与研究假设

2.1　工作场所暴力与医护人员工作投入

工作场所暴力指从业者在工作相关的环境中遭受来自外界或内部的对其身心健康和职业安全构成威胁的虐待、攻击或骚扰事件（Wynne & Clarkin，1995）。工作场所暴力是攻击行为的逐步升级，会对个人和组织带来多方面的影响（靳宇倡，秦启文，2010）。其中，工作过程中较为常见的是从业者工作投入降低，而且还可能严重干扰工作进程并破坏从业者的主观幸福感。

根据资源保存理论，个体用于维护工作正常运转的精力、体力、社会支持和社会关系等资源是相对有限的，一旦资源损耗过大、入不敷出，将导致个体无法拥有足够的后续资源来有效应对与改善工作。为了保存相对有限的资源，个体会相应降低对工作的付出。工作场所暴力不但耗费了员工大量的工作时间，而且对其身心健康和职业安全带来了巨大隐患。由此引发的工作压力，会造成个体心理资源的大幅度损失，使其无法充分履行现有工作职责。研究发现，经常遭受工作场所暴力的个体，不仅工作满意度下降、工作能力下降、离职倾向增高，甚至容易引发安全事故（Lawoko, Soares, &

Nolan，2004；Sofield & Salmond，2003；王培席，2006）。除此之外，工作场所暴力容易使个体陷入焦虑和恐惧之中。从长远角度看，这将进一步加大其情感资源和认知资源的流失，并导致其没有充分的资源来进行有效的自我调适。以往研究表明，工作场所暴力与抑郁、睡眠障碍、生活质量下降、心因性躯体不适等具有较高相关性（Hershcovis & Barling，2010；Speroni，Fitch，Dawson，Dugan，& Atherton，2014）。尤其在服务行业，工作场所暴力对从业者的资源剥夺体现得更为明显（Fink-Samnick，2016；Wegge，Van Dick，& Von Bernstorff，2010）。

工作投入本身是一种积极的情感动机状态，具有充足资源是工作投入最直接、最重要的预测指标，因为这些资源能够激发个体的工作动机，保证个体从体力、认知和情感等方面对工作的付出（Christian et al.，2011）。而工作场所暴力损耗掉的，恰恰是工作投入赖以生存的资源，为了保留对自己有益的资源，避免资源进一步流失带来的危害，个体会相应地降低其工作动机与情感付出。因此，我们提出如下假设，

假设 1：工作场所暴力显著负向预测医护人员工作投入。

2.2 工作场所暴力与医护人员的表层扮演

表层扮演（surface acting）通常是在个体内心真实的情感体验与组织的情绪表达规则相悖的情况下发生，指个体为了展示符合组织规则的情绪，通过假装、隐藏或抑制等方式，改变外在可见的情绪表现（如语调、姿势和表情），但保持自己的内在感受不变（Grandey，2000）。针对表层扮演的元分析指出，年龄、性别、工作经验等个体因素，以及组织支持、东西方文化等情境因素，都可能会对个体的表层情绪劳动策略产生较大影响（王海雯，张淑华，2018）。

医疗服务业是情绪劳动最为频繁的行业之一。在工作过程中，医护人员的情绪更容易受到外界的影响，因此需要付出更多的情绪劳动（Zapf，2003）。根据情绪劳动的控制论模型（Diefendorff & Gosserand，2003），面

对工作场所暴力等负性情感事件的发生，个体可能会产生愤怒、挫败等不良情绪，但是为了不违反工作情绪表达规范，他们需要克制住内心真实的想法，尽可能对自己的真实情绪加以掩饰和控制。也就是说，工作场所暴力所带来的身心威胁，使得医护人员在提供医疗服务的过程中不得不违背自己的真实意愿，去表现出"合适"的情绪。虽然通过表层扮演的方式可能符合组织的情绪表达规范，但是这种外在情绪表现往往包含虚假和机械的成分，而并不是为了更好地提高医疗服务质量（Grandey，2003）。相关研究发现，来自工作场所的消极事件会对个体的表层情绪劳动策略产生较大影响，尤其是当这个消极事件与服务对象有关时（Totterdell & Holman，2003）。类似地，Grandey，Foo，Groth 和 Goodwin（2012）的研究结果也证实，患者及其家属的侵犯行为、报复行为频率越高，医护人员表现出的虚假情绪就越多。由此，我们提出如下假设，

假设 2：工作场所暴力与医护人员表层扮演正相关。

2.3 医护人员的表层扮演与沉默行为的关系

沉默行为指个体已经发现了工作中潜在的问题，并有能力改进工作状况，但却选择保留自己的真正想表达的行为、认知或内心感受（Morrison & Milliken，2000；Pinder & Harlos，2001）。值得注意的是，对内心真实想法和信息有意识地"保留"是沉默行为的核心成分（何铨，马剑虹，& Tjitra，2006）。而表层扮演原本也意味着一种错位和失真，为了维持现有工作，个体不得不对自身真实情绪有所"保留"。鉴于这两个变量之间存有类似成分，本研究推测表层扮演与沉默行为之间可能存在正向的关联性。这可以从下述两方面加以分析：

一方面，个体在进行表层扮演时，不得不承受由内在感受和外在表现相互分离而带来的情绪失调。长期的情绪失调会使个体产生自我不真实感，他们借助表层扮演而做出的伪装行为，使他们更加远离自己的真实感受（莫申江，施俊琦，2017）。相关研究也证明，员工的自我真实性（指个体的情绪、

思想、感情、信仰等的表达方式，与内心所想所感相一致）与沉默行为呈负相关（Knoll & Dick，2013）。

另一方面，个体在进行表层扮演时，愤怒或恐惧等不良情绪已经形成，而表层扮演发生在情绪反应之后（Gross，1998）。为了掩饰情绪反应而不将其表现出来，个体需要为此付出巨大的努力并耗费很多心理资源。如果消耗的心理资源不能得到及时的补偿，容易引起个体心理资源失衡。研究表明，表层扮演过程中消耗的大量资源，会导致个体的去个性化加剧，离职倾向升高，退缩行为增加（Xu，Martinez，& Lv，2017）。尤其在服务接触情境下，员工一旦产生情绪波动或情绪抵触，会降低主动性服务意愿，表现出消极的工作态度与行为（李良智，欧阳叶根，2013；廖化化，颜爱民，2015）。而这些主动性服务行为与意愿的缺失，很有可能使个体压制自己真正想表达的内心感受、认知或行为，选择不表达个人意见而保持沉默。由此，我们提出如下假设，

假设3：医护人员的表层扮演与其沉默行为正相关。

根据社会交换理论的互惠原则，在人际关系建立的过程中存在着不确定性和风险，个体不但会对存在于工作环境中的各种不确定性和风险进行评估，而且在与他人的交往中试图保持付出与收获的平衡，一旦这种平衡被打破，个体将会感到被剥夺感，并引发一系列不良后果。工作场所暴力作为一种工作压力源，使员工的身心健康和职业安全受到巨大威胁，其性质本身就是对和谐人际关系的挑战与破坏，相应地，会伴随着当事双方社会关系的变化。研究表明，医务工作场所暴力或欺凌行为会助长健康服务机构沉默氛围的产生，而这种沉默行为对医患双方的身心健康都会造成长期的不良影响（Fink-Samnick，2016）。另一项对312名教师的调查显示，工作场所欺凌行为能正向预测沉默行为的发生（Hüsrevsahi，2015）。Schat 和 Kelloway（2000）的研究发现，沉默行为与工作场所暴力引发的恐惧心理相关。实际上，在工作场所暴力影响人际关系交换的过程中，表层扮演是一种相当关键且较为常见的情绪劳动策略。如前文所述，表层扮演是个体为了满足组织要求、维护人际关系和保证工作正常运行所做的努力。虽然个体为表层扮演耗

费了个体大量的认知和情感成本，但是多数情况下，结果却不尽如人意。例如，Groth，Hennig-Thurau 和 Walsh（2009）对情绪劳动策略与顾客服务体验感知之间的关系研究表明，若顾客感知到员工运用的是表层表演，那么这种情绪表达策略反而会对顾客产生负面的影响。个体在工作岗位上会根据自身的投入和对组织的回报进行评价，当感觉到自己付出没能得到对等的回报，甚至是导致人际关系和工作效果的进一步恶化时，就会产生不公平感知。为了调整这种不公平的知觉，就会倾向于进行自我保护，他们可能会对公开发表意见或说出自己真实想法心存顾虑，对于质疑现行做法的风险性及其可能会给自己带来的负面后果更为敏感，因此他们更有可能选择保持沉默，以免招致会影响自身地位、形象及职业发展的人际代价。相关研究也证明，不公平感对于沉默行为具有正向预测作用（李锐，凌文辁，柳士顺，2012）。

工作场所暴力给受害者带来情绪上的影响，引发个体采用表层扮演的策略加以应对，而表层扮演使个体的付出与收获进一步失衡，促使了沉默行为的发生，即表层扮演发挥了中介作用。由此，我们提出如下假设，

假设 4：医护人员的表层扮演在工作场所暴力与其沉默行为之间起中介作用。

2.4 医护人员的沉默行为与工作投入的关系

个体原本已具有或形成了对工作有益的建议、意见及观点，或者发现了工作中存在或潜在的一些问题，但是出于自我保护、避免徒劳无益的努力或其他动机选择了沉默，并对自己的真实观点加以保留。虽然从表面看沉默是一种相对"安全"的压力应对方式（何铨等，2006），但现有研究一般认为，沉默会对员工以及组织产生不同程度的负面影响。

（1）员工在自己能力范围内的事情上保持沉默，会使个体质疑自己的重要性，感觉自己是不受欢迎的人，从而引发焦虑、沮丧等不良情感状态的发生。例如，Knoll 和 Dick（2013）的实证研究表明，沉默行为会使员工变得

情绪紧张，并使其幸福感降低，从而增加离职风险。

（2）个体在工作过程中都希望自己对外在环境具有控制权，而沉默使得个体无法充分表达自己的内在观点，回避人际沟通使得个体丧失了对工作的控制，而控制感的缺乏会导致工作满意感下降，产生与工作压力相关的身心疾病以及各种形式的怠工和工作倦怠。由此带来的不良后果有悖于员工最初的动机，并会对后续的工作动机产生不利的影响。

（3）沉默可能使得员工出现各种顺从或放弃的工作行为，这不但严重影响了组织忠诚度，而且容易使个体的外在行为和内在认知相互矛盾，从而产生认知失调。一项对临床护理人员采用半结构式深度访谈法的研究结果发现，护理人员沉默会使其工作主动性、积极性降低，并造成信任缺失、决策困难等不良后果（殷彬燕，张军花，蔡文智，张春华，2016）。

沉默行为具有极强的破坏性，不仅对个体的情绪和动机带来负面影响，而且会损害其自我认知。由于工作投入是个体在工作中的活力、专注与奉献的结合体，代表了个体在情感、动机、认知等方面的付出。所以，当个体表现出沉默时，其工作投入会相应地降低。由此，我们提出如下假设，

假设5：医护人员的沉默与工作投入负相关。

根据资源保存理论，个体拥有的有价值资源是有限的，一旦资源面临潜在或实际的损失，对他们而言是一种威胁，是一种压力。个体会采取相应的措施，尽量减少资源的损耗。当个体戴上面具进行表层扮演时，会通过压抑或隐匿消极情绪，甚至假扮或伪装积极情绪的方式，来调节自己的情绪反应，为此个体需要耗费大量的心理资源，来应对这种由情绪体验与情感表达不一致而引发的情绪失调（廖化化，颜爱民，2014）。此时保持沉默是个体保存情绪资源、降低生存风险的一种途径，是个体为防止资源进一步流失所做的努力。但是，资源保存理论还指出，缺乏资源的人不但更易遭受资源损失带来的压力，而且这种压力的存在，往往使得个体为了防止资源继续损失而进行的资源投入入不敷出，从而会进一步加速资源的损失，并有可能使个体由此陷入丧失螺旋（loss spiral）（Hobfoll & Shirom，2001）。表层扮演过程中消耗大量的资源，使个体资源池中的资源保有程度较低，而个体

为保存资源所采取的沉默行为，不但不能使已经消耗掉的心理资源得到及时的补偿，反而会加剧现有资源的消耗。例如，有研究指出，沉默会引发恶性循环，使得员工越发冷漠，并导致组织忠诚度降低等不良后果（Donaghey，Cullinane，Dundon，& Wilkinson，2011）。基于此，我们推测，表层扮演终将会促使个体表现更多的沉默行为，沉默行为使得未来资源进一步丧失，降低了个体对工作的投入，即沉默行为在表层扮演和工作投入的关系中发挥了中介作用。由此，我们提出如下假设，

假设 6：医护人员的沉默在其表层扮演与工作投入之间起中介作用。

综上所述，本研究主要目的是：①检验工作场所暴力对医护人员工作投入的负向预测作用；②考察医护人员表层扮演在工作场所暴力与其工作投入之间的中介作用；③考察医护人员的沉默行为在其表层扮演与工作投入之间关系的中介作用。总体来看，即是检验医护人员的表层扮演、沉默行为在工作场所暴力与其工作投入之间起链式中介作用。

3　研究方法

3.1　被试与调查过程

2016 年，课题组采用方便取样法，选取北京、黑龙江、河北、湖南等省市 20 家医院的医护人员为研究对象，在两个时间点开展两轮问卷调查。问卷调查在各医院人力资源主管的配合下完成，所有参与问卷调查的医护人员均是自愿参与本项研究。共有 800 名医护人员参与了第一轮问卷调查，744 名医护人员参与了第二轮问卷调查。最终，共有 649 名医护人员完整地参与了前后两个阶段的数据采集，问卷有效回收率为 81.13%。全部 649 份问卷的描述性统计显示：从性别来看，男性 183 人，占 28.2%，女性 465人，占 71.6%，1 人未填该信息，占 0.2%；从年龄来看，30 岁以下的有 323人，占 49.8%，30 ～ 40 岁的有 230 人，占 35.4%，40 岁以上的有 81 人，占

12.5%，15 人未填该信息，占 2.3%；从受教育程度来看，大专及以下人数为
268 人，占 41.3%，本科人数为 322 人，占 49.6%，硕士研究生及以上人数
为 57 人，占 8.8%，2 人未填该信息，占 0.3%。

两次问卷调查间隔一个月的时间。在第一轮调查中，我们测量了被试的
人口学变量，包括被试的性别、年龄、学历等，同时测量了被试经历的工作
场所暴力频次、表层扮演等变量；在第二轮调查中，被试完成了沉默行为和
工作投入的测评。在此过程中，为了保证数据的真实性，在研究开始之前，
我们向所有被试保证收集到的数据均仅作研究之用，不会向医院相关人员披
露，并要求被试签署知情同意书。因此，我们认为报告结果能够较为客观地
反映参加调研医护人员实际的行为与态度表现。

3.2 测评工具

借助 Brislin（1970）提出的翻译－回译程序，首先将本研究中涉及的英
文量表翻译成中文，之后由语言专家将中文再回译成英文，最后由作者及两
位心理学教授和两名有丰富工作经验的医护人员共同讨论问卷内容，对语句
的表达形式进行了进一步完善，以此保证研究工具的跨文化一致性。

工作场所暴力 采用王培席（2006）编制的工作场所暴力量表。该量表
参照了 Schat 和 Kelloway（2003）以及 Hesketh 等（2003）开发的工作场所
暴力测量条目与记分方式，包括"遭受咬、打、推、吐唾沫等躯体攻击"等
5 个条目。采用 0 ～ 3 点计分方式，没有遭受该类型暴力计 0 分、遭受 1 次
计 1 分、2 ～ 3 次计 2 分、4 次及以上计 3 分。得分越高，代表被试遭受工
作场所暴力的频率越高，工作场所暴力越严重。本研究中工作场所暴力量表
克伦巴赫 α 系数为 0.82。

表层扮演 采用由 Diefendorff，Croyle 和 Gosserand（2005）编制的情绪
劳动策略量表中的表层扮演分量表，包括"在与患者接触时，我通过表演
的方式表达自己的情绪"等 7 个条目。采用李克特 1 ～ 5 点计分方式（从
1="非常不同意"到 5="非常同意"）。得分越高，代表被试在工作中使用

表层扮演策略的频率越高。本研究中表层扮演量表克伦巴赫 α 系数为 0.82。

沉默行为量表　采用 Tangirala 和 Ramanujam（2010）开发的专门用于测量员工沉默行为的量表，并基于医疗卫生服务的工作性质，对题项的文字表述进行适度修正。该量表包括"尽管我有可以改善工作的想法或建议，但我并没有提出来"等 5 个条目。采用李克特 1～5 点计分方式（从 1="从不"到 5="总是"）。得分越高，代表被试在工作中表现出的沉默行为越频繁。本研究中沉默行为量表克伦巴赫 α 系数为 0.85。进一步的验证性因素分析发现，修订后的沉默行为量表是单维度量表，具有良好的结构效度，χ^2/df=1.68，CFI=0.99，TLI=0.99，$RMSEA$=0.03。

工作投入量表　采用 Schaufeli 等（2002）编制的乌勒支工作投入量表，包括"我觉得我所从事的工作目的明确，且很有意义"等 17 个条目。采用 0～6 点计分方式（从 0="从不"到 6="总是"）。得分越高，代表被试的工作投入程度越高。本研究中乌勒支工作投入量表克伦巴赫 α 系数为 0.95。

3.3 数据统计分析

采用 SPSS 20.0 和 AMOS 21.0 对数据进行处理，具体统计分析包括用描述统计、信度检验、验证性因子分析、相关分析、回归分析和中介效应检验。

4　研究结果

4.1 共同方法偏差的检验

采用 Harman 单因素方法进行共同方法偏差检验。其做法是将所有的测量项目放在一起进行未旋转（unrotated）的探索性因素分析，如果只提取出一个公因子或第一个公因子解释了绝大部分的变异，则可判定研究存在较为严重的共同方法偏差问题；反之，则不存在严重共同方法偏差。结果显示，共有 7 个特征值大于 1 的公共因子被提出，并且第一个公共因子解释了总变异量的 11.4%，小于 Podsakoff 等提出的 40% 的判断标准（周浩，龙立荣，2004）。故本研究中不存在严重的共同方法偏差。

4.2 构念效度的验证性因子分析

为了保证本研究所采用的测量工具能够有效捕捉相应变量，我们运用验证性因素分析方法对工作场所暴力、表层扮演、沉默行为和工作投入这 4 个主变量进行聚敛效度与区分效度检验，结果见表 7.1。

表 7.1　各主变量的验证性因素分析结果

模型	χ^2	df	χ^2/df	TLI	CFI	RMSEA	模型比较检验		
							模型比较	$\Delta\chi^2$	Δdf
1. 基准模型	4178.71	525	7.96	0.92	0.89	0.09			
2. 三因子模型一	5351.99	527	10.16	0.54	0.57	0.12	2.vs.1	1173.28[**]	2
3. 三因子模型二	4821.96	527	9.15	0.59	0.62	0.11	3.vs.1	633.25[**]	2
4. 三因子模型三	5085.08	527	9.65	0.57	0.59	0.12	4.vs.1	906.37[**]	2
5. 单因子模型	6413.24	528	12.15	0.45	0.48	0.13	5.vs.1	1913.93[**]	3

注：基准模型：包含各主变量共 4 个因子；
　　三因子模型一：在基准模型的基础上，将工作场所暴力和表层扮演合并为 1 个因子；
　　三因子模型二：在基准模型的基础上，将工作场所暴力和沉默行为合并为 1 个因子；
　　三因子模型三：在基准模型的基础上，将表层扮演和工作投入合并为 1 个因子；
　　单因子模型：将 4 个变量合并为 1 个因子；
　　[*]$p<0.05$，[**]$p<0.01$，[***]$p<0.001$。

从表 7.1 可以看出，单因子模型拟合效果极差（χ^2/df=12.15，CFI=0.48，TLI=0.45，RMSEA=0.13），这进一步验证了本研究不存在严重的共同方法偏差问题；基准模型（四因子模型）与其他竞争模型相比，拟合效果最佳（χ^2/df=7.96，CFI=0.89，TLI=0.92，RMSEA=0.09），这为 4 个变量的区分效度提供了重要支持。此外，各因子的因子负荷及 t 值均达到了显著性水平（$\alpha=0.05$），没有出现共线性问题，各因子的平均方差抽取量（AVE）均高于0.5，这说明本研究中的各主变量均具有较好的聚敛效度。

4.3　描述性分析

我们使用 SPSS 20.0 对研究数据进行统计分析。各研究变量的平均数、标准差以及相关系数见表 7.2。

表 7.2　研究变量的平均数、标准差和相关系数

变量	M	SD	1	2	3	4	5	6	7
1. 性别	1.72	0.45	1						
2. 年龄	1.63	0.73	−0.06	1					
3. 学历	1.69	0.68	−0.25***	0.03	1				
4. 工作场所暴力	1.56	0.65	−0.02	0.11**	0.05	1			
5. 表层扮演	2.91	0.77	0.03	0.03	0.12**	0.09*	1		
6. 沉默行为	2.10	0.80	−0.01	0.05	0.05	0.41***	0.22***	1	
7. 工作投入	3.01	1.25	−0.01	0.04	0.19***	−0.11**	0.25***	−0.13**	1

注：*$p<0.05$，**$p<0.01$，***$p<0.001$；
　　性别 1= 男性，2= 女性；
　　年龄 1=30 岁以下，2=30 ～ 40 岁，3=40 ～ 50 岁，4 =50 岁以上；
　　学历 1= 大专及以下，2= 本科，3= 硕士，4= 博士。

工作场所暴力与表层扮演显著正相关（$r=0.09$，$p<0.05$），表层扮演与沉默行为显著正相关（$r=0.22$，$p<0.001$），沉默行为与工作投入显著负相关（$r=-0.13$，$p<0.01$）。而且，工作场所暴力与工作投入显著负相关（$r=-0.11$，$p<0.01$）。上述这些结果为本研究的相关假设，提供了初步的数据支持。

4.4 工作场所暴力与医护人员工作投入的关系：链式中介效应检验

本研究采用潜变量结构方程模型，检验医护人员的表层扮演、沉默行为在工作场所暴力与其工作投入之间的中介效应，详见图7.1。

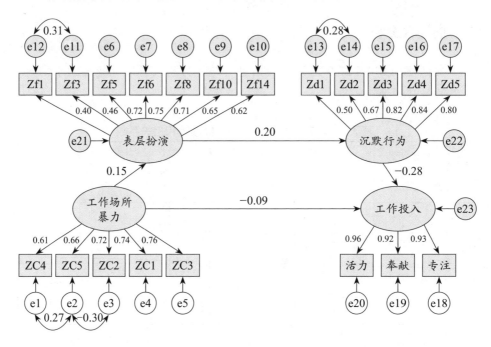

图 7.1　医护人员表层扮演与沉默行为的中介作用模型图（标准化）

（1）在进行假设模型评估的同时，我们还对其他4个竞争模型（1个完全中介模型和3个部分中介模型）进行评估。拟合结果显示，观测数据与假设模型的拟合指标最佳（χ^2/df=3.56，CFI=0.90，TLI=0.91，$RMSEA$=0.06），而其他4个竞争模型的拟合指标均没有假设模型与观测数据匹配得好。

（2）对链式中介进行检验。基于模型的拟合结果，采用偏差校正的非参数百分位Bootstrap方法进行中介效应的检验，研究共重复抽样2000次。结果表明：工作场所暴力对医护人员工作投入预测作用显著（β=−0.09，$p<0.05$），其95%的置信区间为 [−0.184，−0.001]，假设1得到验证；工作场所暴力对表层扮演的预测作用显著（β=0.15，$p<0.05$），其95%的置信区

间为 [0.002，0.189] 假设 2 得到验证；表层扮演对沉默行为预测作用显著（β=0.20，p<0.001），其 95% 的置信区间为 [0.118，0.294]，假设 3 得到验证；沉默行为对工作投入预测作用显著（β=−0.28，p<0.05），其 95% 的置信区间为 [−0.188，−0.009]，假设 5 得到验证，即工作场所暴力越频繁，医护人员表层扮演会越多，进而会使其沉默行为增加，最终降低其工作投入水平。

同时，进一步采用 Bootstrap 法对表层扮演和医护人员沉默行为的中介效应进行检验，结果显示：工作场所暴力通过表层扮演对医生沉默行为的中介效应大小为 0.03，其 95% 的置信区间为 [0.001，0.052]，置信区间内不包含 0，说明表层扮演的中介效应具有可信度，假设 4 得到验证；表层扮演通过医护人员沉默行为对工作投入的中介效应大小为 −0.06，其 95% 的置信区间为 [−0.043，−0.002]，置信区间内不包含 0，说明医护人员沉默行为的中介效应具有可信度，假设 6 得到验证；工作场所暴力通过表层扮演及医护人员沉默行为对工作投入的中介效应大小为 −0.01，其 95% 的置信区间为 [−0.008，−0.001]，置信区间内不包含 0，说明表层扮演及医护人员沉默行为的链式中介效应具有可信度。

5　讨　论

5.1 研究发现

本研究基于资源保存理论和社会交换理论，探讨工作场所暴力对医护人员工作投入的影响，发现工作场所暴力对医护人员工作投入具有负向预测作用，这与 Sofield 和 Salmond（2003）的研究结果相一致。工作场所暴力作为一种工作不安全因素，其"杀伤力"不仅仅体现在对医护人员身心健康与职业安全的影响上。从长远角度看，工作场所暴力增加了医护人员的工作压力，使其压力更大、责任更重、顾虑更多，这是对其心理资源的一种持续剥夺，会大大削弱医护人员的工作动机，并对其工作情感与工作认知造成不可弥补的损害，从而降低工作投入。为了深入剖析工作场所暴力对医护人员工作投入的作用机制，本研究引入表层扮演和沉默行为两个变量建立了一个链式中介模型，得到了一些建设性研究结论。

（1）医护人员的表层扮演在工作场所暴力与其沉默行为之间起中介作用。这一研究结果，从社会交换理论视角支持了医护人员沉默行为的形成过程。在医疗服务过程中，工作场所暴力恶化了医护人员对于自我身心健康与职业安全的风险认知。由此，或是出于职业道德和人道义务，或是防止医患关系的进一步恶化和暴力的升级，医护人员不得不采取表层扮演策略。医护人员的表层扮演发生在情绪反应之后，表层扮演时个体的情绪已经或正在形成，为了阻止情绪反应，个体需要耗费更多的资源来进行情绪管理。当付出得不到对等的回报，甚至是"敢怒不敢言"，会使医护人员的信任感、公平感和心理安全感降低，从而使得其对工作产生消极的态度，以沉默行为回应付出与收获的失衡，相关研究也证实了类似的作用结果（李锐等，2012）。

（2）医护人员的沉默行为在表层扮演与工作投入之间起中介作用。这一研究结果，与 Pinder 和 Harlos（2001）对于沉默行为的中介作用检验结果相一致。这可能是因为沉默行为加速了个体资源的丧失。如同一个恶性循环，为了保存所剩无几的资源，个体会采用防御性手段进行资源保护，从而表现出更多沉默行为。但沉默行为使个体感觉不被重视，缺乏对工作的控制感并容易引发认知失调，这加速了资源的进一步流失，使得医护人员没有足够的资源投入工作之中。

（3）工作场所暴力通过医护人员的表层扮演和沉默行为间接影响工作投入的链式中介效应显著，中介效果量为 −0.01。这表明：工作场所暴力频发，导致医护人员采用表层扮演的情绪劳动策略加以应对；而表层扮演使用越多的医护人员，越容易在工作中表现出沉默行为；进而沉默行为破坏了个体的情感、认知和动机资源，拉低了医护人员的工作投入水平。

（4）值得注意的是，虽然本研究中链式中介效应效果量相对偏小，但现有的方法学和理论研究表明，小效应具有重要意义，它可能随时间推移而累积成大效应，并直接或间接引发重大结果（Ellis，2010）。医护人员是个特殊的社会群体，虽然时常要面临工作场所暴力，但救死扶伤的工作性质和职业道德依旧要求其付出更多的个人资源。此种情况下，表层扮演和沉默行为可能会发生在部分医护人员身上，虽然不会产生立竿见影的负作用，但是仍可能具有重要的影响。也就是说，如果医护人员长期利用表情扮演和沉默行为回应工作场所暴力，这可能会累积成大效应，并因此造成医护人员工作投入的永久性缺失。因此，这种相对偏小的链式中介效应尤应受到重视。

5.2 理论意义

（1）本研究以资源保存理论和社会交换理论为理论基础，构建了工作场所暴力通过表层扮演和沉默行为降低医护人员工作投入的链式中介模型，检验了两种理论范式在我国医务职业人群中的有效性，丰富了这两种理论的外延应用。这不仅对激发医护人员工作投入的研究有着推动作用，而且使西方经典理论与中国本土化现代研究主题有机结合，为工作场所暴力作用下医护人员工作投入的递减过程提供了合理的理论解释。

（2）本研究拓展了对医疗服务行业工作场所暴力的理解范畴。具体而言，以往我国医疗服务行业工作场所暴力相关研究主要集中在流行病学阶段，大量研究重点关注工作场所暴力事件发生率、形成原因等，但缺少对其影响结果及作用机制的研究。本研究通过实证调查发现，表层扮演促使医护人员远离了自己的真实感受，沉默行为使得医护人员对自己真实的观点有所保留，在上述两个中介变量的作用下，工作场所暴力对医护人员工作投入的影响是一个相对复杂且循序渐进的过程。这不但拓展了对工作场所暴力结果变量的探究，而且回应了 Muller，Judd 和 Yzerbyt（2005）提出的，通过中介效应检验探索关系形成过程及其干预机制的倡议。还为未来的干预研究提供了来源于实证研究的证据，对深入认识工作场所暴力的作用过程具有重要理论启示。

5.3 实践启示

医护人员的工作繁忙且艰辛，尤其在中国这样一个人口众多且处于医疗制度改革阶段的国家，如果医护人员在医疗服务过程中工作投入水平不高，那么必将影响医疗效果，并对医护人员自身职业心理健康带来不利影响。因此，本研究所聚焦探讨的工作场所暴力与医护人员工作投入之间的关系以及作用机制，对公共卫生管理实践具有重要借鉴意义。

（1）基于工作场所暴力会降低医护人员工作投入的结果，我们建议医疗卫生机构应当充分评估医护人员遭受暴力的危险水平及危险因素，以进一步采取干预措施，预防并阻止针对医护人员的暴力事件的发生与蔓延。

（2）就医疗服务组织整体而言，有必要设置明确的医疗服务行为规范，并保持这种规范的一致性和有效性。一方面，在医疗服务行业中，医护人员不可避免地需要在工作过程中开展一定程度的情绪劳动，医疗卫生机构应当从组织规范上引导医护人员尽可能地规避表层扮演，并将合理情绪劳动纳入薪酬设计体系，切实有效降低表层扮演的发生频率；另一方面，应当重视医护人员心理资源的培养，通过保证工作流程的公平性，建立和谐的组织文化，使每个医护人员充分认识到组织对自己工作表现的期望，使他们在表达自己真实观点的时候没有诸多顾虑。这些都是有效降低工作场所暴力所带来的负面态度和行为的重要途径。

（3）就医护人员个体而言，医疗卫生机构应当切实关注不同医护人员的心理诉求。工作场所暴力使医护人员遭受了不公正的待遇，为了使医护人员的不良情绪能够得到及时宣泄与释放，不至于压制自己真正想表达的个人意见，增强其工作自控与管理能力，有必要为医护人员提供员工援助计划（employee assistance programs，EAP）。通过专业的心理疏导与训练，帮助医护人员及时进行自我调整，走出由工作场所暴力等应激源引发的恶性循环。

（4）医疗卫生机构可以通过开展工作经验分享等方式，促使医护人员正确认识并管理情绪劳动过程中可能面对的压力，敢于发表自己的观点与看法，将工作主动性转化为未来医疗服务工作的内驱动力。

5.4 研究展望

（1）本研究通过前后间隔 1 个月的时间滞后设计，为变量的先后出现顺序设立了时间框架，但是本研究在本质上仍属于横断面研究，这使得我们不能严格地厘定变量之间的因果关系。未来研究最好能够运用较大时间跨度的纵向研究设计，对工作场所暴力的作用机制做出更为严格的检验，从而使得变量之间的因果作用关系更具说服力。

（2）对医护人员的表层扮演和沉默行为的测量，不易被除当事人之外的任何人直接观察和感知。本研究沿用了以往的研究思路，采用自陈式量表进行数据采集（李锐等，2012），这种问卷测评方式有可能使研究结果受到同源误差的影响。与此同时，也可能有被试会因为个别题目相对敏感，而隐匿了真实情况。因此，未来研究可以多维度展开，通过设立对照组、采用情景测试，或者综合问卷法与个别访谈法相结合等多种方法，实现交互印证，进一步验证本研究所获得结果的稳健性和可靠性。

6　结　　论

本研究基于社会交换理论和资源保存理论，通过对我国 649 名医护人员 2 个时间点进行的实证调查研究发现：工作场所暴力对医护人员工作投入具有显著的负向影响；工作场所暴力通过医护人员的表层扮演作用于沉默行为；表层扮演进而通过沉默行为作用于工作投入；医护人员的表层扮演、沉默行为在工作场所暴力与其工作投入之间起链式中介作用。

参考文献

[1]　Allen, J. A., Diefendorff, J. M., & Ma, Y. (2014). Differences in Emotional Labor Across

Cultures: A Comparison of Chinese and U.S. Service Workers. *Journal of Business & Psychology*, 29 (1), 21-35.

[2] Ashforth, B. E., & Humphrey, R. H. (1993). Emotional Labor in Service Roles: The Influence of Identity. *Academy of Management Review*, 18 (1), 88-115.

[3] Bakker, A. B., Schaufeli, W. B., Sixma, H. J., Bosveld, W., & Van Dierendonck, D. (2000). Patient demands, lack of reciprocity, and burnout: A five-year longitudinal study among general practitioners. *Journal of Organizational Behavior*, 21 (4), 425-441.

[4] Blau, P. M. (1964). Exchange and power in social life. *American Journal of Sociology*.

[5] Bowling, N. A., & Beehr, T. A. (2006). Workplace harassment from the victim's perspective: a theoretical model and meta-analysis. *Journal of Applied Psychology*, 91 (5), 998-1012.

[6] Brislin, R. W. (1970). Back-translation for cross-cultural research. *Journal of Cross-Cultural Psychology*, 1 (3), 185-216.

[7] Brotheridge, C. M., & Grandey, A. A. (2002). Emotional labor and burnout: Comparing two perspectives of "people work". *Journal of Vocational Behavior*, 60 (1), 17-39.

[8] Christian, M. S., Garza, A. S., & Slaughter, J. E. (2011). Work engagement: A quantitative review and test of its relations with task and contextual performance. *Personnel Psychology*, 64 (1), 89-136.

[9] Côté, S. (2005). A Social Interaction Model of the Effects of Emotion Regulation on Work Strain. *Academy of Management Review*, 30 (3), 509-530.

[10] Detert, J. R., Burris, E. R., & Harrison, D. A. (2010). Debunking four myths about employee silence. *Harvard Business Review*, 88 (6), 26-35.

[11] Diefendorff, J. M., Croyle, M. H., & Gosserand, R. H. (2005). The dimensionality and antecedents of emotional labor strategies. *Journal of Vocational Behavior*, 66 (2), 339-357.

[12] Diefendorff, J. M., & Gosserand, R. H. (2003). Understanding the emotional labor process: a control theory perspective. *Journal of Organizational Behavior*, 24 (8), 945-959.

[13] Donaghey, J., Cullinane, N., Dundon, T., & Wilkinson, A. (2011). Reconceptualising employee silence: problems and prognosis. *Work Employment & Society*, 25 (1), 51-67.

[14] Ellis, P. D. (2010). The Essential Guide to Effect Sizes: Statistical Power, Meta-Analysis, and the Interpretation of Research Results. *Cambridge Cambridge University Press*.

[15] Fink-Samnick, E. (2016). The New Age of Bullying and Violence in Health Care: Advancing

Professional Education, Practice Culture, and Advocacy. *Proffessional Case Management*, 21 (3), 165-174.

[16] Grandey, A., Foo, S. C., Groth, M., & Goodwin, R. E. (2012). Free to be you and me: a climate of authenticity alleviates burnout from emotional labor. *Journal of Occupational Health Psychology*, 17 (1), 1-14.

[17] Grandey, A. A. (2000). Emotion regulation in the workplace: a new way to conceptualize emotional labor. *Journal of Occupational Health Psychology*, 5 (1), 95-110.

[18] Grandey, A. A. (2003). When "the show must go on": Surface acting and deep acting as determinants of emotional exhaustion and peer-rated service delivery. *Academy of Management Journal*, 46 (1), 86-96.

[19] Gross, J. J. (1998). Antecedent- and response-focused emotion regulation: Divergent consequences for experience, expression, and physiology. *Journal of Personality & Social Psychology*, 74 (1), 224-237.

[20] Groth, M., Hennig-Thurau, T., & Walsh, G. (2009). Customer Reactions to Emotional Labor: The Roles of Employee Acting Strategies and Customer Detection Accuracy. *Academy of Management Journal*, 52 (5), 958-974.

[21] He, A. J., & Qian, J. (2016). Explaining medical disputes in Chinese public hospitals: the doctor-patient relationship and its implications for health policy reforms. *Health Economics Policy & Law*, 11 (4), 359-378.

[22] Hershcovis, M. S., & Barling, J. (2010). Comparing victim attributions and outcomes for workplace aggression and sexual harassment. *Journal of Applied Psychology*, 95 (5), 874.

[23] Hesketh, K. L., Duncan, S. M., Estabrooks, C. A., Reimer, M. A., Giovannetti, P., Hyndman, K., & Acorn, S. (2003). Workplace violence in Alberta and British Columbia hospitals. *Health Policy*, 63 (3), 311-321.

[24] Hobfoll, S. E. (1989). Conservation of resources. A new attempt at conceptualizing stress. *Am Psychol*, 44 (3), 513-524.

[25] Hobfoll, S. E., & Shirom, A. (2001). Conservation of resources theory: Applications to stress and management in the workplace. *Public Policy & Administration*, 87, 57-80.

[26] Hüsrevsahi, S. P. (2015). Relationship between Organizational Mobbing and Silence Behavior among Teachers. *Educational Sciences Theory & Practice*, 15 (5), 1179-1188.

[27] Kish-Gephart, J. J., Detert, J. R., Treviño, L. K., & Edmondson, A. C. (2011). Silenced by fear. *Research in Organizational Behavior*, 29, 163-193.

[28] Knoll, M., & Dick, R. V. (2013). Do I Hear the Whistle...? A First Attempt to Measure Four Forms of Employee Silence and Their Correlates. *Journal of Business Ethics*, 113 (2), 349-362.

[29] Lancet, T. (2010). Chinese doctors are under threat. *Lancet*, 376 (9742), 657-657.

[30] Lawoko, S., Soares, J. J. F., & Nolan, P. (2004). Violence towards psychiatric staff: a comparison of gender, job and environmental characteristics in England and Sweden. *Work & Stress*, 18 (1), 39-55.

[31] Leblanc, M. M., & Kelloway, E. K. (2002). Predictors and outcomes of workplace violence and aggression. *Journal of Applied Psychology*, 87 (3), 444-453.

[32] Milliken, F. J., Morrison, E. W., & Hewlin, P. F. (2010). An exploratory study of employee silence: Issues that employees don't communicate upward and why. *Journal of Management Studies*, 40 (6), 1453-1476.

[33] Morrison, E. W., & Milliken, F. J. (2000). Organizational Silence: A Barrier to Change and Development in a Pluralistic World. *Academy of Management Review*, 25 (4), 706-725.

[34] Muller, D., Judd, C. M., & Yzerbyt, V. Y. (2005). When moderation is mediated and mediation is moderated. *Journal of Personality and Social Psychology*, 89 (6), 852-863.

[35] Pinder, C. C., & Harlos, K. P. (2001). *Employee silence: Quiescence and acquiescence as responses to perceived injustice*: Emerald Group Publishing Limited.

[36] Rogers, K. A., & Kelloway, E. K. (1997). Violence at work: Personal and organizational outcomes. *Journal of Occupational Health Psychology*, 2 (1), 63-71.

[37] Schat, A. C., & Kelloway, E. K. (2000). Effects of perceived control on the outcomes of workplace aggression and violence. *Journal of Occupational Health Psychology*, 5 (3), 386-402.

[38] Schat, A. C. H., & Kelloway, E. K. (2003). Reducing the adverse consequences of workplace aggression and violence: The buffering effects of organizational support. *Journal of Occupational Health Psychology*, 8 (2), 110-122.

[39] Schaufeli, W. B., Salanova, M., Gonzálezromá, V., & Bakker, A. B. (2002). The Measurement of Engagement and Burnout: A Two Sample Confirmatory Factor Analytic Approach. *Journal of Happiness Studies*, 3 (1), 71-92.

[40] Sofield, L., & Salmond, S. W. (2003). Workplace violence. A focus on verbal abuse and intent to leave the organization. *Orthopaedic Nursing*, 22 (4), 274-283.

[41] Speroni, K. G., Fitch, T., Dawson, E., Dugan, L., & Atherton, M. (2014). Incidence and Cost of Nurse Workplace Violence Perpetrated by Hospital Patients or Patient Visitors. *Journal of Emergency Nursing*, 40 (3), 218-228.

[42] Tangirala, S., & Ramanujam, R. (2010). Employee silence on critical work issues: The cross level effects of procedural justice climate. *Personnel Psychology*, 61 (1), 37-68.

[43] Totterdell, P., & Holman, D. (2003). Emotion regulation in customer service roles: Testing a model of emotional labor. *Journal of Occupational Health Psychology*, 8 (1), 55-73.

[44] Wegge, J., Van Dick, R., & Von Bernstorff, C. (2010). Emotional dissonance in call centre work. *Journal of Managerial Psychology*, 25 (6), 596-619.

[45] Wynne, R., & Clarkin, N. (1995). Workplace violence in Europe: it is time to act. *Work & Stress*, 9 (4), 377-379.

[46] Xu, S., Martinez, L. R., & Lv, Q. (2017). Communication is Key: The Interaction of Emotional Labor Strategies on Hotel Supervisors' Turnover Intentions in China. *Tourism Analysis*, 22 (2), págs. 125-137.

[47] Zapf, D. (2003). Emotion work and psychological well-being: A review of the literature and some conceptual considerations. *Human Resource Management Review*, 12 (2), 237-268.

[48] 何铨，马剑虹，& Tjitra，H. H.（2006）. 沉默的声音：组织中的沉默行为. 心理科学进展，14（3），413-417.

[49] 贾娟宁.（2009）. 企业员工沉默研究. 中外企业家（9X），38-39.

[50] 贾晓莉，周洪柱，赵越，郑莉丽，魏琪，郑雪倩.（2014）. 2003 年 -2012 年全国医院场所暴力伤医情况调查研究. 中国医院（3），1-3.

[51] 靳宇倡，秦启文.（2010）. 工作场所攻击行为的研究述评. 心理学探新，30（2），66-70

[52] 李良智，欧阳叶根.（2013）. 一线员工服务沉默行为的结构与测量——基于服务接触情景视角. 经济管理（10），91-99.

[53] 李锐，凌文辁，柳士顺.（2012）. 传统价值观、上下属关系与员工沉默行为——一项本土文化情境下的实证探索. 管理世界（3），127-140.

[54] 廖化化，颜爱民.（2014）. 情绪劳动的效应、影响因素及作用机制. 心理科学进

展，22（9），1504-1512.

[55]　廖化化，颜爱民.（2015）.情绪劳动的内涵.管理学报，12（2），306.

[56]　莫申江，施俊琦.（2017）.情绪劳动策略对主动破坏行为的影响.心理学报，49（3），349-358.

[57]　王海雯，张淑华.（2018）.情绪劳动策略与工作满意度关系的元分析.心理科学进展（4）.

[58]　王培席.（2006）.医务场所暴力调查及理论模型研制（博士学位论文）.四川大学，成都.

[59]　温忠麟，叶宝娟.（2014）.中介效应分析：方法和模型发展.心理科学进展，22（5），731-745.

[60]　熊红星，张璟，叶宝娟，郑雪，孙配贞.（2012）.共同方法变异的影响及其统计控制途径的模型分析.心理科学进展，20（5），757-769.

[61]　叶宝娟，方小婷，杨强，郑清，刘林林，郭少阳.（2017）.情绪调节困难对大学生手机成瘾的影响：相貌负面身体自我和社交回避与苦恼的链式中介作用.心理发展与教育，33（2），249-256.

[62]　殷彬燕，张军花，蔡文智，张春华.（2016）.护理人员组织沉默行为体验的质性研究.护理学杂志，31（11），65-68.

[63]　余艳，隋树杰.（2015）.2003—2014年我国护士遭受工作场所暴力文献计量分析.护理学报（18），22-25.

[64]　郑晓涛，石金涛，郑兴山.（2009）.员工沉默的研究综述.经济管理（3），132-135.

[65]　中国医师协会.（2016-05-28）.中国医师执业状况白皮书.取自 http://www.cmda.net/xiehuixiangmu/falvshiwubu/tongzhigonggao/2015-05-28/14587.html

[66]　周浩，龙立荣.（2004）.共同方法偏差的统计检验与控制方法.心理科学进展，12（6），942-942.

第八章　工作相关信息通信技术使用能否提升医护人员工作投入——一项日记法研究

随着现代科学技术的发展与进步，信息通信技术在社会各个领域以及医疗服务工作中都得到了广泛应用。虽然信息通信技术不断拉近医护人员同工作之间的距离，但是研究者们却认为信息通信技术的使用存有诸多弊端，目前在积极作用方面鲜有研究。本研究基于工作要求－资源模型和认知评估理论，以"互联网＋医疗"为切入点，假设当天利用信息通信技术处理工作事宜有利于提升医护人员次日的工作投入。为此，我们对 140 名医护人员展开了连续 6 天的日记法追踪研究，以验证该假设。多层线性模型的研究结果表明：当天工作相关信息通信技术的使用与医护人员次日的工作投入显著正相关，团队层面的组织联接规范和个体层面的消极情感在上述关系中起调节作用。三维交互作用检验发现：当组织联接规范高且个体消极情感低时，当天工作相关信息通信技术的使用对医护人员次日工作投入的作用效果最强。上述研究结果，有利于帮助医护人员在日常工作中更合理和更高效地应用信息通信技术，以提升其状态性工作投入。

1　引　言

信息与通信技术（information and communication technology，ICT）的发展是当今世界最引人注目的科技话题之一。科技的进步改变了传统的办公方式，以互联网、无线网络和远程办公等为主要表现形式的信息通信技术的使用，使得从业者与工作的关系变得更加紧密，这无形中侵占了个体的业余休息时间。Boswell 和 Olson-Buchanan（2007）最先发表文章，分析了下班后工作相关信息通信技术的使用会对从业者的家庭生活带来负面影响。此后，许多研究陆续指出，工作相关信息通信技术的使用会引发从业者工作家庭冲突、健康受损、情感耗竭等多种不良后果（Ďuranova & Ohly，2016）。甚至有研究者将信息通信技术在工作中的使用，谑称为对劳动者的"电子绑架"（Marcum，Higgins，& Poff，2016）。尽管学者们一致认同，信息通信技术在工作中的使用会产生"双刃剑"效应（Day，Scott，& Kelloway，2010），但是却鲜有研究提及工作相关信息通信技术对从业者的积极作用，其"光明面"很大程度上被忽视了（Diaz，Chiaburu，Zimmerman，& Boswell，2012）。迄今为止，我们对工作相关信息通信技术可能产生的积极影响知之甚少。

随着"新医改"政策的推进而发展起来的"互联网＋医疗"这一新型医疗服务模式，为我们探索上述问题提供了崭新的视野和切入点。得益于信息通信技术在医护工作中的应用，许多医疗组织开始尝试利用预约诊疗、诊前咨询和健康教育等形式进行医疗工作安排（郭薇，薛澜，2016）。对于组织来讲，医疗健康与互联网的结合有利于医学知识传播与医疗社会网络的构建，有利于解决国内医疗成本过高、医患比例失调等问题（张平，甘筱青，2016）。对于个体来讲，工作相关信息通信技术的使用又会对医护人员的工作态度与行为带来哪些影响呢？在何种情境下工作相关的信息通信技术的使用，能在医护人员中得到最有效的发挥呢？为了使广大医护人员能够在工作中更合理和更高效地使用信息通信技术，本研究对上述问题加以探讨。

（1）工作相关信息通信技术作为一种工具与媒介，能够帮助医护人员对工作任务迅速做出回应，提高工作效率，解决工作问题，是其获得工作资源的重要途径（Day et al.，2010）。而以活力、奉献和专注为主要表现特征的工作投入，则是衡量医护人员工作绩效与主观幸福感的关键指标。根据工作要求－资源模型，工作资源对工作投入具有最直接的预测力。工作相关信息通信技术是医护人员获取工作资源的重要途径（张平，甘筱青，2016），而医护人员工作投入的提升又取决于工作资源的多寡。因此，我们将在工作要求－资源模型的理论框架下，探讨工作相关信息通信技术的使用对医护人员工作投入的提升作用。此外，已有工作相关信息通信技术研究从性质上看多属于横断面研究，虽然能为后续研究提供有用信息，但是这种研究设计很容易受到共同方法偏差的影响，而且难以对个体使用信息通信技术办公的即时状态加以记录。实际上，在医护人员的日常工作中，每天对于工作相关的信息通信技术的使用频率是会有波动的。而且，大量的研究也证实，工作投入并非一成不变的特质性变量（陆欣欣，涂乙冬，2015）。随着外在工作环境和具体工作情况的变化，医护人员在工作中表现出的工作程度也会时刻发生变化（Bledow，Schmitt，Frese，& Kühnel，2011），可以将其作为状态性变量加以处理（Sonnentag，Dormann，& Demerouti，2010）。鉴于此，研究采用个体内方式，探讨医护人员当天工作相关的信息通信技术的使用对其后续工作投入状态的影响，以揭示随着工作相关的信息通信技术使用频率的波动，医护人员随后的工作投入会表现出怎样的变化趋势。

（2）根据 Lazarus（1991）提出的认知评估理论，医护人员会对在工作中发生的信息通信技术使用进行认知评估，以判断其是否与外在的工作目标或自身利益存有利害关系（Frijda，1988）。上述认知评估过程可能作为边界条件，影响到工作相关信息通信技术对医护人员工作投入作用效果的发挥。举例而言，个体医护人员是医护团队中的一分子，由于具有共同的工作目标，使得团队中的个体之间存在千丝万缕的联系，他们在工作过程中会相互影响、相互作用，甚至会形成一些默契的、不成文的规则或关系模式（袁晓莉，张海珍，周敏芳，2017）。研究表明，在医护工作开展与运行的过程中，这些潜在的人际或社交关系会影响到医护人员个体对工作相关信息通信技术使用的认知（Derks，Van Duin，Tims，& Bakker，2015）。相应地，我们将考察组织联接规范这一社会因素对工作相关的信息通信技术使用与医护人员工作投入关系的调节作用。另外，个体特征因素也会影响医护人员对工作相关信息通信技术的认知评估。有研究表明：与积极情感相比，消极的情绪体验极具破坏性和杀伤力（Lazarus，1991）。在工作中持有消极情感的个体，往往容易将负面情绪无限放大，从而导致其对工作中发生的相关事件无法做出合理地判断与正确地评估，这其中就包括信息通信技术在工作中的使用（Byron，2008）。据此，我们把医护人员工作中表现出的消极情感作为个体层面的调节变量，考察其对工作相关的信息通信技术使用与工作投入关系的调节作用。

总之，研究从三维交互的视角出发，运用日记追踪法，考察行为（工作相关信息通信技术的使用）、社会（组织联结规范）和个体（工作中的消极情感）这 3 个因素联合交互作用下医护人员工作投入的发展模式与变化趋势。具体研究框架详见图 8.1。

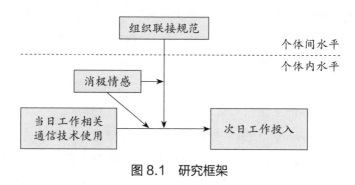

图 8.1　研究框架

2　理论基础与研究假设

2.1　工作相关的信息通信技术使用与医护人员工作投入

根据工作要求－资源模型，工作资源指那些与工作相关，有助于个体实现工作目标，并促进个体发展的心理、物理、社会或组织等方面的资源。在本研究中，考虑到医护工作的特殊性，工作相关的信息通信技术使用可以从多方面为医护工作的开展提供有利资源保障。①工作中信息通信技术的应用使个体在条件允许的情况下灵活自主安排工作时间和地点（Day et al.，2010；Mazmanian，Orlikowski，& Yates，2013），这无形中也增加了医护人员对工作的控制感和自主性。②个体借助于信息通信技术，当工作中出现紧急事件或疑难问题时，能够及时与领导或同事进行沟通与商榷（Ragsdale & Hoover，2016）。医护人员之间迅速便捷的合作，使得优势的医疗资源能够及时有效得到整合，有利于医疗工作问题的解决（刘伟，史占彪，张贤峰，王健，谢姗姗，张金凤，2014）。③以信息通信技术为载体的公共卫生教育、诊疗信息咨询、医疗数据库构建等多种形式的健康医疗服务，大大节省了医护人员的工作时间、提升了工作效率。这使得医护人员有更多的时间和精力投入更好地为患者服务中去，对其工作满意感有提升作用（Diaz et al.，2012）。可见，从日常的工作相关的信息通信技术使用中，医护人员获得了大量工作资源。值得注意的是，相关的理论和实践研究一致发现，从业者在工作中即时获得的资源往往具有继时性特征（Breevaart，Bakker，Demerouti，& Hetland，2012）。也就是说，医护人员利用信息通信技术所获得的工作资源，其作用效果并不会立即消失，往往会持续一段时间。如此一来，即使工作相关的信息通信技术使用行为已经结束，由其提供的工作资源还会继续发挥作用，这对医护人员后续工作投入的提升提供了有利的帮助。事实上，有关工作投入的元分析也曾指出，工作资源对个体每天的工作投入状态具有延迟作用（Christian et al.，2011）。基于上述理论与实证发现，我们提出如下假设，

假设1：在个体内水平，当天的工作相关的信息通信技术使用与医护人员次日的工作投入正相关。

2.2 组织联接规范与个体消极情感的调节作用

工作相关的信息通信技术使用能够为医护人员提供工作资源，有利于其第二天工作投入的提升。除此之外，还需考虑一个关键问题——信息通信技术在工作中的使用，会受到情境因素（组织和个体特征）的影响（Johns，2017）。根据认知评估理论，个体对工作相关的信息通信技术使用"仁者见仁，智者见智"，我们将把组织联接规范和个体消极情感作为情境因素，从

交互作用视角出发，探讨其对医护人员工作相关的信息通信技术使用与工作投入关系的调节作用。

组织联接规范指组织期待员工能够随时随地处于可联系到的状态，并且能够利用信息通信技术对工作事宜迅速做出反应。工作相关的信息通信技术能否对医护人员工作投入发挥有效作用，还取决于医护人员自身对于组织联接规范的评价与内化（Day et al.，2012）。当医护人员感受到的组织联接规范较高时，利用信息通信技术及时处理工作事宜并对工作任务迅速回复，是优秀工作表现的标志，在满足工作要求的同时，也容易使自己获得同事与领导的肯定与支持（Ďuranova & Ohly，2016）。因此，组织联接规范高与工作相关的信息通信技术相结合，有利于医护人员工作投入的提升。相反，当医护人员感受到的组织联接规范较低时，如果在工作中过度依赖信息通信技术，并在信息沟通过程中急于要求对方做出回复，反而可能会使正常工作流程受到干扰，并带来适得其反的负面影响，包括工作信息不对称、同事的误解和人际网络的破坏等。因此，在组织联接规范较低的情况下，工作相关的信息通信技术使用很可能会加重医护人员的心理负担，拉低其后续的工作投入水平。据此，我们提出如下假设，

假设 2：组织联接规范正向调节工作相关的信息通信技术使用与医护人员工作投入的关系。当组织联接规范高时，当天的工作相关的信息通信技术使用与医护人员第二天的工作投入正向关系较强；而当组织联接规范低时，当天的工作相关的信息通信技术使用与医护人员第二天的工作投入正向关系较弱。

消极情感（Lazarus，1991）指个体在工作中产生的忧愁、紧张、痛苦等情感状态（Watson，2000）。消极情感很容易使个体丧失理智，不利于个体在工作中做出正常判断。当医护人员表现出较高的消极情感时，他们会对工作相关的信息通信技术使用做出负面评价，认为信息通信技术的使用侵占了休息时间，增加了工作负荷（Crawford，Lepine，& Rich，2010）。高水平的消极情感限制了医护人员的认知准确性，使其对工作相关的信息通信技术存有偏见（Byron，2008）。在如此情境下使用信息通信技术处理工作事宜，必

然会增加医护人员的工作压力，耗费其心力，不利于工作投入的提升。相反，当医护人员的消极情感处于较低水平时，其认知加工过程和反刍思维处于低唤醒状态，他们较少对工作相关的信息通信技术使用做出评判，因此，正常的信息通信工作不会受到负面情感的干扰。此外，处于低水平消极情感状态的医护人员心态相对平和稳定，在利用信息通信技术进行工作的过程中能够保持相对放松，他们较少感受到信息通信压力，也有能力将由信息通信技术获得的工作资源投入工作中。基于上述论证，提出如下假设，

假设3：个体消极情感负向调节工作相关的信息通信技术使用与医护人员工作投入的关系。当个体消极情感高时，当天的工作相关的信息通信技术使用与医护人员第二天的工作投入正向关系较弱；而当消极情感低时，当天的工作相关的信息通信技术使用与医护人员第二天的工作投入正向关系较强。

通过扩展上述两个调节效应，工作相关的信息通信技术使用、组织联接规范和个体消极情感很可能会产生三维交互作用，共同影响医护人员第二天的工作投入。具体而言，当组织联接规范高且个体消极情感低时，工作相关的信息通信技术使用对医护人员第二天的工作投入作用力最强。此时，医护人员不但能够获得来自组织的社会支持和技术支持（Ďuranova & Ohly，2016），还较少受到消极情绪困扰，面对工作相关的信息通信技术使用毫无压力感（Ohly & Latour，2014），这些都为医护人员后续的工作投入奠定了良好的基础。相反，当组织联接规范低且个体消极情感高时，工作相关的信息通信技术使用对医护人员第二天的工作投入作用力会减弱甚至消失。这是因为，处于消极情感状态的医护人员原本就无法应对工作中的信息通信技术使用，加之组织联接规范较低，工作相关的信息通信技术的使用很可能引起沟通困难，这使得医护人员会将工作相关信息通信技术使用视为一种负担，由此产生的压力感会消耗其工作资源，使其没有足够的精力投入后续的工作。另外，当组织联接规范和个体消极情感都低时，虽然较低的消极情感不会消耗医护人员额外的认知资源，但是组织联接规范低却限制了工作相关的信息通信技术的推广与发挥，抵消了其对医护人员后续工作投入的积极影

响。与此类似，当组织联接规范和个体消极情感都高时，工作相关的信息通信技术使用也不利于医护人员工作投入的提升。能否从工作中获得乐趣与幸福感，是个体工作投入与否较为明显的区别。在缺乏工作内驱力的情况下，一味地为了满足组织要求而不得不使用信息通信技术处理工作事宜，会耗费医护人员的个体资源，导致其降低对工作的投入。据此，我们提出如下假设，

假设4：工作相关的信息通信技术使用、组织联接规范和个体消极情感对医护人员工作投入存在显著三维交互作用。当组织联接规范高且个体消极情感低时，工作相关的信息通信技术使用对医护人员工作投入的积极作用最强，而在其他3种情况下，工作相关的信息通信技术使用对医护人员工作投入的作用力相对较弱。

3 研究方法

3.1 被试与调查过程

2015年，使用滚雪球的方法，从北京地区的15家医院招募被试。最初，利用课题组成员的私人关系，向100余名医护人员发放调查邀请函，向其描述此次日记法追踪调查的次数、持续的时间，承诺调查的匿名性。随后，要求同意参加调研的被试，继续利用自身的人际关系网络向其同事转发调查邀请函。最终，共有大约200名医护人员同意参与此次调研。

调查借助WeChat发放问卷，共分为两个阶段。在第一阶段，医护人员被试完成一项基本情况调查，调查的内容包括被试的人口学情况（年龄、性别、婚姻状况、教育水平和工龄等），以及被试在平日工作中感知到的组织联接规范。两周后，开始第二阶段的调查。第二阶段的调查连续持续6天，医护人员被试每天要在两个时段分别完成两次测评。测评1大约在每天晚上7：00进行，此时，医护人员一天的工作任务已经基本完成，他们需要汇报当天工作相关的信息通信技术使用频率、当天在工作中体会到的消极情感，

以及下班后的心理脱离水平。测评 2 大约在第二天早上 9：30 进行，此时，医护人员已经开始投入新一天的工作之中，他们需要汇报即刻的工作投入程度。考虑到并非所有医护人员都按照统一的工作时间开展工作，也有部分医护人员存在倒班情况，所以，课题组会提醒医护人员被试在当天工作结束后的 2 小时内完成测评 1，并在次日工作开始后的 2 小时完成测评 2。两次测评之间存在时间间隔，能够在自变量与因变量之间建立时间序列，有利于检验变量之间的因果关系（Brewer，2000）。在调查过程中，如果被试在某一时间点未能按时填写测评问卷，他们将不再具有补填问卷的机会，因为此次追踪调查的目的，是为了即时准确记录医护人员被试的实时状态。为了鼓励和感谢被试的参与，调查结束后，课题组向所有按时完成测评的医护人员发放了 200 元的酬金。

在所有参与调查的医护人员被试中，有 147 人完成了第一轮的基本情况调查和第二轮的日记追踪调查，其中，有 7 人提供的数据因为作答不全或规律作答而被删除。最终，共有 140 名医护人员被试完成了有效问卷的填写。这 140 名有效被试大多为女性（74.3%）、已婚（89.3%）；平均年龄范围为 30～50 岁，平均工龄在 6～10 年之间；多数人（65.7%）拥有本科或本科以上学历。我们对测评 1（第 1 天至第 5 天）和测评 2（第 2 天至第 6 天）的数据进行了配对，共提取了 700 条有效观测数据。

3.2 测评工具

运用 Brislin（1970）传统的翻译－回译程序，将研究中所涉及的所有英文版问卷或量表翻译成中文。首先，聘请两位语言学专家对测评工具进行翻译与回译。之后，由两位职业健康心理学家对测评工具的翻译进行二次检查，重点关注测评条目是否存在歧义，保证测评工具的表面效度。

工作相关的信息通信技术使用 采用 Boswell 和 Olson-Buchanan（2007）编制的单条目量表，测量工作相关的信息通信技术使用。该量表要求被试汇报测评当天利用信息通信技术（智能手机、计算机、视频会议和电子诊疗系统）处理工作相关事宜的频率。作答采用 5 点计分法（从 1="从不" 到 5="总是"），得分越高，代表工作相关的信息通信技术使用率越高。

消极情感 采用 Watson，Clark 和 Tellegen（1988）编制的消极情感量表，用于测量医护人员在当天工作中感知到的消极情感，包括 "紧张的" "敌意的" 等 10 个形容词。作答采用 5 点计分法（从 1="完全没有" 到 5="非常强烈"），得分越高，代表被试在当天工作中感受到的消极情感越强。本研究中该量表连续 5 天平均的内部一致性系数为 0.91。

工作投入 遵循 Bledow 等（2011）的建议，结合日记法研究的特点，此次研究把工作投入当作状态性变量处理，采用 Schaufeli，Bakker 和 Salanova（2006）编制的简版乌勒支工作投入量表测量医护人员每个工作日水平的工作投入，包括 "今天工作时，我感到自己强大并且充满活力" 等 9 个条目。量表采用 5 点计分（0="从来没有" 到 5="总是"），得分越高，代表被试工作投入越高。本研究中该量表连续 5 天平均的内部一致性系数为 0.94。

组织联接规范 在调查的第一阶段，采用 Richardson 和 Benbunan-Fich（2011）编制的量表，测量医护人员感知到的组织联接规范，包括 "我的领导和同事认为，我应当即时查阅他们发来的电子邮件和消息" 等 4 个条目。被试对量表的作答采用 5 点计分法（1="完全不同意" 到 5="完全同意"），得分越高，代表被试感受到的组织联接规范越高。本研究中该问卷的内部一致性系数为 0.70。

控制变量 年龄、性别、婚姻状况、受教育水平和工龄属于个体间变量，在接下来的数据分析中被当作控制变量处理。此外，还测量了医护人员每天的心理脱离，以排除其对医护人员随后工作投入的影响。采用由 Sonnentag 和 Fritz（2007）编制的心理脱离量表，包括 "今天工作之余，我不再考虑工作上的事情" 等 4 个条目。采用李克特 1～5 点计分方式（从 1="完全不同意" 到 5="完全同意"），得分越高，代表被试的心理脱离水平越高。本研究中该量表连续 5 天平均的内部一致性系数为 0.86。

3.3 数据分析

本研究属于嵌套式研究设计（工作日水平嵌套于个体间水平），因此依据 Bryk，Raudenbush 和 Congdon（1996）推荐的方法，运行多层线性模型（hierarchical linear modeling，HLM）来验证假设。其中，个体内变量（包括工作相关的信息通信技术使用、消极情感、第二天的工作投入、心理脱离）被分配到第一层，个体间变量（组织联接规范）被分配到第二层。 参照以往的研究方法（e.g.，Butts，Becker，& Boswell，2015；Qin，Huang，Johnson，Hu，& Ju，2017），层 1 的变量进行个体中心化处理，层 2 的变量进行总中心化处理。

4 研究结果

4.1 初步分析

在验证研究假设之前，使用 HLM 运行了一系列零模型，以检验个体内变量的变异性。结果表明，医护人员工作相关的信息通信技术使用、消极情感和工作投入在个体内水平的变异，分别占总方差的 47%、29% 和 24%。因此，有必要进行多层线性分析。各变量的平均数、标准差详见表 8.1。表 8.1 中，我们还详细计算了层 1 变量在工作日水平的相关系数。

4.2 假设检验

我们运用 HLM 软件检验了研究假设。从表 8.2 模型 1 可以发现，医护人员当天工作相关的信息通信技术使用，与其第二天的工作投入显著正相关（$B=0.79$，$SE=0.30$，$p<0.05$），假设 1 得到了证实。假设 2 和假设 3 预测组织联接规范、个体消极情感分别对工作相关的信息通信技术使用与医护

表 8.1 主要研究变量的平均数、标准差和相关系数

变量	M	SD	1	2	3	4	5	6	7	8	9	10	11	12
层 1（个体内）														
1. 心理脱离 (D1)	2.71	0.82	(0.73)											
2. 工作相关信息技术使用 (D1)	2.13	1.00	0.04	—										
3. 消极情感 (D1)	1.69	0.64	0.09	0.23**	(0.91)									
4. 次日工作投入 (D2)	2.91	0.93	0.12	0.25**	0.16	(0.93)								
5. 心理脱离 (D2)	2.78	0.87	0.68***	-0.06	0.00	0.13	(0.84)							
6. 工作相关信息技术使用 (D2)	2.39	1.16	0.02	0.58***	0.32***	0.32**	0.04	—						
7. 消极情感 (D2)	1.51	0.57	-0.26**	0.17**	0.60***	-0.07	-0.23**	0.20*	(0.89)					
8. 次日工作投入 (D3)	2.86	0.98	0.15	0.32***	0.22**	0.84***	0.18*	0.44**	-0.11	(0.94)				
9. 心理脱离 (D3)	2.69	0.85	0.56***	-0.07	-0.09	0.16	0.77***	0.03	-0.16	0.22**	(0.85)			
10. 消极情感 (D3)	2.47	1.20	0.02	0.61***	0.34**	0.28**	0.09	0.75***	0.33**	0.42**	0.04	—		
11. 工作相关信息技术使用 (D3)	1.55	0.64	-0.17*	0.20*	0.76***	0.07	-0.16	0.30**	-0.16	0.07	-0.15	0.34**	(0.90)	
12. 次日工作投入 (D4)	2.78	1.03	0.06	0.27***	0.27***	0.78***	0.06	0.43***	0.80***	0.86***	0.08	0.39***	0.16	(0.95)
13. 心理脱离 (D4)	2.76	0.87	0.52***	-0.06	-0.02	0.13	0.72***	-0.01	-0.11	0.17	0.73***	0.06	-0.10	0.08
14. 工作相关信息技术使用 (D4)	2.29	1.16	-0.03	0.52***	0.16	0.09	0.01	0.50***	-0.15	0.23**	-0.01	0.53***	0.24**	0.23**
15. 消极情感 (D4)	1.48	0.64	-0.27***	0.16	0.58***	-0.02	-0.26**	0.22**	0.86***	-0.06	-0.21*	0.28**	0.90***	0.04
16. 次日工作投入 (D5)	2.81	1.03	0.08	0.13	0.26***	0.63***	0.16	0.34**	-0.03	0.71***	0.15	0.34**	0.14	0.81***
17. 心理脱离 (D5)	2.83	0.91	0.41***	0.03	-0.05	0.25**	0.64***	0.09	-0.20*	0.30**	0.63***	0.07	-0.20*	0.21*
18. 工作相关信息技术使用 (D5)	2.51	1.14	-0.03	0.51***	0.12	0.20*	-0.05	0.55***	0.14	0.32**	0.08	0.52***	0.20*	0.27**
19. 消极情感 (D5)	1.48	0.59	-0.16	0.21*	0.66***	0.06	-0.18*	0.27**	0.80***	0.01	-0.17*	0.29***	0.86***	0.10
20. 次日工作投入 (D6)	2.84	1.03	0.08	0.16	0.35***	0.73***	0.13	0.45***	0.02	0.77***	0.06	0.43***	0.24***	0.87***
层 2（个体间）														
21. 年龄	1.64	0.51	0.02	-0.23**	-0.29**	0.17	0.07	-0.13	-0.26**	0.06	0.01	-0.11	-0.23**	0.04
22. 性别	0.94	0.23	0.10	0.01	-0.10	0.21*	0.18*	0.08	-0.09	0.22**	0.16	0.07	-0.02	0.21*
23. 婚姻状况	0.89	0.31	0.09	-0.28**	-0.05	-0.01	0.09	-0.04	-0.14	0.05	0.08	-0.15	-0.05	0.01
24. 受教育水平	1.69	0.50	-0.23**	-0.01	-0.04	0.01	-0.18*	0.04	0.11	-0.05	-0.13	-0.01	0.11	0.01
25. 工龄	2.66	1.14	0.02	-0.32**	-0.32**	0.01	0.04	-0.24**	-0.25**	-0.08	0.04	-0.30**	-0.25**	0.15
26. 组织联接规范	3.88	0.82	0.04	0.22**	-0.08	0.23**	-0.03	0.33**	0.08	0.26**	0.05	0.27**	-0.08	0.24**

续表

变量	13	14	15	16	17	18	19	20	21	22	23	24	25	26
层1（个体内）														
13.心理脱离（D4）	(0.82)													
14.工作相关通信技术使用（D4）	0.06	—												
15.消极情感（D4）	-0.16	0.20*	(0.94)											
16.次日工作投入（D5）	0.16	0.28**	0.01	(0.95)										
17.心理脱离（D5）	0.67***	0.09	-0.27**	0.17*	(0.85)									
18.工作相关通信技术使用（D5）	0.10	0.65***	0.17*	0.23*	0.18*	—								
19.消极情感（D5）	-0.10	0.17	0.89***	0.07	-0.19*	0.18*	(0.91)							
20.次日工作投入（D6）	0.08	0.30***	0.06	0.85***	0.19*	0.30***	0.11	(0.95)						
层2（个体间）														
21.年龄	0.04	-0.10	-0.20*	0.11	0.02	-0.18*	-0.24**	0.06	—					
22.性别	0.14	-0.10	-0.13	0.18*	0.08	-0.11	-0.05	0.14	0.07	—				
23.婚姻状况	0.12	-0.09	-0.05	0.07	0.10	-0.11	-0.05	-0.01	0.44***	0.21*	—			
24.受教育水平	-0.10	0.09	0.20*	-0.01	-0.16	0.05	0.12	-0.03	0.18*	-0.09	0.06	—		
25.工龄	0.03	-0.29	-0.19*	-0.10	0.04	-0.26**	-0.23**	-0.13	0.75***	0.03	0.47***	0.08	—	
26.组织联接规范	-0.09	0.19*	-0.11	0.19*	-0.01	0.28***	-0.12	0.24**	-0.03	-0.13	-0.24**	-0.01	-0.16	(0.70)

注：N=700（层1），N=140（层2）；
*p<0.05，**p<0.01，***p<0.001；
括号内数字为内部一致性系数；
性别编码 0=男，1=女；
婚姻状况编码 0=未婚，1=已婚；
受教育水平编码 0=专科及以下，1=本科及以上。

表8.2 基于HLM的医护人员工作投入主效应及调节效应检验

变量	模型1			模型2			模型3			模型4		
	B	SE	t	B	SE	t	B	SE	t	B	SE	t
截距	17.41	3.33	5.22***	15.56	3.16	4.92***	16.28	3.27	4.99***	13.51	3.46	3.91***
层1（个体内）												
心理脱离	0.05	0.12	0.42	0.02	0.11	0.15	0.04	0.11	0.38	0.01	0.12	0.04
工作相关的信息通信技术使用	0.79	0.30	2.58*	0.61	0.29	2.12*	0.83	0.29	2.89**	1.30	0.53	2.44*
消极情感							-0.04	0.05	-0.84	-0.43	0.10	-4.21***
工作相关的信息通信技术使用 × 消极情感							-0.85	0.21	-3.98***	-0.83	0.24	-3.55**
层2（个体间）												
年龄	6.46	1.86	3.47**	5.10	1.90	2.68**	6.27	1.86	3.37***	5.02	1.94	2.59**
性别	6.82	1.83	3.73***	7.84	1.70	4.61***	7.88	1.78	4.43***	8.53	1.64	5.20***
婚姻状况	0.41	2.80	0.15	1.60	2.75	0.58	0.01	2.75	0.01	1.58	2.9	0.54
受教育水平	-0.91	1.36	-0.70	-0.53	1.31	-0.40	-0.52	1.35	-0.38	0.32	1.21	0.26
工龄	-2.90	0.92	-3.17**	-2.37	0.90	-2.64**	-2.77	0.90	-3.09**	-2.05	0.87	-2.35*
组织联接规范				0.65	0.23	2.76**				0.53	0.20	2.65**
工作相关的信息通信技术使用 × 组织联接规范				0.14	0.07	2.20*				0.61	0.19	3.27**
消极情感 × 组织联接规范										0.05	0.05	1.02
工作相关的信息通信技术使用 × 消极情感 × 组织联接规范										0.97	0.38	2.54*
个体内方差	0.24			0.10			0.13			0.34		
个体间方差	0.08			0.14			0.14			0.09		
离中心值	4333.02			4352.08			4336.03			4830.72		

注：N=700（层1），N=140（层2）；*p<0.05，**p<0.01，***p<0.001。

人员工作投入的关系起调节作用。从表 8.2 模型 2 可以发现，工作相关的信息通信技术使用与组织联接规范的跨层次交互作用显著且呈正向（$B=0.14$，$SE=0.07$，$p<0.05$）。从图 8.2 描绘的组织联接规范调节效应图可以看出，当组织联接规范高时，工作相关的信息通信技术使用与医护人员工作投入显著正相关（$B=0.90$，$SE=0.43$，$p<0.05$）；而当组织联接规范低时，工作相关的信息通信技术使用对医护人员工作投入的影响变弱且不显著（$B=-0.032$，$SE=0.40$，ns），假设 2 得到验证。类似地，表 8.2 模型 3 也验证了工作相关的信息通信技术使用与消极情感的个体内交互作用显著且呈负向（$B=-0.85$，$SE=0.21$，$p<0.001$）。图 8.3 表明，当消极情感高时，工作相关的信息通信技术使用与医护人员工作投入的关系表现得较弱（$B=0.23$，$SE=0.05$，$p<0.001$）；而当消极情感低时，关系变强（$B=0.42$，$SE=0.05$，$p<0.001$），假设 3 得到了验证。

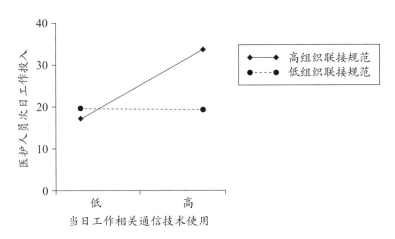

图 8.2　工作相关的信息通信技术使用与组织联接规范对工作投入的二维交互作用图

假设 4 预测工作相关的信息通信技术使用、组织联接规范和个体消极情感会对医护人员第二天工作投入产生三维交互作用。表 8.2 模型 4 的结果显示，三维交互作用显著（$B=0.97$，$SE=0.38$，$p<0.05$）。图 8.4 绘制的三维交互作用图显示，当组织联接规范高且个体消极情感低时，当天工作相关的信息通信技术使用对医护人员第二天的工作投入的作用力最强（$B=0.29$，

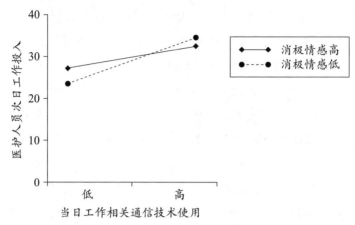

图 8.3 工作相关的信息通信技术使用与消极情感对工作投入的二维交互作用图

$SE=0.09$，$p<0.01$）；当组织联接规范低且个体消极情感高时（$B=0.21$，$SE=0.08$，$p<0.01$），或当组织联接规范和个体消极情感都低时（$B=0.23$，$SE=0.07$，$p<0.01$），当天工作相关信息通信技术使用对医护人员第二天的工作投入的作用力变弱，但依旧显著；当组织联接规范和个体消极情感都高时（$B=0.03$，$SE=0.10$，ns），当天工作相关的信息通信技术使用对医护人员第二天的工作投入的作用力最弱且完全不显著。总体看，假设 4 得到了验证。

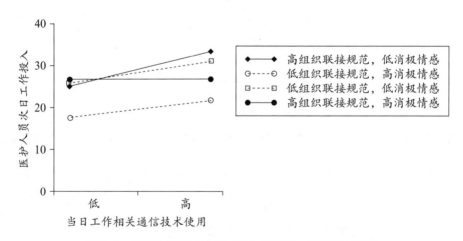

图 8.4 工作相关的信息通信技术使用、组织联接规范
与消极情感对工作投入三维交互作用图

5　讨　论

5.1　研究发现

（1）工作相关的信息通信技术是医护人员获得工作资源的重要工具，能够帮助医护人员在实现工作目标的同时，获得工作的满意感、控制感和自主性，对其随后的工作投入具有提升作用（Bledow et al.，2011；Kahn，1990；Schaufeli et al.，2002）。

（2）组织联接规范、个体消极情感调节了医护人员当天工作相关的信息通信技术使用与第二天工作投入的关系。这证明了社会和个体因素会影响医护人员对工作相关的信息通信技术使用的评估与解读，也充分验证了认知评估理论在医护人员工作投入研究中的适用性。

（3）工作相关的信息通信技术使用、组织联接规范和个体消极情感对医护人员工作投入具有显著的三维交互作用。当组织联接规范高且个体消极情感低时，当天工作相关的通信技术使用对医护人员第二天工作投入的积极作用力最为显著。而当联接规范和消极情感都高时，当天工作相关的通信技术使用对医护人员第二天工作投入的积极作用力最弱。这说明，虽然近端变量（消极情感）较远端变量（组织联接规范）的调节作用更强，但个体因素和社会因素共同影响了医护人员对工作相关的信息通信技术的认知评估。

5.2　理论意义

（1）以往研究多强调信息通信技术使用对个体家庭生活的侵扰或身心健康的损害，但若能将信息通信技术的工具性和资源性特征充分发挥出来，对于从业者工作效率的提升和工作态度的改善，还是大有裨益的。本研究证明了当天工作相关的信息通信技术使用对医护人员第二天工作投入具有提升作用，进一步验证了工作要求－资源模型的理论预设——工作资源是工作投入最直接的预测指标。

（2）本研究利用日记法，记录了医护人员工作投入随着每天工作相关的信息通信技术使用频率的变化而发生波动的过程，这验证了工作投入的状态性特征，并有机地将其与医疗工作中信息通信技术使用联系在一起，拓展了人们对医护人员工作投入前因变量的认知。

（3）本研究探讨了工作相关的信息通信技术使用与医护人员工作投入关系的边界条件。遵守组织联接规范，能够帮助医护人员获得额外的社会支持与关系资源，有利于进一步发挥工作相关的信息通信技术积极作用。而在工作中表现出的消极情感，会放大医护人员感受到的信息通信压力，破坏工作相关的信息通信技术对工作投入的提升作用。进一步的三维交互作用从认知评估理论的视角，强调探讨工作相关的信息通信技术使用与工作投入的关系时，应充分考虑到个体因素与社会因素的调节作用。

5.3 实践启示

（1）随着人口老龄化进程的加速和慢性疾病的不断蔓延，全世界的医护工作都面临着人力资源紧缺问题。在此情况下提高医护人员工作效率是迫切需要解决的问题。从宏观层面看，信息通信技术在医疗工作中的推广与使用，有利于实现医疗资源共享，对由我国医疗资源分布不均衡所引发的百姓"看病难"问题，具有一定的缓解作用。从微观层面看，工作相关的信息通信技术使用为医护人员应对工作压力提供了资源支持和技术保障。至少在短时间内，工作相关的信息通信技术使用有利于提升我国医护人员的工作投入。未来"互联网＋医疗"的发展，应当充分考虑如何借助信息通信技术的使用，提升医护人员的服务能力与工作效率。

（2）当组织联接规范高且个体消极情感低时，当天工作相关的信息通信技术使用对医护人员次日工作投入的作用力最强。为了能够使工作相关的信息通信技术的作用力得到最大发挥，医疗组织应当规范和引导信息通信技术在工作中的使用，必要时向医护人员提供工作相关的信息通信技术方面的培训，保证其可以合理且适度地利用信息通信技术处理医疗工作问题。除此之外，针对部分医护人员可能在工作中因不良应激而出现消极情感问题，有必要向其提供员工援助计划，通过正念放松训练、瑜伽运动等方式提升情感控制能力，使其能够自如地应对工作中可能出现的信息通信压力，提升工作投入水平。

5.4　研究展望

本研究存在一些有待完善之处，需要在未来研究中加以注意。

（1）所有变量的测量由医护人员被试自陈完成，这使得研究可能会受到共同方法偏差的影响。为了使研究尽量不受被试定势思维和规律性作答倾向的影响，我们对所有数据都进行了中心化处理，并选择在每天不同的时间点发放问卷与回收数据。

（2）工作相关的信息通信技术使用由单一条目量表测得，虽然过去有为数不少的学者采用此种方式进行工作相关的信息通信技术使用的可操作化研究（e.g., Boswell & Olson-Buchanan，2007；Diaz et al., 2012；Park et al., 2011），但却容易引起测评工具信度不高等问题。未来研究应该采用多条目量表对工作相关的信息通信技术使用加以测量。

（3）未来研究可以加大样本取样力度，将从医护群体中获得的研究结论，进一步推广到其他不同的职业人群中并加以验证。

6　结　　论

基于工作要求－资源模型和认知评估理论，本研究探讨了当天工作相关的信息通信技术使用对医护人员次日工作投入的提升作用，并检验了组织联接规范和个体消极情感在上述关系中二维及三维调节作用。上述研究结果，强调了工作相关的信息通信技术使用对提升医护工作投入的重要意义，有助于医护人员更合理和更高效地在工作中应用信息通信技术手段，提升其工作投入状态。

参考文献

[1] Bakker, A. B., Demerouti, E., & Sanz-Vergel, A. I. (2014). Burnout and work engagement: The JD-R approach. *Annual Review of Organizational Psychology & Organizational Behavior*, 1(1), 389-411.

[2] Barber, L. K., & Santuzzi, A. M. (2015). Please respond ASAP: Workplace telepressure and employee recovery. *Journal of Occupational Health Psychology*, 20(2):172-189.

[3] Bledow, R., Schmitt, A., Frese, M., & Kühnel, J. (2011). The affective shift model of work engagement. *Journal of Applied Psychology*, 96(6), 1246-1257.

[4] Boswell, W. R., & Olson-Buchanan, J. B. (2007). The use of communication technologies after hours: The role of work attitudes and work-life conflict. *Journal of Management*, 33(4), 592-610.

[5] Breevaart, K., Bakker, A. B., Demerouti, E., & Hetland, J. (2012). The measurement of state work engagement. *European Journal of Psychological Assessment*, 28, 305-312.

[6] Brewer, M. B. (2000). Research design and issues of validity. In H. T. Reis & C. M. Judd (Eds.), *Handbook of research methods in social and personality psychology* (pp.3-16). New York: Cambridge University Press.

[7] Brislin, R. W. (1970). Back-translation for cross-cultural research. *Journal of Cross-Cultural Psychology*, 1(3), 185-216.

[8] Bryk, A. S., Raudenbush, S. W., & Congdon, R. T. (1996). *Hierarchical linear and nonlinear modeling with the HLM/2L and HLM/3L programs*. Chicago: Scientific Software International.

[9] Butts, M. M., Becker, W. J., & Boswell, W. R. (2015). Hot buttons and time sinks: The effects of electronic communication during nonwork time on emotions and work-nonwork conflict. *Academy of Management Journal*, 58(3), 763-788.

[10] Byron, K. (2008). Carrying too heavy a load? The communication and miscommunication of emotion by email. *Academy of Management Review*, 33(2), 309-327.

[11] Christian, M. S., Garza, A. S., & Slaughter, J. E. (2011). Work engagement: A quantitative review and test of its relations with task and contextual performance. *Personnel Psychology*, 64(1), 89-136.

[12] Crawford, E. R., Lepine, J. A., & Rich, B. L. (2010). Linking job demands and resources to employee engagement and burnout: A theoretical extension and meta-analytic test. *The Journal of Applied Psychology*, 95(5), 834-848.

[13] Day, A., Scott, N., & Kelloway, E. K. (2010). Information and communication technology: Implications for job stress and employee well-being. In P. L. Perrewe & D. C. Ganster(Eds.), *Research in occupational stress and well-being (Vol. 8): New developments in theoretical and conceptual approaches to job stress* (pp. 317-350). Bingley: Emerald.

[14] Derks, D., Van Duin, D., Tims, M., & Bakker, A. B. (2015). Smartphone use and work-home interference: The moderating role of social norms and employee work engagement. *Journal of Occupational & Organizational Psychology*, 88(1), 155-177.

[15] Derks, D., Van Mierlo, H., & Schmitz, E. B. (2014). A diary study on work-related smartphone use, psychological detachment and exhaustion: Examining the role of the perceived segmentation norm. *Journal of Occupational Health Psychology*, 19(1), 74-84.

[16] Diaz, I., Chiaburu, D., S., Zimmerman, R. D., & Boswell, W. R. (2012). Communication technology: Pros and cons of constant connection to work. *Journal of Vocational Behavior*, 80(2), 500-508.

[17] Ďuranova, L., & Ohly, S. (2016). *Persistent work-related technology use, recovery and wellbeing processes: Focus on supplemental work after hours*. Champagne: Springer.

[18] Frijda, N. H. (1988). The laws of emotion. The American psychologist, 43(5), 349-358.

[19] Johns, G. 2017. Reflections on the 2016 Decade Award: Incorporating context in organizational research. *Academy of Management Review*, 42: 577-595.

[20] Kahn, W. A. (1990). Psychological conditions of personal engagement and disengagement at work. *Academy of Management Journal*, 33(4), 692-724.

[21] Kreiner, G. E. (2006). Consequences of work-home segmentation or integration: A person-environment fit perspective. *Journal of Organizational Behavior*, 27(4), 485-507.

[22] Lazarus, R. S. (1991). Cognition and motivation in emotion. *The American psychologist*, 46(4), 352-367.

[23] Lu, C. Q., Siu, O. L., Chen, W. Q., & Wang, H. J. (2011). Family mastery enhances work engagement in Chinese nurses: A cross-lagged analysis. *Journal of Vocational Behavior*, 78(1), 100-109.

[24] Marcum, C. D., Higgins, G. E., & Poff, B. (2016). Exploratory investigation on theoretical predictors of the electronic leash. *Computers in Human Behavior*, 61, 213-218.

[25] Mazmanian, M., Orlikowski, W. J., & Yates, J. A. (2013). The autonomy paradox: The implications of mobile email devices for knowledge professionals. *Organization Science*, 24(5), 1337-1357.

[26] O'Driscoll, M. P., Brough, P., Timms, C., & Sawang, S. (2010). Engagement with information and communication technology and psychological well-being. In P. L. Perrewe & D. C. Ganster(Eds.), *Research in occupational stress and well-being (Vol. 8): New developments in theoretical and conceptual approaches to stress* (pp. 269-36,). Bingley: Emerald.

[27] Ohly, S., & Latour, A. (2014). Work-related smartphone use and well-being in the evening: The role of autonomous and controlled motivation. *Journal of Personnel Psychology*, 13(4), 174-183.

[28] Oerlemans, W. G. M., Bakker, A. B., & Demerouti, E. (2014). How feeling happy during off-job activities helps to successfully recover from work: A day reconstruction study. *Work & Stress*, 28, 198-216.

[29] Park, Y. A., Fritz, C., & Jex, S. M. (2011). Relationships between work-home segmentation and psychological detachment from work: The role of communication technology use at home. *Journal of Occupational Health Psychology*, 16(4), 457-467.

[30] Podsakoff, P. M., MacKenzie, S. B., & Podsakoff, N. P. (2012). Sources of method bias in social science research and recommendations on how to control it. *Annual Review of Psychology*, 63, 539-569.

[31] Powell, G. N., & Greenhaus, J. H. (2010). Sex, gender, and the work-to-family interface: Exploring negative and positive interdependencies. *Academy of Management Journal*, 53(3), 513-534.

[32] Prasopoulou, E., Pouloudi, A., & Panteli, N. (2006). Enacting new temporal boundaries:

The role of mobile phones. *European Journal of Information Systems*, 15(3), 277-284.

[33] Qin, X., Huang, M., Johnson, R., Hu, Q., & Ju, D. (2017). The short-lived benefits of abusive supervisory behavior for actors: An investigation of recovery and work engagement. *Academy of Management Journal*, in press.

[34] Ragsdale, J. M., & Hoover, C. S. (2016). Cell phones during nonwork time: A source of job demands and resources. *Computers in Human Behavior*, 57, 54-60.

[35] Richardson, K., & Benbunan-Fich, R. (2011). Examining the antecedents of work connectivity behavior during non-work time. *Information & Organization*, 21(3), 142-160.

[36] Schaufeli, W. B., Bakker, A. B., & Salanova, M. (2006). The measurement of work engagement with a short questionnaire: A cross-national study. *Educational and Psychological Measurement*, 66(4), 701-716.

[37] Schaufeli, W. B., Salanova, M., Gonzálezromá, V., & Bakker, A. B. (2002). The measurement of engagement and burnout: A two sample confirmatory factor analytic approach. *Journal of Happiness Studies*, 3(1), 71-92.

[38] Siu, O. L., Hui, C. H., Phillips, D. R., Lin, L., Wong, T., Wai, & Shi, K. (2009). A study of resiliency among Chinese health care workers: Capacity to cope with workplace stress. *Journal of Research in Personality*, 43(5), 770-776.

[39] Sonnentag, S., Dormann, C., & Demerouti, E. (2010). Not all days are created equal: The concept of state work engagement. In A. B. Bakker & M. P. Leiter(Eds.), *Work Engagement A Handbook of Essential Theory & Research* (pp. 25-38). New York: Psychology Press.

[40] Sonnentag, S., & Fritz, C. (2007). The recovery experience questionnaire: Development and validation of a measure for assessing recuperation and unwinding from work. *Journal of Occupational Health Psychology*, 12(3), 204-221.

[41] Sonnentag, S., Mojza, E. J., Demerouti, E., & Bakker, A. B. (2012). Reciprocal relations between recovery and work engagement: The moderating role of job stressors. *Journal of Applied Psychology*, 97(4), 842-853.

[42] Van Beek, I., Hu, Q., Schaufeli, W. B., Taris, T. W., & Schreurs, B. H. J. (2012). For fun, love, or money: What drives workaholic, engaged, and burned-out employees at work? Applied Psychology, 61(1), 30-55. Watson, D. (2000). *Mood and temperament*. New York: Guilford Press.

[43] Watson, D., Clark, L. A., & Tellegen, A. (1988). Development and validation of brief measures of positive and negative affect: The PANAS scales. *Journal of Personality Social Psychology*, 54(6), 1063-1070.

[44] Wright, K. B., Abendschein, B., Wombacher, K., O'Connor, M., Hoffman, M., Dempsey, M., …Shelton, A. (2014). Work-related communication technology use outside of regular work hours and work life conflict: The influence of communication technologies on perceived work life conflict, burnout, job satisfaction, and turnover intentions. *Management Communication Quarterly*, 28(4), 507-530.

[45] 冯杰，王娟 .（2006）. 突发公共卫生事件下医护人员认知、应对和情绪特点的调查 . 第三军医大学学报, 28（10），1111-1113.

[46] 郭薇，薛澜 .（2016）. 互联网医疗的现实定位与未来发展 . 探索, 192（6），142-148.

[47] 胡香春，严敏 .（2013）. 医护人员心理健康与工作满意度的关系研究 . 预防医学, 25（5），24-28.

[48] 李爱梅，高结怡，彭元，夏萤，陈晓曦 .（2015）. 积极情感和消极情感适应的不对称性及其机制探讨 . 心理科学进展, 23（4），632-642.

[49] 李后建 .（2017）. 信息通讯技术应用对企业创新的影响分析 . 软科学（12），56-59.

[50] 刘伟，史占彪，张贤峰，王健，谢姗姗，张金凤 .（2014）. 精神科临床医护人员工作特征，工作投入与主观幸福感的关系 . 中国临床心理学杂志, 22（2），315-318.

[51] 陆欣欣，涂乙冬 .（2015）. 工作投入的短期波动 . 心理科学进展, 23（2），268-279.

[52] 苏源，徐川川，孔凡磊，李士雪 .（2018）. 信息技术在健康产业中的应用回顾及启示 . 中国卫生事业管理, 35（1）.

[53] 袁晓莉，张海珍，周敏芳 .（2017）. 团队心理安全感与医护群体抗逆力的相关性研究 . 医院管理论坛, 34（6），63-66.

[54] 张平，甘筱青 .（2016）. 移动互联网环境下医疗服务模式创新 . 科技管理研究, 36（1），108-113.

第九章　睡眠问题对医护人员工作投入的影响：出勤主义行为与心理脱离的调节作用

受职业特殊性的影响，加之工作节奏的加快和工作压力的增大，医护人员的睡眠问题越发普遍，影响也越发严重。本研究基于自我剥夺理论和恢复理论，探讨了睡眠问题对我国医护人员工作投入的影响及其边界条件。针对521名医护人员的调查结果表明：①睡眠问题对医护人员工作投入有显著的负作用，睡眠问题越严重，医护人员工作投入水平越低；②出勤主义行为正向调节睡眠问题与医护人员工作投入的关系，心理脱离负向调节睡眠问题与医护人员工作投入的关系；③睡眠问题、出勤主义行为和心理脱离对医护人员工作投入有显著三维交互作用，当医护人员出勤主义行为低且心理脱离高时，睡眠问题对其工作投入负作用不显著，而在其他条件下，睡眠问题显著拉低了医护人员的工作投入水平。上述研究结果表明，医护人员自我恢复及个体资源的补充，能够有效缓解睡眠问题对其工作投入的不良影响。

1　引　言

睡眠占据了个体一生30%以上的时间，是个体必要的生理活动和基本的生理需求，与人类的心理与社会功能密切相关。然而，伴随着现代社会生活节奏的加快、工作压力的增强，工作与休息之间的边界正在变得越发模糊，越来越多的从业者不得不牺牲睡眠去满足工作需求，工作正逐渐侵蚀着从业者的睡眠时间，睡眠问题越发普遍。医疗服务是以病患人群为服务对象且极具专业性和挑战性的职业，担负着为广大民众生命健康保驾护航的重任。医护人员因其工作的特殊性，承受着较一般职业更大的心理压力和更长的劳动时间。为了保证患者能够得到及时救治，医护人员不得不随时准备应对工作。超长的待机时间和频繁的加班，尤其是值夜班，扰乱了医护人员正常的生理节律，使其生物钟长期处于紊乱状态。许多医护人员由此罹患睡眠障碍，并深受其扰（栗军旺，骆玉菊，陈智武，2015）。一项针对我国三甲医院医护人员展开的睡眠调查显示，医生睡眠障碍发生率高达 45.77%，而护士睡眠障碍发生率则高达 64.70%（田河，邸彦橙，宋静，2015）。

根据自我损耗理论（Baumeister，Bratslavsky，Muraven，& Tice，1998），若睡眠问题愈演愈烈，且不能及时加以控制，则会对医护人员职业健康和工作结果带来诸多不利影响。睡眠问题不但会引发肥胖、胃肠不适、糖尿病等疾病，伴随着睡眠问题的加重，还会使个体的情感、认知甚至行为朝不良方向发展（Litwiller，Snyder，Taylor，& Steele，2016）。工作投入是衡量医护人员周边绩效和主观幸福感的重要指标，代表了医护人员在体力、情感和认知等方面的自我投入（Rich，Lepine，& Crawford，2010）。医护人员在工作中是否投入关系到百姓安危、人民福祉和社会安定，因此，有必要将睡眠研究引入医护人员工作投入研究领域。睡眠作为可能会影响个体自我调节获取途径与多寡的生理资源，将会对医护人员的工作投入带来怎样的影响？

国际上有两篇关于睡眠与工作投入关系的文献，一篇发现睡眠不足会加剧个体次日早晨的自我损耗，使得个体不具备充沛的精力与体力投入当天的工作当中（Lanaj，Johnson，& Barnes，2014）。另一篇研究指出，领导出现睡眠问题，会使其大脑功能受损，无法进行自我调节，由此引发的自我损耗和辱虐管理，会降低从业者整体的工作投入水平（Barnes，Lucianetti，Bhave，& Christian，2015）。这两篇研究文献的共性，在于都采用日记法或经验取样法来记录睡眠对工作投入的动态作用过程。实际上，医护人员中普遍存在的睡眠问题，是由长期睡眠不足或睡眠质量不佳累积而成的（Rupp，Wesensten，& Balkin，2010）。根据恢复理论（Meijman & Mulder，1998）的观点，较长时间框架下，睡眠问题对医护人员工作投入造成持续性损伤，可以借助个体身心系统的资源补充和修复得以缓解。也就是说，充足的睡眠有利于医护人员身心资源的恢复，缓解职业要求带来的不良影响，相反，睡眠不足会加剧其身心资源的损耗程度。基于此，本研究从资源补充的视角入手，考察睡眠影响医护人员工作投入的边界条件。同时，探讨如何在不影响正常工作的情况下，使医护人员睡眠问题的不良后果得到有效控制。

医护人员同其他职业群体一样，在日常工作与生活中会从时间、空间、情感、认知等方面来区分出工作角色和非工作角色，并尝试在不同角色之间设置并维持边界（Ashforth，Kreiner，& Fugate，2000）。由于医护人员设置和维持边界的方式各异，使得工作－非工作边界的灵活性和渗透性也各不相同，导致医护人员在恢复体验上存在个体差异。本研究重点关注了两种可能对医护人员睡眠问题的损耗效应产生干扰或调节作用的变量：出勤主义行为与心理脱离。虽然出勤主义行为、心理脱离都在某种程度上代表了个体在工作与非工作领域间的边界管理，但它们是两个独立的构念。

出勤主义行为指医护人员带病坚持工作，是一种介于完全出席（full engaged attendance）和缺勤（absence）之间的行为，更多地从行为角度关注个体在空间和时间上对工作角色的可调节程度，反映了角色边界的灵活性（Johns，2010）。心理脱离则意味着医护人员的业余时间不被工作相关内容所占据，更多地从认知层面关注处于家庭角色的个体，允许其心理或行为卷入工作角色的程度，反映了角色边界的渗透性（Sonnentag & Bayer，2005）。相关研究指出，出勤主义行为、心理脱离都与医护人员的恢复体验密切相关（李爱梅等，2015；孙健敏，张晔骏，2015）。而这直接关系到睡眠问题的损耗效应，能否因资源补充而被抵消或缓解。因此，医护人员在边界管理过程中表现出的出勤主义行为和心理脱离，将成为影响睡眠后效重要权变因素，共同决定了医护人员能否有效回应睡眠问题。

2 相关文献和研究假设

2.1 睡眠问题与工作投入

根据 Buysse，Iii，Monk，Berman 和 Kupfer（1989）对睡眠的操作化定义，睡眠不但从客观上反映了个体的入睡时间、深度睡眠时间和睡眠效率，还包含个体对睡眠质量的主观评定。借鉴以往的概念界定方式（盛小添，2018），本研究将睡眠不足、睡眠效率低和睡眠质量差等状况统称为睡眠问题。在众多的工作场所研究理论中，自我损耗理论是解释睡眠作用效果的重要模型。根据自我损耗理论（Baumeister et al.，1998），睡眠是一种放松与休息的方式，有利于能量的保存与神经系统的复原。睡眠质量差或睡眠时间短等睡眠问题却造成了个体自我调节能力的降低，从而引发"能量资源存储库"中的自我控制资源不断受到损耗，并由此引发个体的一系列负面表现（Barber & Munz，2011）。

（1）在情绪方面，睡眠不充分或不规律容易导致个体出现沮丧或失落等负面情绪，并容易使个体情绪失控（Ghumman & Barnes，2013）。这会抑制从业者在工作中的积极性，使得个体在面对问题时认为自己无法应对工作要求，并体验到较高的工作压力感（Barber，Grawitch，& Munz，2013）。Anderson 和 Dickinson（2010）的实验室研究发现，经历了睡眠剥夺的个体更容易表现出对他人的侵犯性，并在人际交往中缺乏人际信任感。

（2）在认知方面，睡眠不足通常会引发脑前额皮质区代谢率的降低。由于前额叶对应着人体执行功能，其代谢率的降低会伴随着个体控制力的降低（Kaplan & Berman，2010）。相应地，由睡眠问题低或睡眠时间不足引发的控制力或注意力的缺乏，会导致个体在后续工作中无法专注于眼前的工作（Wagner，Barnes，Lim，& Ferris，2012），并引发上班期间滥用网络、欺骗等组织偏离行为（Welsh，Ellis，Christian，& Mai，2014）。

（3）在行为方面，睡眠的主观感受能够较为直观地反映个体的自我调节动机。有睡眠问题的个体往往会体验到资源匮乏感，持续增加的疲惫感和不断累积的无助感，会使个体的反应时升高，工作准确度和灵敏度下降，妨碍个体工作中对任务的推进与完成（Barnes et al., 2015）。例如，一项以飞行员为被试的研究发现，睡眠节律混乱以及睡眠时间不足等睡眠问题，使飞行员发生飞行事故的可能性显著上升（Mullins et al., 2014）。可见，睡眠是个体进行生理资源贮备的重要途径，在一定程度上会影响个体在日常工作中的表现。

医护人员工作投入作为一类与工作资源息息相关的结果变量，具体表现为活力（在工作中充满能量与热情）、专注（专心于工作）与奉献（在工作中坚持并富有韧性），代表了医护人员在情感、认知和行为等方面与工作的联结，需要持续不断地进行自我调节并为此付出精力。但是由睡眠问题所引发的自我损耗，却使得医护人员无法在后续工作中对自身的认知、情感和行为动机等资源进行合理地调整与控制，从而影响其在工作中的投入程度。相关研究也支持了此论点，例如，Lanaj 等（2014）运用经验取样法进行的实证研究发现，前一晚睡眠问题会对个体第二天工作投入带来不利影响。类似地，Barber 等（2013）的横断面研究也证明，不良睡眠会引起个体的压力反应并导致从业者工作投入的降低。基于上述理论与实证研究结果，我们提出如下假设，

假设 1：医护人员睡眠问题与工作投入负相关。

2.2　出勤主义行为和心理脱离的调节作用

现有研究表明，工作场所中的睡眠问题会对从业者的心理和行为产生消极影响，但也有研究者认为睡眠问题的后效性受特定边界条件的制约与影响（Lanaj et al., 2014）。医护人员工作投入是一种与资源密切相关的结果变量，睡眠问题对其影响程度可能因人而异，更多地取决于医护人员个体资源的补充情况。根据恢复理论，睡眠不足带来的资源损耗，需要后续资源持续

不断地加以补充。如果个体能够通过自我调适使身心系统恢复到基准状态，适应性反应及其可能引发的不良后果会得到缓解乃至消失，但是如果恢复不足，处于非最佳状态的个体不得不在后续的工作中付出额外的努力来完成任务，累积的疲劳和压力会加重从业者身心损害（Meijman & Mulder，1998）。出勤主义行为、心理脱离代表了医护人员在工作与非工作边界管理过程中表现出的行为方式和认知策略，会对医护人员身心资源的补充带来影响。相应地，可以用恢复理论的逻辑来解释睡眠问题与医护人员工作投入负向关系的边界条件。首先检验出勤主义行为、心理脱离对睡眠问题与医护人员工作投入关系的调节作用；进而从睡眠问题、出勤主义行为与心理脱离三维交互的视角，检验医护人员工作投入的生成过程。

出勤主义行为（presenteeism）指尽管从业者感觉到身体不适，但仍然带病坚持工作的行为（Johns，2010）。中国文化属于集体主义文化，加之受到儒家文化的影响，"轻伤不下火线""鞠躬尽瘁死而后已"等工作精神得到了极高的推崇。许多医护人员将带病坚持上班的行为，视为爱岗敬业的外在表现。然而，这种行为却存在一定的隐患。当出勤主义行为水平较高时，睡眠问题对医护人员工作投入的影响更为消极。

（1）由睡眠问题引发的不良后果想要得到缓解，需要有足够的身体资源做补充。然而，出勤主义行为较高的个体具有通常难以对他人说"不"的特征，这种个体无界限式（individual boundarylessness）的带病出勤，打破了人体的生理平衡规律。出勤主义行为迫使医护人员不得不付出额外的资源来维系和持续工作，这在无形中剥夺了医护人员休息的机会，有可能使其由于没有得到及时的休息或治疗而加重病情，从而对其身心资源造成无法弥补的损害。当医护人员出勤主义行为较高时，身体健康水平已经处于预警状态，无法弥补其在应对睡眠问题时个体资源的损耗，使其不具有充足的体力与精力投入工作当中。相应地，Welsh 等（2014）的研究证明，生理资源的补充对睡眠剥夺与自我损耗之间的消极关系具有调节作用。

（2）高水平的出勤主义行为会加大医护人员的压力感受，放大睡眠问题对医护人员工作投入的负面影响。当个体表现出高水平的出勤主义行为，无论是出于对工作的喜爱，还是为了避免受到惩罚（Ferreira & Martinez，2012），或是为给领导和同事留下良好的印象，都反映了个体面对压力时趋利避害的工作动机（Lu，Lin，& Cooper，2013）。虽然医护人员带病工作是希望克服自身的不适感，并在工作中有更好的表现，但是这种不计代价的工作行为，所产生的客观工作效果却往往令人担忧。例如，相关研究一致发现，带病出勤会给组织和个人带来许多负面后果，包括组织生产力的损失、工作倦怠的升高、工作满意度的降低，甚至导致个体后续缺勤行为的增加（Baker-Mcclearn，Greasley，Dale，& Griffith，2010；Lu et al.，2013）。由于出勤主义行为引发的一系列不良后果反而增加了医护人员的压力感受，与其工作投入所需要的资源补充背道而驰，使其几乎不具备或只具备很少的心理资源可用于睡眠问题的缓解与后续资源的补充。以往研究指出，对于压力环境的浸入或是压力感受的持续增加，能够恶化压力源与从业者心理健康之间的负向关系（Brosschot，Pieper，& Thayer，2005）。因此，在面对睡眠不足或睡眠问题的情况下，表现出较高的出勤主义行为的医护人员工作投入的可能性更小，睡眠问题与医护人员工作投入的负向关系更强。

相反，当医护人员出勤主义行为较低时，睡眠问题对其工作投入的消极影响能够在一定程度上得到缓解。低出勤主义行为的个体通常具有较高的自我控制能力，这种控制能力不仅体现在个体对自身健康的内部控制（Johns，2011），还体现在个体对自己工作进度、工作任务的自由选择和掌握（Miraglia & Johns，2015）。这种自我控制能力会使医护人员拥有相对充分的身体、情感和认知资源，来缓解睡眠问题带来的剥夺。相关研究也证明了这一观点，例如，Lanaj 等（2014）的研究表明，工作控制感对于自我损耗与工作投入之间的消极关系具有调节作用。Muraven 和 Slessareva（2003）也认为，当从业者具有较高的自控力时，他们可能较少受到自我剥夺的影响。另外，低出勤主义行为的个体对缺勤正当性和工作安全性的感知较高，他们认为因病请假是出于正当的理由，属于正当的工作行为，不必因为害怕失去工作而带病出勤（Johns，2011）。这种来自组织的公平感和安全感，能够帮助医护人员获得较高的社会支持并弥补资源消耗，使其将更多资源分配在睡眠问题的自我调节上，极大地提升成功应对睡眠问题的可能性，从而缓解睡眠问题对工作投入带来的不良影响。由此，我们提出如下假设，

假设 2：出勤主义行为正向调节睡眠问题与医护人员工作投入之间的关系，即相比较而言，出勤主义行为高的医护人员，睡眠问题与工作投入的负向关系更强。

心理脱离（psychological detachment）指个体在下班后从工作相关的思虑中抽离出来的心理体验，它可以被看作个体在心理和认知上与工作开启"断开"模式（Sonnentag & Bayer，2005）。虽然在下班后的医护人员都具有在时间和空间上脱离工作并进行休息的权利，但是不同医护人员对工作与非工作所设立的心理距离又有所不同，心理脱离更强调医护人员在心理层面暂停工作相关事宜的思考。研究发现，心理脱离与生活满意度之间显著正相关，与情感耗竭、抑郁症状及工作家庭冲突显著负相关（Fritz，Yankelevich，Zarubin，& Barger，2010）。心理脱离的追踪研究则指出，心理脱离能增强个体的积极情感，随着心理脱离水平的提升，个体在工作中的愉悦感及平静感都显著升高（Charlotte Fritz，Sonnentag，Spector，& Mcinroe，2010）。

如假设 1 所描述的，面对工作场所中的睡眠问题，医护人员会产生疲劳、心率加快等适应性反应，生理资源的持续消耗可能会引发医护人员工作投入水平的下降。为了降低睡眠问题引发的不良后果，工作期间被唤醒的身心功能系统不但需要在身体上得到充分休息，还需要在心理上得到恢复。研究证明，心理脱离是恢复体验的重要组成部分，对个体身心恢复起至关重要的作用（Sonnentag & Fritz，2015）。当心理脱离水平较高时，个体不需要再费尽心力去应对工作要求，通过抑制工作相关思维、心理放松等方式，个体能够进行心理资源重建，并获得崭新的心理能量和情感资源（Sonnentag，Mojza，Binnewies，& Scholl，2008）。如此一来，由心理脱离所带来的心理资源补充能够帮助医护人员释放睡眠问题引发的压力困扰，使其在心灵上得以休息与解脱，缓解了睡眠问题对于工作投入的不利影响。许多研究也证实了心理脱离在压力源与压力反应中发挥的调节作用。例如，Sonnentag，Binnewies 和 Mojza（2010）对心理脱离的追踪研究指出，心理脱离是工

作要求对从业者身心健康以及工作投入发挥作用的边界条件。类似地，Moreno-Jiménez，Rodríguez-Muñoz，Pastor，Sanz-Vergel 和 Garrosa（2009）的研究发现，心理脱离调节着工作场所欺凌和心理压力的关系，当心理脱离的水平较高时，工作场所欺凌与心理压力的相关性被削弱。此外，Park，Fritz 和 Jex（2011）的研究也报告了心理脱离能够弱化工作情感冲突对身体健康的不良影响。

虽然心理脱离不失为一种有效的自我恢复策略，但是在科技迅速发展的社会，工作与非工作之间的边界正在逐渐变得模糊，并不是所有医护人员都能够从工作当中真正彻底地解脱出来。当心理脱离水平较低时，医护人员反复思考工作相关事宜，即使在下班后仍处于工作唤醒状态。这种"弥散式认知"（perseverative cognition）加大了医护人员对于压力的暴露程度，会迫使机体长期处于应激与压力状态。这不但会增加医护人员对于工作负荷的反应强度，还会使其身心资源持续受到挑战，从长远角度看，不利于个体的身心健康。另外，如果医护人员在需要进行身心恢复时仍旧处于低心理脱离状态，甚至不惜占用休息时间继续尚未完成的工作任务，会使原本正常的家庭生活受到干扰，无形中放大工作与生活的冲突（李爱梅等，2015）。工作家庭冲突的增加，不但会迫使医护人员耗费更多的心力去尽力融合工作与家庭的边界，而且会使个体失去来自家人的社会支持（Hahn，Binnewies，& Dormann，2014）。因此，由低心理脱离引发的心理和社会资源的持续流失，会使由睡眠问题引发的恢复要求无法得到满足，医护人员没有足够的心理和社会资源投入后续的工作当中，从而加重了睡眠问题对于工作投入的不良影响。相关研究也发现，低水平的心理脱离会加重压力源对心理健康的不良影响。例如，Sonnentag 和 Binnewies（2013）利用经验取样法进行的追踪调查发现，工作场所体验到负面情绪会影响个体在入睡时以及第二天清晨时的情绪，当心理脱离的水平较低时，不良情绪的溢出效应更强。基于上述理论和实证结果，我们提出如下假设，

假设3：心理脱离负向调节睡眠问题与医护人员工作投入之间的关系，即相比较而言，心理脱离水平高的医护人员，睡眠问题与工作投入的负向关

系更弱。

结合假设 2 和假设 3 的逻辑，研究从三维交互作用的视角，进一步探讨工作场所发生的睡眠问题、出勤主义行为和心理脱离交互作用对医护人员工作投入的影响。具体而言，当医护人员出勤主义行为低且心理脱离水平高时，对于工作与非工作领域的角色分离程度较高，无论对于工作还是家庭生活都具有较高的控制力（Miraglia & Johns，2015）。他们不但能够通过休养生息改善自身的健康状况，还可以在工作之余使心理资源得到充分的恢复。身心资源的交叉补充与相互叠加，极大地满足了医护人员较高的恢复要求，能够抵消睡眠问题对其资源消耗，削弱睡眠问题与工作投入的负向关系，使得二者的关系最弱甚至消失。相反，当医护人员出勤主义行为高且心理脱离水平低时，对于工作与非工作领域的角色整合程度较高，无论在上班时还是下班后都保持着紧张的工作状态。存在睡眠问题的医护人员，本具有极高的恢复需求，而个体的无边界倾向，使其身心系统在承担工作负荷之后没有得到充分休息，长期的恢复不足使其身心资源逐渐耗竭，加重了睡眠问题的负面影响，使得睡眠问题与医护人员工作投入的负向关系不断放大。此外，当医护人员出勤主义行为和心理脱离水平都低时，虽然个体能够通过暂时的休息进行身体上的恢复，但是在休息时间仍然持续体验着工作中的压力事件，会造成不同领域间的角色混淆，从而降低了低出勤主义行为对睡眠问题与医护人员工作投入关系的缓解作用。类似地，当出勤主义行为和心理脱离水平都高时，医护人员因为带病坚持工作而剥夺了养病的机会，由此累积的疲劳和压力，很可能对其身体健康造成永久性损害。虽然高水平的心理脱离可以帮助医护人员在工作与非工作界面建立屏障，从情感上和认知上减轻压力源的负作用，但是研究发现，一旦个体的身体健康受到损伤，无论个体如何从心理上保持与工作的距离，都无法缓解压力源对个体工作生活带来的伤害（Jonge，Spoor，Sonnentag，Dormann，& Tooren，2012）。由此，我们提出如下假设，

假设 4：睡眠问题、出勤主义行为、心理脱离对医护人员工作投入存在三维交互作用。睡眠问题与医护人员工作投入的负向关系，当出勤主义行为

低且心理脱离水平高时最弱；当出勤主义行为高且心理脱离水平低时最强；当出勤主义行为和心理脱离都高或都低时则处于中等水平。

3 研究方法

3.1 被试与调查过程

2017 年 5 ～ 6 月，从北京、上海和杭州的 12 家医院选取研究样本。为了保证研究结果的外部效度，这些医院的级别从一级到三级不等。调研正式开始之前，课题组与各医院人力资源部门负责人取得联系，说明了调研目的和内容，征得同意和配合之后，课题组开始在这些家医院的内科、外科和儿科等多个科室有偿征集被试。为了尽量避免共同方法偏差，本研究参照以往研究推荐的办法（Sonnentag，Kuttler，& Fritz，2010），采用被试－家属配对的问卷调查法进行实证研究，对象为自愿报名参加的在职医护人员及其直系家属。

课题组在发放问卷之前，详细告知被试调查的自愿性、保密性和匿名性原则。每位被试都将收到可密封的信封，内含两套问卷，分别为自评问卷和他评问卷。自评问卷包括被试的人口学信息、睡眠问题、工作投入和心理脱离的测量量表。他评问卷包括被试的一位直系家属对被试出勤主义行为的评价量表。在完成问卷的填写之后，由被试对信封加以密封，由课题组直接收回。

本次研究共发放 600 份配对问卷，收回 530 份自评问卷和 510 份他评问卷，剔除空白以及规律作答的问卷，获得 518 份有效自评问卷和 497 份他评问卷。最终，共有 497 份有效配对问卷，有效回收率为 82.83%。全部 497 份问卷的描述性统计显示：从性别来看，男性 136 人，占 27.4%，女性 361 人，占 72.6%；从年龄来看，30 岁以下的有 171 人，占 34.4%，30 ～ 40 岁的有 230 人，占 46.3%，40 岁以上的有 96 人，占 19.3%；从受教育程度来看，大专及以下人数为 159 人，占 32.0%，本科 275 人，占 55.3%，硕士研究生及以上 63 人，占 12.7%；从婚姻状况看，未婚人数为 225 人，占 45.3%，已婚人数为 264 人，占 53.1%；其他为 8 人，占 1.6%。

3.2 测评工具

借助 Brislin（1970）提出的翻译 – 回译程序，首先将研究中涉及的英文量表翻译成中文，之后由语言专家将中文再回译成英文，最后由作者及两位心理学教授和两名有丰富工作经验的医护人员共同讨论问卷内容，对语句的表达形式进行了进一步完善，以此保证研究工具的跨文化一致性。

睡眠问题 采用由 Buysse 等（1989）开发的匹兹堡睡眠问题指数（Pittsburgh Sleep Quality Index）测量被试近一个月内的睡眠情况。该量表包括"近 1 个月，总的来说，您认为自己的睡眠问题如何"等 18 个条目，考察了个体的睡眠问题、入睡时间、睡眠时间、睡眠效率、睡眠障碍、催眠药物和日间功能等 7 个睡眠维度。每个维度依照 0 ～ 3 的等级计分，各维度的得分加总得到睡眠问题的总分。总分越高，表示个体的睡眠问题越差越多。研究中睡眠量表克伦巴赫 α 系数为 0.82。

心理脱离 采用由 Sonnentag 和 Fritz（2007）编制的心理脱离量表，该量表是目前心理脱离研究应用最广泛的量表，分为特质性和状态性版本。基于总体的研究设计，研究测量的是特质性心理脱离，因此在条目的文字表述中并未对其设定时间范围。该量表包括"工作之余，我能脱离繁忙的工作任务休息一下"等 4 个条目。采用李克特 1 ～ 5 点计分方式（从 1="完全不同意"到 5="完全同意"），得分越高，代表被试的心理脱离水平越高。研究中心理脱离量表克伦巴赫 α 系数为 0.82。进一步的验证性因素分析发现，修订后的沉默行为量表是单维度量表，具有良好的结构效度，χ^2/df=1.68，*CFI* =0.99，*TLI* =0.99，*RMSEA*=0.03。

出勤主义行为 采用 Johns（2011）开发的专门用于测量主观出勤主义行为的量表，并要求被试回答过去 6 个月曾经出现出勤主义行为的频率。该量表包括"他 / 她曾经在感到不适的时候，带病参加工作"等 2 个条目。采用李克特 1～5 点计分方式（从 1="完全不同意"到 5="完全同意"），得分越高，代表被试在工作中表现出的主观出勤主义行为越频繁。研究中主观出勤主义行为量表克伦巴赫 α 系数为 0.85。

工作投入量表 采用 Schaufeli 等（2002）编制的乌勒支工作投入量表，包括"我觉得我所从事的工作目的明确，且很有意义"等 17 个条目。采用 0～6 点计分方式（从 0="从不"到 6="总是"），得分越高，代表被试的工作投入程度越高。研究中乌勒支工作投入量表克伦巴赫 α 系数为 0.95。

3.3 数据统计分析

采用 SPSS 20.0 和 AMOS 21.0 对数据进行处理，具体统计分析包括用描述统计、信度检验、验证性因子分析、相关分析、回归分析和调节效应检验。

4 结果与分析

4.1 共同方法偏差的检验

采用 Harman 单因素方法进行共同方法偏差检验，对所有的测量项目进行未旋转的探索性因素分析。结果显示：共有 10 个特征值大于 1 的公共因子被提出，并且第一个公共因子解释了总变异量的 8.53%，小于 Podsakoff 等提出的 40% 的判断标准（周浩，龙立荣，2004）。故研究中不存在严重的共同方法偏差。

4.2 各变量的相关分析

研究对各主变量进行描述统计和皮尔逊积差相关分析。表 9.1 的结果表

表9.1 人口学变量及主要研究变量的平均数、标准差和相关系数（n=497）

变量	M	SD	1	2	3	4	5	6	7	8	9
1. 性别	1.73	0.45	1								
2. 年龄	2.56	1.62	−0.12	1							
3. 婚姻状况	1.58	0.53	−0.02	0.61***	1						
4. 学历	1.80	0.64	−0.18**	0.03	−0.04	1					
5. 工作值班类型	1.22	0.46	0.02	−0.19**	−0.07	0.01	1				
6. 睡眠问题	6.05	3.12	0.12**	0.04	0.04	−0.11*	0.06	1			
7. 工作投入	52.87	18.52	−0.11**	0.04	−0.02	0.12**	−0.03	−0.14**	1		
8. 出勤主义行为	7.29	2.11	0.03	0.06	0.04	0.02	−0.02	0.23**	−0.09*	1	
9. 心理脱离	12.38	3.94	0.02	0.12**	0.07	−0.06	−0.07	−0.08	−0.02	0.04	1

注：* $p<0.05$，** $p<0.01$，*** $p<0.001$；
性别 1=男性，2=女性；
婚姻状况 1=未婚，2=已婚，3=其他；
工作值班类型 1=白班，2=夜班；
学历 1=大专及以下，2=本科，3=硕士，4=博士。

明：睡眠问题与工作投入显著负相关（$r=-0.14$，$p<0.01$），与出勤主义行为呈显著正相关（$r=0.23$，$p<0.01$），与心理脱离相关不显著；工作投入与出勤主义呈显著负相关（$r=-0.09$，$p<0.05$），与心理脱离相关不显著。

4.3 出勤主义和心理脱离的调节作用分析

为了更清晰地说明睡眠问题对工作投入的主效应，以及睡眠问题、出勤主义行为和心理脱离对工作投入的交互作用，研究采用分层回归方法进行各变量的预测作用分析。首先，为了防止出现共线性问题，对所有变量进行标准化处理；其次，构建两个调节作用的交互项，共构建 4 个交互项（XZ：睡眠问题 × 出勤主义行为；XW：睡眠问题 × 心理脱离；ZW：出勤主义行为 × 心理脱离；XZW：睡眠问题 × 出勤主义行为 × 心理脱离）；最后，共构建 4 个方程检验各主变量及交互项对工作投入的预测效果。第一个回归方程用控制变量预测工作投入（模型 1）；第二个回归方程在第一个回归方程的基础上，加入自变量睡眠问题（PSQI）（模型 2）；第三个回归方程在第二个回归方程的基础上，加入调节变量出勤主义行为（PB）及其与自变量睡眠问题的交互项（PSQI×PB）（模型 3）；第四个回归方程在第三个回归方程的基础上，加入调节变量心理脱离（PD）及其与各主变量的交互项（PSQI×PD；PB×PD；PSQI×PB×PD）（模型 4）。

假设 1 预测医护人员睡眠问题与工作投入负相关。表 9.2 的模型 2 表明，睡眠问题对工作投入的主效应显著（$B=-0.19$，$SE=0.05$，$p<0.001$），即睡眠问题越多，工作投入水平越低，假设 1 得到支持。

假设 2 假定医护人员出勤主义行为正向调节睡眠问题与工作投入的关系。根据回归结果发现，在模型 3 中睡眠问题和出勤主义行为的交互作用（PSQI×PB）对工作投入影响显著（$B=0.08$，$SE=0.03$，$p<0.01$），也就是说，出勤主义行为对睡眠问题与工作投入的调节作用显著。假设 2 得到支持。

假设 3 假定医护人员心理脱离负向调节睡眠问题与工作投入的关系。根据回归结果发现，在模型 4 中睡眠问题和心理脱离的交互作用（PSQI×PD）

表 9.2 工作投入的回归分析及交互作用检验

	模型 1		模型 2		模型 3		模型 4		模型 5	
	B	SE	B	SE	B	SE	B	SE	B	SE
截距	3.10^{***}	0.32	3.05^{***}	0.32	3.10^{***}	0.32	3.06^{***}	0.32	3.04^{***}	0.32
性别	-0.22^{*}	0.11	-0.18	0.11	-0.17^{*}	0.11	-0.16	0.11	-0.15	0.11
年龄	0.01	0.01	0.01	0.01	0.01	0.01	0.01	0.01	0.01	0.01
婚姻状况	-0.13	0.11	-0.11	0.11	-0.11	0.11	-0.12	0.11	-0.12	0.11
学历	0.13	0.07	0.11	0.07	0.12	0.07	0.14	0.07	0.14	0.07
PSQI			-0.19^{***}	0.05	-0.18^{***}	0.05	-0.16^{**}	0.05	-0.14^{**}	0.05
PB					-0.01	0.05	-0.02	0.05	-0.03	0.05
PSQI × PB					0.08^{**}	0.03	0.10^{*}	0.05	0.12^{*}	0.05
PD							0.01^{*}	0.04	0.10^{*}	0.05
PSQI × PD							-0.08^{*}	0.04	-0.09^{+}	0.05
PB × PD									-0.03	0.05
PSQI × PB × PD									-0.08^{*}	0.04
R^2	0.03		0.05		0.06		0.07		0.08	
ΔR^2	0.03		0.03		0.01		0.01		0.02	
F	3.15^{*}		14.74^{***}		2.70		2.38		2.32^{*}	

注：$^{*}p<0.05$，$^{**}p<0.01$，$^{***}p<0.001$，$^{+}p<0.1$；
性别 1=男性，2=女性；婚姻状况 1=未婚，2=已婚，3=其他；学历 1=大专及以下，2=本科，3=硕士，4=博士；
PSQI=睡眠问题，PB=出勤主义行为，PD=心理脱离。

对工作投入影响显著（$B=-0.08$，$SE=0.04$，$p<0.05$），也就是说，心理脱离对睡眠问题与工作投入的调节作用显著。假设3得到支持。

假设4假定睡眠问题、出勤主义行为和心理脱离对医护人员工作投入具有三维交互作用。表9.2的模型5显示：心理脱离对工作投入的主效应显著（$B=0.10$，$SE=0.05$，$p<0.05$）；工作投入对三维交互作用（$PSQI×PB×PD$）的回归结果显著（$B=-0.08$，$SE=0.04$，$p<0.05$）；模型4回归方程的方差解释量为0.08（$p<0.05$）。假设4得到支持。

为了更好地分析三维调节作用，研究将出勤主义行为和心理脱离各分为高分组（M+1SD）和低分组（M−1SD），然后采用简单斜率分析出勤主义行为和心理脱离的调节作用（详见图9.1）。检验结果表明：当医护人员出勤主义行为低且心理脱离水平高时，睡眠问题对工作投入的预测作用不显著（$B=-0.03$，$SE=0.05$，$p<ns$）；当其出勤主义行为高且心理脱离水平低时，睡眠问题对工作投入的预测作用显著（$B=-0.20$，$SE=0.05$，$p<0.001$）；当其出勤主义行为和心理脱离水平都低，睡眠问题对工作投入的预测作用显著（$B=-0.13$，$SE=0.05$，$p<0.05$）；当其出勤主义行为和心理脱离水平都高，睡眠问题对工作投入的预测作用显著（$B=-0.12$，$SE=0.06$，$p<0.05$）。

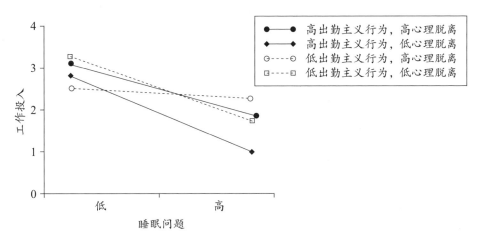

图9.1　睡眠问题、出勤主义行为和心理脱离对工作投入的三维交互作用图

5　讨　论

5.1　研究发现

在现实生活中睡眠问题普遍存在于大多数职业，尤其以医护人员、军事人员、驾驶员、夜班工人以及公司高管等职业群体最为常见（Christian & Ellis，2011）。以医护人员为例，为了更好地为患者提供医疗服务，多数医护人员必须进行倒班。由于其工作的特殊性，使得慢性睡眠问题在医护群体中表现得更为典型（胡敦蓉，2017）。睡眠债（sleep debt）用类比的方法，描述了慢性睡眠问题不断累积而产生的损耗效应（Rupp et al.，2010）。实际上，慢性睡眠问题的破坏力要远高于急性睡眠问题，而且会对个体造成持续性伤害（Barnes et al.，2015），但目前组织行为学对慢性睡眠问题与睡眠债的研究较为匮乏。本研究探索了睡眠问题与医护人员工作投入的关系，结果表明：较长时间段内慢性睡眠问题对医护人员特质性的工作投入具有显著的负向影响，这也支持了自我损耗理论有关睡眠不足以及睡眠问题会使个体自我调节资源出现损耗的研究结论。

为了深入剖析睡眠问题对于医护人员工作投入的边界条件，本研究引入出勤主义行为和心理脱离作为调节变量，力图证明医护人员在面对睡眠问题时，需要拥有更多的生理或心理资源的补充，才能够有效地缓解由睡眠问题引发的工作投入降低。我们得到了一些有意义的研究结论。

（1）出勤主义行为对睡眠问题与医护人员工作投入关系具有显著的正向调节作用。医护人员带病坚持工作是群体中广泛存在的现象，其出勤主义行为不但会透支自己的身体健康，还会额外增加工作压力（孙健敏，张晔骏，2015）。与恢复理论的观点相一致，身体系统资源的流失使得正常的人体恢复过程受到阻碍，对于受睡眠困扰的个体而言，不得不付出额外的努力自我恢复，这反过来又加重了睡眠问题对个体的损害程度。

（2）心理脱离对睡眠问题与工作投入关系具有显著的负向调节作用。尽管睡眠问题会使个体的自我调节资源减少，但是如果个体能够在非工作时间保持与工作的心理脱离，那么由此带来的心理资源的补充将会降低睡眠问题的消极影响。此研究结果支持有关长时段心理脱离能够在压力源与工作结果间起调节作用的研究结论（Sonnentag & Fritz，2015）。

（3）更为重要的是，研究发现了医护人员的出勤主义行为、心理脱离对睡眠问题和工作投入的关系存在联合效应。在出勤主义行为、心理脱离对睡眠问题与工作投入关系的三维调节结果中，还有两点值得重点关注：

第一，当医护人员的出勤主义行为低且心理脱离水平高时，睡眠问题与工作投入的负向关系最弱且相关不显著；相反，当其出勤主义行为高且心理脱离水平低时，睡眠问题与工作投入的负向关系最强且相关显著。由此可见，在缓解睡眠问题给医护人员工作投入带来的负面影响方面，低出勤主义行为和高心理脱离不失为有效的自我恢复策略。这也进一步说明，睡眠问题带来的自我损耗，可以由个体利用自身特征进行资源补充所抵消。这种资源补充，既可以是行为层面的，也可以是心理层面的。

第二，当医护人员出勤主义行为和心理脱离都高或都低时，睡眠问题与工作投入的负向关系虽处于中等水平，但是相关显著。这表明，个体在工作与非工作边界的管理过程中，如果行为表现和心理状态带给个体的信息不一致，容易引发角色冲突或认知失调（Sonnentag et al.，2010）。这会消耗医护人员更多的资源，使得睡眠问题带来的自我损耗效应很难得到缓解。

上述研究结果为医护人员睡眠问题与工作投入之间关系的研究，提供了一定的理论与实践启示。

5.2　理论意义

（1）研究从自我损耗理论的角度，探讨了睡眠问题对医护人员工作投入的负向影响。虽然已有研究多强调工作资源作为工作投入前因的重要性，并基于工作要求－资源模型为工作投入寻找前因，但是工作投入不仅是工作任务与工作角色相互融合的过程，更是个体在体力、情感和认知方面不断投入精力的过程。工作投入的实现，需要有充沛的生理资源作保障。研究聚焦于医护人员睡眠问题在资源损耗状态下引发的个体心理与行为后效，从自我损耗理论视角拓展了工作投入研究的思路，有助于更加深入理解睡眠问题与工作投入的内在关系。

（2）研究通过验证医护人员出勤主义行为与心理脱离的调节作用，深化了对影响睡眠问题与工作投入之间关系边界条件的理解。目前，学界对于睡眠问题后效过程的阐释较为成熟，但是关于睡眠问题影响工作结果的调节效应的研究仍十分匮乏，而且明显欠缺对睡眠损耗过程中个体特征因素的考虑（Barnes et al.，2015）。由自我损耗理论可知，个体自我控制资源的损耗可以由自身因素来调节（Muraven & Slessareva，2003）。研究从资源补充的角度入手，探讨了医护人员在行为和心理层面利用自我恢复抵消或减缓睡眠问题的损耗效应。从这个角度讲，研究整合了自我损耗理论和恢复理论，有利于更全面考察医护人员睡眠问题对个体工作投入的实际影响。这也为未来相关研究进一步探索睡眠后效的边界条件、理解自我调节过程，提供了借鉴和启示。

（3）研究验证了当医护人员能够有效地进行自我恢复时（出勤主义行为低且心理脱离水平高），睡眠问题对工作投入的负向作用不显著。研究结果拓展了未来睡眠研究考察边界管理调节作用的思路。在边界管理过程中，出勤主义行为与心理脱离扮演了不同的角色，其中，出勤主义行为可能会对医护人员的生理与行为边界产生限制，并带来累积的疲劳，而心理脱离则有助于医护人员的身心恢复。本研究结果揭示了医护人员在边界管理时行为与心理特征的复杂性，进一步探讨了出勤主义行为、心理脱离在睡眠问题与工作投入之间关系的协同调节作用以及互动机制，为未来研究区分不同边界管理策略的差异影响，重视边界管理对睡眠后效的调节作用，提供了重要依据。

5.3 实践启示

本研究为弱化医疗工作场所中睡眠问题的影响，提升医护人员的工作投入，提供了实证支持和实践启示。

（1）睡眠问题对医护人员的工作投入有显著的负向影响，为了避免低水平睡眠状况，应通过开展松弛有度的工作设计，降低医护人员的工作压力。对于不得不轮班的工作人员，应限制轮班时长与频次，尽量安排与医护人员生理节律相互吻合的工作日程。

（2）为了减缓睡眠问题的负面效应，应当鼓励医护人员合理的安排休息时间，从制度上限制医护人员带病出勤。管理者还可以以身作则，在生病的时候花时间休息并远离工作，这也有助于医护人员有效降低出勤主义行为，减少因病缺席的后顾之忧，使个体通过自我调整重新达到良好的工作状态。

（3）组织应当向医护人员提供干预和指导，鼓励其在工作之余从事读书、散步、娱乐等微－休息活动（micro-break activities），适当的心理脱离有助于缓解睡眠压力，并有益于工作绩效的提升。

综上所述，只有在医护人员的主观意愿和外在行动之间建立起沟通的桥梁，将出勤主义行为和心理脱离有机地结合起来，才会产生理想的自我恢复效果，降低睡眠问题的不良影响。

5.4 研究展望

虽然在研究设计上采用配对的方式进行数据采集，并在研究过程中尽量保证研究的客观性与科学性，但是研究仍存在以下局限：

（1）本研究验证了慢性睡眠问题与特质性工作投入的关系，而横断面的研究性质不足以推断变量之间的因果关系。未来研究可利用纵向研究设计，在多个时间点进行变量的测量，以此排除反向或相互影响，以便有效确定睡眠问题影响工作投入的因果关系。

（2）虽然睡眠问题在医护人员群体中较为普遍，也很有必要探讨睡眠问题对该职业群体工作投入的影响，但是睡眠问题在其他职业群体中也广泛存在，未来研究应扩大样本种类选择，在更加多样的职业人群中探讨本研究结论的外部效度。

（3）研究聚焦于医护人员睡眠问题的个体效应，检验了个体特征因素的调节作用。未来研究可以考察组织环境可能发挥的边界作用，考察组织文化、团队情境以及领导－成员交换等因素，是否也会抵消或缓解睡眠的损耗效应。

6 结　论

基于自我损耗理论和恢复理论，本研究探讨了睡眠问题与医护人员工作投入之间的关系及其边界条件。结果显示，睡眠问题与医护人员工作投入负相关，出勤主义行为、心理脱离调节了睡眠问题与医护人员工作投入之间的关系。当医护人员的出勤主义行为低且心理脱离水平高时，睡眠问题对其工作投入的影响不显著；在其他条件下，睡眠问题都会对其工作投入产生不利影响。

参考文献

[1]　Anderson, C., & Dickinson, D. L. (2010). Bargaining and trust: the effects of 36-h total sleep deprivation on socially interactive decisions. *Journal of Sleep Research*, 19(1-Part-I), 54-63.

[2]　Aronsson, G., & Gustafsson, K. (2005). Sickness presenteeism: prevalence, attendance-pressure factors, and an outline of a model for research. *Journal of Occupational & Environmental Medicine*, 47(9), 958-966.

[3]　Ashforth, B. E., Kreiner, G. E., & Fugate, M. (2000). All in a Day's Work: Boundaries and Micro Role Transitions. *Academy of Management Review*, 25(3), 472-491.

[4]　Baker-Mcclearn, D., Greasley, K., Dale, J., & Griffith, F. (2010). Absence management and presenteeism: the pressures on employees to attend work and the impact of attendance on performance. *Human Resource Management Journal*, 20(3), 311-328.

[5]　Bakker, A. B., Demerouti, E., & Sanzvergel, A. I. (2014). Burnout and Work Engagement: The JD–R Approach. *Annual Review of Organizational Psychology & Organizational Behavior*, 1(1), 389-441.

[6]　Barber, L., Grawitch, M. J., & Munz, D. C. (2013). Are better sleepers more engaged workers? A self-regulatory approach to sleep hygiene and work engagement. *Stress & Health*, 29(4), 307-316.

[7]　Barber, L. K., & Munz, D. C. (2011). Consistent-sufficient sleep predicts improvements in self-regulatory performance and psychological strain. *Stress & Health*, 27(4), 314-324.

[8]　Barnes, C. M., Lucianetti, L., Bhave, D. P., & Christian, M. S. (2015). "You wouldn't like me when I'm sleepy": Leaders' sleep, daily abusive supervision, and work unit engagement. *Academy of Management Journal*, 58(5), págs. 1419-1437.

[9]　Baumeister, R. F., Bratslavsky, E., Muraven, M., & Tice, D. M. (1998). Ego depletion: is the active self a limited resource? *J Pers Soc Psychol*, 74(5), 1252-1265.

[10]　Brislin, R. W. (1970). Back-Translation for Cross-Cultural Research. *J Cross Cult Psychol*, 1(3), 185-216.

[11]　Brosschot, J. F., Pieper, S., & Thayer, J. F. (2005). Expanding stress theory: prolonged activation and perseverative cognition. *Psychoneuroendocrinology*, 30(10), 1043-1049.

[12]　Buysse, D. J., Iii, C. F. R., Monk, T. H., Berman, S. R., & Kupfer, D. J. (1989). The Pittsburgh sleep quality index: A new instrument for psychiatric practice and research. *Psychiatry Research*, 28(2), 193-213.

[13]　Christian, M. S., & Ellis, A. P. J. (2011). Examining the Effects of Sleep Deprivation on Workplace Deviance: A Self-Regulatory Perspective. *Academy of Management Journal*, 54(5), 913-934.

[14]　Ferreira, A., & Martinez, L. (2012). Presenteeism and burnout among teachers in public and private Portuguese elementary schools. *International Journal of Human Resource Management*, 23(20), 4380-4390.

[15]　Fritz, C., Sonnentag, S., Spector, P. E., & Mcinroe, J. A. (2010). The weekend matters:

Relationships between stress recovery and affective experiences. *Journal of Organizational Behavior*, 31(8), 1137-1162.

[16] Fritz, C., Yankelevich, M., Zarubin, A., & Barger, P. (2010). Happy, healthy, and productive: the role of detachment from work during nonwork time. *J Appl Psychol*, 95(5), 977-983.

[17] Ghumman, S., & Barnes, C. M. (2013). Sleep and prejudice: a resource recovery approach. *Journal of Applied Social Psychology*, 43(S2), E166-E178.

[18] Hahn, V. C., Binnewies, C., & Dormann, C. (2014). The role of partners and children for employees' daily recovery. *Journal of Vocational Behavior*, 85(1), 39-48.

[19] Johns, G. (2010). Presenteeism in the workplace: A review and research agenda. *Journal of Organizational Behavior*, 31(4), 519-542.

[20] Johns, G. (2011). Attendance dynamics at work: The antecedents and correlates of presenteeism, absenteeism, and productivity loss. *Journal of Occupational Health Psychology*, 16(4), 483-500.

[21] Jonge, J. d., Spoor, E., Sonnentag, S., Dormann, C., & Tooren, M. v. d. (2012). "Take a break?!" Off-job recovery, job demands, and job resources as predictors of health, active learning, and creativity. *European Journal of Work & Organizational Psychology*, 21(3), 321-348.

[22] Kaplan, S., & Berman, M. G. (2010). Directed Attention as a Common Resource for Executive Functioning and Self-Regulation. *Perspect Psychol Sci*, 5(1), 43-57.

[23] Lanaj, K., Johnson, R. E., & Barnes, C. M. (2014). Beginning the workday yet already depleted? Consequences of late-night smartphone use and sleep. *Organizational Behavior & Human Decision Processes*, 124(1), 11-23.

[24] Litwiller, B., Snyder, L. A., Taylor, W. D., & Steele, L. M. (2016). The Relationship Between Sleep and Work: A Meta-Analysis. *Journal of Applied Psychology*, 102(4), 682-699.

[25] Lu, L., Lin, H. Y., & Cooper, C. L. (2013). Unhealthy and present: motives and consequences of the act of presenteeism among Taiwanese employees. *Journal of Occupational Health Psychology*, 18(4), 406-416.

[26] Mcknight-Eily, L. R., Liu, Y., Wheaton, A. G., Croft, J. B., Perry, G. S., Okoro, C. A., & Strine, T. (2011). Unhealthy sleep-related behaviors--12 States, 2009. *Morbidity and Mortality Weekly Report*, 60(8), 233-238.

[27] Meijman, T. F., & Mulder, G. (1998). Psychological aspects of workload. *New Handbook of*

Work & Organizational Psychology, 2nd, 5-33.

[28] Miraglia, M., & Johns, G. (2015). Going to Work Ill: A Meta-Analysis of the Correlates of Presenteeism and a Dual-Path Model. *Journal of Occupational Health Psychology*, 21(3), 261-283.

[29] Moreno-Jiménez, B., Rodríguez-Muñoz, A., Pastor, J. C., Sanz-Vergel, A. I., & Garrosa, E. (2009). The moderating effects of psychological detachment and thoughts of revenge in workplace bullying. *Personality and Individual Differences*, 46(3), 359-364.

[30] Mullins, H. M., Cortina, J. M., Drake, C. L., & Dalal, R. S. (2014). Sleepiness at work: A review and framework of how the physiology of sleepiness impacts the workplace. *Journal of Applied Psychology*, 99(6), 1096-1112.

[31] Muraven, M., & Slessareva, E. (2003). Mechanisms of self-control failure: motivation and limited resources. *Personality & Social Psychology Bulletin*, 29(7), 894-906.

[32] Park, Y., Fritz, C., & Jex, S. M. (2011). Relationships between work-home segmentation and psychological detachment from work: the role of communication technology use at home. *Journal of Occupational Health Psychology*, 16(4), 457-467.

[33] Rich, B. L., Lepine, J. A., & Crawford, E. R. (2010). Job engagement: Antecedents and effects on job performance. *Academy of Management Journal*, 53(3), 617-635.

[34] Rupp, T. L., Wesensten, N. J., & Balkin, T. J. (2010). Sleep history affects task acquisition during subsequent sleep restriction and recovery. *Journal of Sleep Research*, 19(2), 289-297.

[35] Sabine, S., & Charlotte, F. (2007). The Recovery Experience Questionnaire: development and validation of a measure for assessing recuperation and unwinding from work. *Journal of Occupational Health Psychology*, 12(3), 204-221.

[36] Schaufeli, W. B., Salanova, M., González-Romá, V., & Bakker, A. B. (2002). The Measurement of Engagement and Burnout: A Two Sample Confirmatory Factor Analytic Approach. *Journal of Happiness Studies*, 3(1), 71-92.

[37] Sonnentag, S., & Bayer, U. V. (2005). Switching Off Mentally: Predictors and Consequences of Psychological Detachment From Work During Off-Job Time. *J Occup Health Psychol*, 10(4), 393-414.

[38] Sonnentag, S., & Binnewies, C. (2013). Daily affect spillover from work to home:

Detachment from work and sleep as moderators. *Journal of Vocational Behavior*, 83(2), 198-208.

[39] Sonnentag, S., Binnewies, C., & Mojza, E. J. (2010). Staying well and engaged when demands are high: the role of psychological detachment. *J Appl Psychol*, 95(5), 965-976.

[40] Sonnentag, S., & Fritz, C. (2015). Recovery from job stress: The stressor-detachment model as an integrative framework. *Journal of Organizational Behavior*, 36(S1), S72-S103.

[41] Sonnentag, S., Kuttler, I., & Fritz, C. (2010). Job stressors, emotional exhaustion, and need for recovery: A multi-source study on the benefits of psychological detachment. *Journal of Vocational Behavior*, 76(3), 355-365.

[42] Sonnentag, S., Mojza, E. J., Binnewies, C., & Scholl, A. (2008). Being engaged at work and detached at home: A week-level study on work engagement, psychological detachment, and affect. *Work & Stress*, 22(3), 257-276.

[43] Wagner, D. T., Barnes, C. M., Lim, V. K., & Ferris, D. L. (2012). Lost sleep and cyberloafing: Evidence from the laboratory and a daylight saving time quasi-experiment. *Journal of Applied Psychology*, 97(5), 1068-1076.

[44] Welsh, D. T., Ellis, A. P. J., Christian, M. S., & Mai, K. M. (2014). Building a self-regulatory model of sleep deprivation and deception: The role of caffeine and social influence. *J Appl Psychol*, 99(6), 1268-1277.

[45] Xanthopoulou, D., Bakker, A. B., Demerouti, E., & Schaufeli, W. B. (2007). The role of personal resources in the job demands-resources model. *International Journal of Stress Management*, 14(2), 121-141.

[46] 陈晓洁, 叶佩芝, 黄瑾, 戴爱碧, 陈惠珍.（2017）.不同干预方法对夜班护士睡眠障碍的改善作用.解放军护理杂志, 34（24）, 36-38.

[47] 胡敦蓉.（2017）.睡眠剥夺对夜班护士睡眠质量、情绪状态及自我效能感的影响.中国疗养医学, 26（3）, 312-314.

[48] 李爱梅, 夏萤, 高结怡, 荣恺兮, 王虹.（2015）.下班后能否从工作中解脱？——员工心理脱离的影响因素、作用机制与研究展望.外国经济与管理, 432（2）, 59-68.

[49] 栗军旺, 骆玉菊, 陈智武.（2015）.医护人员的心理保健.世界最新医学信息文摘, 15（76）, 126-127.

[50] 孙健敏，张晔骏 . (2015). 工作场所的出勤主义行为 : 组织管理研究的新课题 . 心理科学进展，23 (4)，654-668.

[51] 田河，邸彦橙，宋静 . (2015). 三级甲等医院临床医护人员睡眠现状调查及其影响因素分析 . 中国社会医学杂志，32 (1)，48-51.

[52] 周浩，龙立荣 . (2004). 共同方法偏差的统计检验与控制方法 . 心理科学进展，12 (6)，942-942.

第三部分

医护人员工作投入干预研究

第十章 塑造幸福从业者：医护人员工作投入三层干预体系的构建

医护人员的工作关乎患者的生命与健康，如何调动其工作投入是目前组织行为学、职业健康心理学以及公共卫生管理研究领域的热点话题。但受研究条件的限制，相关干预研究非常罕见。为此，在开展理论与实证研究的基础上，构建医护人员工作投入干预体系已成当务之急。基于工作要求－资源模型和资源保存理论，结合前期的调研成果，课题组从组织、工作和个体层面出发，针对医护人员工作投入的提升，分别设计了领导力培训、参与式行动和正念减压3项干预方案，并于2016～2018年在相关医护人员群体中加以实施。在对实验组和控制组医护人员工作投入及相关变量进行纵向追踪调查的基础上，本研究运用单因素方差分析（ANOVA）、多元回归分析等方法进行了数据分析，得出的研究结果如下：①在组织层面，针对医院各科室主任和护士长进行的领导力培训，提高了医护领导的心理资本，改善了团队积极情感基调；②在工作层面，针对医护人员进行的参与式行动干预，改善了不良工作状况，增加了医护人员工作资源；③在个体层面，针对医护人员进行的正念减压干预，提升了医护人员对于工作的自我控制能力，增加了个体资源储量并减缓了过度自我损耗；④3项干预过后，实验组医护人员工作投入水平有了明显提高，显著高于控制组。上述干预研究将医护人员工作投入理论与实证研究引入干预体系构建当中，确保了干预实践的科学性和实用性。

1 引　言

2014 年，习近平总书记在江苏省视察时曾对我国医院做过一个比喻，"大城市的一些大医院像打仗，始终处于'战时状态'，人满为患"。这句话十分深刻地反映了我国医疗卫生服务现状。对患方而言，"小病扛着，大病去三甲"，依旧是主流的就医习惯，医疗资源分布失衡加之日益增长的医疗需求，使得"看病难"问题日益凸现；对医方而言，长期处于"战时状态"的工作环境，不仅严重影响了医护人员的心理状态和职业健康，更重要的是，不断加剧的医疗人力资源紧缺，还使得医疗服务质量无法得到保障。这些问题都亟待解决。

自从 2009 年启动新一轮医药卫生体制改革以来，无论是公益性还是市场性的医改政策，其最终目标都是为了向人民群众提供优质的医疗服务。为了能够给患者提供一个更多笑容、更多耐心、更加细致的就医环境，我国政府对医疗卫生的资金投入持续增长。在此过程中，医疗质量和医疗服务的核心是医护人员。以活力、奉献和专注为主要特征的工作投入，不但能够帮助医护人员提高工作效率，缓解由医疗资源紧张带来的压力，而且能够提升其主观幸福感，改善医疗服务质量。因此，关爱医护人员、关注医护人员职业心理健康、保障和提升医护人员的工作投入是医疗卫生事业健康发展的前提和保障。

随着"新医改"核心政策的推进，应将医护人员工作投入的提升放在优先发展位置。为更准确地了解当前我国医护人员的工作投入状况，反映广大医护人员心声，保障广大医疗工作者的合法权益，促进医疗服务质量的提高，本课题组在 2013～2018 年对医护人员工作投入状况进行了多次调研，探讨了医护人员工作投入的生成过程与提升策略。通过文献回顾发现，医护人员工作投入的生成模式并不是一个自上而下（top-down）的被动生成过程，而是一个主动进行的、自下而上（bottom-up）的能动系统，包含组织、工作和个体层面的多种动态变量，它既反映了工作资源的重要性，又体现了医护人员在工作中的主观能动性，并对其生活工作质量及职业心理健康产生影响。通过对我国医护人员工作投入的横断历史元分析发现，新一轮医疗卫生改革开展的 10 余年来，医护人员工作投入总体水平呈上升趋势，其中，东部地区医护人员工作投入基本保持稳定，三甲级医院医护人员工作投入提升不明显，甚至在奉献因子上呈现出下降趋势。医疗卫生费用占 GDP 比值、每千人拥有的医疗资源数量、媒体报道的"医闹"事件数量，都与医护人员工作投入显著相关。通过实证调查，我们还从组织、工作和个体 3 个方面分析了医护人员工作投入的生成模式。在组织层面，团队积极情感基调和领导心理资本对医护人员工作投入具有跨层次的传染和下行传递效应。在工作层面，随着社会转型的不断深入，医患关系受到冲击，医疗工作场所暴力及伤医事件时有发生，导致医护人员工作的付出与收获不成比例，这些都是阻碍其加大工作投入的瓶颈。在个体层面，随着科学技术的发展、工作节奏的加快，工作与非工作之间的边界正在变得越发模糊。睡眠问题、信息通信技术在工作中的应用，使得医疗卫生职业人群特有的问题逐渐显现，医护人员能否通过合理的自我调适，对工作与非工作的界面进行有效的边界管理，将会对其工作投入产生不同程度的影响。

理论和实证研究需要应用于实践，上述调查结果从理论基础方面和实证数据角度为医护人员工作投入的干预研究提供了可能。我们将把其作为制定医护人员工作投入提升策略的基本依据，并围绕工作要求 – 资源模型、资源保存理论，深入探讨如何在组织资源、工作资源和个体资源构建等方面有效提升医护人员工作投入。

② 理论基础与研究假设

所谓工作投入的干预，指通过培养、构建、维护和促进等手段，提升从业者在工作中的活力、奉献与专注水平，使其精力充沛、乐于助人、专心工作（Knight，Patterson，Dawson，& Brown，2017）。无论是团队水平的干预还是个体水平的干预，线上进行的干预还是面对面进行的干预，其终极目标都在于提高从业者工作投入发生的可能性，增强工作投入的增益循环效应。

工作投入研究的应用性质，要求研究者应该把大量的研究成果转化为积极有效的干预手段。因此，研究者在建构和维护工作投入方面做出了积极努力。虽然现有的工作投入干预研究数量非常有限，但将实证研究转化为实践结果的呼声越来越高。工作投入干预研究在研究设计、被试特征、干预内容、持续时间、职业群体等方面表现出多样化增长的趋势。例如，Knight，Patterson 和 Dawson（2017）对现有的工作投入干预研究进行了系统回顾，并针对 20 项多角度、多层次的工作投入干预研究进行元分析。研究发现，这些干预研究极具创造性，对总体水平的工作投入具有显著的、积极的作用，但很多干预结果离预期还是有很大差距，其干预效果只能维持在中等水平。尤为值得关注的是，近年来有关医护职业群体的工作投入干预数量极少，据课题组对 PsycINFO 数据库的不完全统计，截至 2018 年年底，只有 3 项医护人员工作投入的相关研究（e.g.，Bishop，2013；Knight，Patterson，Dawson，et al.，2017；Takashi et al.，2015）。而纵观我国有关工作投入研究方面的文章，则基本未曾见到有关医护人员工作投入干预的文献。总体看，目前我国医护人员工作投入的干预研究有待开展和深入。这就要求国内研究者充分利用国外已有研究成果，结合本土特点，加大研究力度。

2.1 组织层面的领导力培训提升医护人员工作投入

领导掌握着组织中工作资源的分配、员工工作绩效的奖惩、团队工作节奏的快慢，影响着员工对于组织环境的感知（Kelloway & Barling，2010）。虽然积极领导力与下属员工工作投入的关系已经在部分研究中得到了证实（e.g.，别立媛，郑秋兰，刘世卿，范宇莹，2016；高彬，蒲春波，赵霞，2015；张洁，郑一宁，2016；郑秋兰，李秋洁，范宇莹，吕冬梅，2015），但是从组织层面进行的借助领导力提升改善下属员工工作投入或职业心理健康的干预研究却不多，所得出的研究结论也并不完全一致。已有针对领导力进行的干预，侧重于领导者知识、能力和素质的提高，主要以培训的形式展开，力图通过训练领导者的知识、技能、行为风格等方面，将积极领导力上行传递给组织或下行传递给员工。这不但有利于形成良好的组织氛围，还有助于改善员工对于工作的心理感知。例如，Biggs，Brough 和 Barbour（2014）的准实验设计发现，领导力干预对员工的工作投入具有积极、显著的影响。其中，领导力作用效果的发挥，通过员工对于团队氛围的积极感知和员工间的战略联合间接得以实现。另一项领导力干预研究，研究者采用相同的培训方法，对德国和瑞典样本进行干预，结果发现，对德国样本进行的领导力干预效果临界显著，而对瑞典样本的领导力干预却未见成效。这表明，职业特征、组织需求和背景氛围等因素都会对领导力干预的实施、推进和效果起到至关重要的影响（Briner & Walshe，2015；Nielsen，Taris，Cox，& Nielsen，2010）。为此，研究者们呼吁，未来研究应从组织干预的层面关注领导力发展策略对于不同氛围背景、不同行业特征的从业者职业心理健康和工作效果的改善与促进作用（Kelloway & Barling，2010）。

为了回应上述号召，结合我国医护人员工作投入形成过程中存在的情感动态传递机制，我们认为引导医院各科室部门领导者构建持久的、积极的心理资本，并在工作过程中与其下属医护人员共享积极情感体验，不但有利于团队积极情感氛围的形成，还能够使积极的领导力在团队内部以及医护人员等多个层面之间得以传递，并对医护人员工作投入带来积极影响。依据工作要求－资源模型，领导者能力水平的提高，能够增加员工对于工作资源的感知，对员工的工作投入起到激励作用。这一作用过程与工作要求－资源模型中的动机过程相吻合（Schaufeli & Bakker，2004）。

值得注意的是，与其他类型的职业健康干预不同，针对领导力进行的干预应从领导力和下属员工工作表现两方面进行干预效果评估。因此，从组织层面出发培养医护领导的积极领导力，不但要关注直接参与干预的领导者，而且更需要重视提升其下属医护人员的工作效果。也就是说，评估领导力干预是否成功，要看领导力的提升能否改善医护团队的工作氛围，并最终提升下属医护人员的工作投入。据此，在接下来的领导力干预研究中，我们会把领导参与干预研究的医护人员设为实验组，把领导未参与干预研究的医护人员设为控制组，通过测量医护人员工作投入的变化水平，评估干预研究结果。基于先期研究结论及工作要求－资源模型，我们认为对医护领导者进行领导力培训，能够为下属医护人员工作投入带来影响，并提出如下假设，

假设 1：在组织层面，针对医院各科室主任和护士长进行的领导力培训，能够显著提高医护领导心理资本并改善团队积极情感基调。培训领导力之后，实验组的医护人员工作投入水平将明显提高，显著高于控制组。

2.2 工作层面的参与式行动提升医护人员工作投入

参照以往的研究结果，医护人员工作投入的生成与工作因素密切相关。根据工作要求－资源模型，工作资源能够满足个体自主、关系和胜任的需求，不但对个体成长、学习和发展具有内在激发作用，而且可以为其工作目标的实现提供外在的便利条件。另外，根据资源保存理论，个体总是极力维持、保护和构建他们认为有价值的资源。对于工作资源较多的个体来讲，他们较少经历资源损失，能够更为积极地进行资源投入，更容易获得资源收益。而个体资源越少越倾向资源保存，则越容易遭遇后一阶段资源的螺旋丧失。相应地，针对工作资源进行的干预致力于从工作层面提高个体的工作自主性及社会支持力度，并及时进行工作反馈（Takashi et al.，2015）。从理论角度看，针对工作资源构建进行的干预，应当有利于工作投入的提升。但是在实际操作上，以工作资源为主的工作投入干预成果并不多。例如，Takashi 等（2015）针对日本医护人员进行的工作投入干预研究表明，实验组被试的工作投入在接受工作技能方面的训练之后虽有所提高，但是提高程度不显著。相对而言，控制组被试的工作投入水平逐步下降。另外一项围绕工作因素展开的干预，虽然对活力、奉献和专注 3 个维度的影响效果虽不显著，但却对总体水平的工作投入起到一定的改善作用（Cifre, Salanova, & Rodríguez-Sánchez, 2011）。上述干预研究基于工作投入的影响因素，或者

对工作环境进行调整，或者使个体被动地接受干预训练，效果却不尽如人意。这表明，充分发挥职业人群的主动性，结合其现实中积累的工作经验，采用切实有效的参与式干预策略，使被试设身处地地参与到工作环境的干预行动中来，是必要且至关重要的。

面对患者及其家属日益增长的健康要求，医护人员在工作过程中遇到的挑战越来越多。其中，不和谐的医患关系，对医护人员工作的主动性与积极性造成极大伤害。从我国医护人员工作的现状看，由于医疗纠纷而爆发的"医闹"事件，不但干扰了正常医疗秩序，还造成了不良的社会影响。

医患关系，是医护人员与患者之间在临床诊疗活动中形成和建立起来的人际关系（方鹏骞，2015）。关于医患关系的研究，西方国家多从患者的角度进行，例如患者对自身病理学和症候学以及对其他病患的感知、医患之间的互动关系等研究。事实上，作为医患关系中另一主体的医护人员的感知和态度，也是同样重要的。和谐的医患关系本身就是一种治疗手段，是顺利开展医疗活动的保障，是医护人员提升工作投入的催化剂。因此，医护人员参与式行动干预将从医护工作中存在的现实问题入手，通过团体式干预，引导医护人员提供建设性反馈、共同商讨问题解决办法、寻找合适应对策略，并从工作程序上接纳医护人员意见，使医护人员能够积极主动协调与患者的关系，并利用自己的实际行动构建工作资源，缓解工作压力，提升工作投入。故提出如下假设，

假设2：在工作层面，针对医护人员进行的参与式行动干预，能够显著改善不良工作状况，增加工作资源。参与式行动干预过后，实验组医护人员工作投入水平将明显提高，显著高于控制组。

2.3 个体层面的正念减压提升医护人员工作投入

根据工作要求－资源模型的理论假设，个体所需工作资源不仅能够提高其资源储备量，还能够缓解资源损耗带来的负面影响，有利于工作投入的提升。已有针对个体资源进行的工作投入干预研究，聚焦于内部心理资源提

升和外部健康资源管理两部分。在内部心理资源提升方面，现有干预主要通过培养个体积极的归因方式、增强自我效能感、心理韧性和乐观态度等几个途径实现。例如，Ouweneel 等（2013）的研究发现，原本工作投入水平较低的被试在接受了积极情感和自我效能感干预训练之后，其后续工作投入水平有了大幅度的提升。Calitz（2010）对南非社会工作者进行的干预研究证明，个体内部资源的获得对于工作投入的活力和奉献维度具有显著的提升效果。类似地，Sodani，Yadigari，Shfia-Abadi 和 Mohammadi（2011）针对伊朗工作人群进行的团队干预证明，创新能力的获取和自我效能感的培养对于工作投入 3 个维度都具有持久的效果。在外部健康资源管理方面，通过鼓励员工践行可持续的、健康的生活方式，能够最大限度地降低工作压力带来的自我损耗。研究发现，适度的运动不仅有利于个体主观幸福感和工作投入的提升，还能有效降低个体的压力感、工作倦怠、离职倾向和出勤主义行为。同前面提及的组织层面及工作层面的干预方式相类似，个体身心资源的干预对工作投入的作用效果，也有无效或收效甚微的状况出现。例如，Shoshi，Mina 和 Dov（2009）针对以色列员工信息通信压力进行的干预研究，并未发现个体资源对于工作投入明显的作用效果。另一项个体层面的干预研究虽然强调个体资源的重要性，但却没有发现资源提升对于工作投入的作用效果（Hengel，Blatter，Joling，Beek，& Bongers，2012）。可见，不同职业人群工作性质不同，执行不同任务所需的个体资源也会有所不同，如何使个体能够在相应情境中更理性地决策、更高效地完成任务，需要进行有针对性的个体资源的干预。

医护群体是我国工作最辛苦、最劳累的职业群体之一，其工作风险高、工作强度大的特点决定了医护人员的工作压力巨大，甚至是职业心理健康危机重重。在优质医疗资源稀缺的情况下，为满足人民群众日益增长的医疗需求，医护人员不得不延长劳动时间或借助现代化信息通信技术来完成更多的工作量。适度的工作负荷下，医护人员可以通过工作投入，在工作中表现出专注、奉献与活力，从而提高工作效率与服务质量。然而，当工作负荷超出医护人员所能承受的合理范围，必然挤占医护人员的休息、娱乐，甚至睡眠时间。虽然表面上看，医护人员的工作总量有所增加，但其投入单位时间所产生的边际收益则呈递减趋势，工作效率下降。也就是说，当医护人员工作负荷超出其身心耐受程度，那么最终导致的不仅是工作倦怠和工作效率降低，甚至会危及患者和医护人员的身心健康和生命安全。毫无疑问，医护人员的个体身心资源和休息权利，应得到充分的尊重与保障。

正念是一种有意识地自我觉察过程，强调将注意力集中于当下，并对当下的一切观念都不做评判。正念减压是一种有效的自我心理调节的方法，有利于个体资源的构建和心理韧性的增加，是一种健康的生活方式和理念。近年来，已有实证研究表明，工作场所中的正念干预有利于提升从业者的主观幸福感和工作绩效。为此，我们将采用正念减压的干预方式，借助于"开源"和"节流"的双重任务范式，引导医护人员"提升个体资源储量"，并"减缓自我过度损耗"。使医护人员能够合理安排休息时间，提高自我控制，在工作中更有效率地利用工具，保持积极情感，缓解工作压力，提升工作投入。故提出如下假设，

假设3：在个体层面，针对医护人员进行的正念减压干预，能够显著提升医护人员对于工作的自我控制能力，增加个体资源储量并减缓自我过度损耗。正念减压干预过后，实验组医护人员工作投入水平将会明显提高，显著高于控制组。

综上所述，本研究从组织、工作和个体层面出发，科学地通过领导力培训、参与式行动和正念减压，构建我国医护人员工作投入立体干预模型。同时，根据纵向追踪调查，进行工作投入提升效果评估，并将问题解决过程反馈给被调查群体，为医护人员工作投入的提升提供来源于科学实证研究的建设性意见（详见图10.1）。

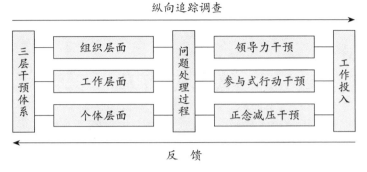

图 10.1　医护人员工作投入三层干预模型

3 干预方法与研究结果

3.1 领导力干预（研究 1 ）

3.1.1 干预方案

课题组成员和外聘专家基于前期调查数据和研究结果，在医疗护理行业特有的组织背景下设计领导力干预方案。通过对医护领导者进行积极情感、自我效能感、希望、乐观和坚韧等方面的培训，将积极领导力传递给组织和下属员工，目的在于构建积极向上的组织氛围，改善下属医护人员的工作投入（详见图 10.2）。

具体干预方案由 3 个有机部分构成：①参加调研的医院各科室主任和护士长，需要接受来自其下属医护人员对其进行的领导力评价。②展开为期 5 天的领导力培训，从理论和实践方面对参与干预研究的医护领导进行干预，提升其积极情感和心理资本。在此过程中，要求医护领导相互交流学习，分享工作中的成功案例，并亲自动手设计行动学习计划，从实质上改变不良认知，引导其对工作充满希望，提升其工作效能感，培养乐观的心态，形成坚韧的品格。③培训过程中，展开对医护领导的个体辅导。个体辅导手段包括：对下属评价结果进行个性化反馈；鼓励参与者探讨领导力传递过程中可

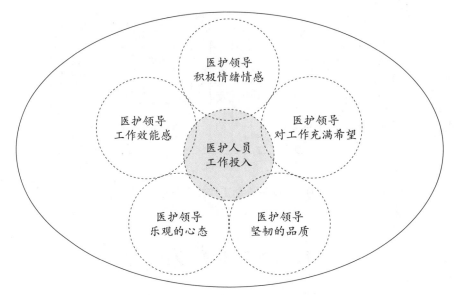

图 10.2　医护领导力干预结构图

能遇到的困难及克服困难的办法；引导参与者想象领导积极情感与心理资本得到充分发挥所带来的积极结果等。其中，培训及辅导课程在外聘人力资源管理专家和心理咨询专家的指导下进行，下属对领导的评价及相关问卷测评由课题组成员完成。

3.1.2　被试

2016 年 6 月初（时间点 1），课题组在吉林省的一家大型三甲医院进行了医护管理者领导力干预研究的前测。在取得医院领导的支持和人力资源部门的配合后，我们依据医院人力资源部门提供的名册与联系方式，向 2500 名医护人员发放电子问卷，共得到了 816 人的回复。为了提升干预研究的内部效度，我们对这些被试进行了进一步的筛选。首先，排除各科室主任和护士长填写的问卷，因为这部分医护管理者将会参与后续的领导力干预研究。其次，通过设立测谎题、发现空白选项、查找规律作答等筛选方式，又删除了一部分无效问卷。最后，我们获得了领导力干预研究开始之前的 651 份基线数据。

6月底，课题组外聘人力资源管理专家和心理咨询专家正式启动领导力干预研究，这家医院的56名各科室主任和护士长参与了领导力干预研究。

2016年12月（时间点2），也就是领导力干预结束后的6个月，我们对提供有效前测数据的651名医护人员进行追踪测量，再次发放电子版问卷。其中，有316人参加了时间点2的测评，经进一步的内容筛查，全部符合作答要求。最终，我们在时间点1和时间点2共获得了316份有效的配对数据。

这316名有效被试分布在实验组和控制组，其中，直属领导参与了领导力干预的被试被设为实验组（n=150）；直属领导未参与干预研究的被试被设为控制组（n=166）。实验组和控制组被试在性别、年龄、受教育水平、婚姻状况、职称和工作值班类型等方面的分布详见表10.1。

表10.1　实验组和控制组被试人口学特征分布

人口统计学变量	被试分类	实验组		控制组	
		人数	百分比（%）	人数	百分比（%）
性别	男	56	0.37	71	0.43
	女	94	0.63	95	0.57
年龄	30岁及以下	79	0.53	83	0.50
	30～50岁	53	0.35	49	0.30
	50岁及以上	18	0.12	34	0.20
受教育水平	大专及以下	42	0.28	55	0.33
	本科	78	0.52	76	0.46
	硕士及以上	30	0.20	35	0.21
婚姻状况	未婚	55	0.37	68	0.41
	已婚	86	0.57	95	0.57
	其他	9	0.06	3	0.02
职称	初级	75	0.50	69	0.41
	中级	54	0.36	66	0.40
	高级	21	0.14	31	0.19
值班类型	白班	61	0.41	76	0.46
	夜班	89	0.59	90	0.54

3.1.3 测量工具

团队积极情感基调 使用 Watson，Clark 和 Tellegen（1988）编制的正性情感量表，要求医护人员被试描述他们在与团队领导工作互动过程中所感受到的情感体验，采用 5 点评定（1="完全没有"到 5="非常强"）。本研究取团队医护人员积极情感均值，作为团队积极情感基调的测量值。

领导心理资本 Luthans，Avolio，Avey 和 Norman（2010）编制的心理资本量表修订版，用于测量下属医护人员感知到的领导心理资本状况，采用 5 点计分方式，分数越高，代表被试感知到的领导心理资本越高。

工作投入 采用乌勒支工作投入量表（UWES）测量医护人员的工作投入。该量表分为活力、奉献和专注 3 个维度，包括"我可以一次连续工作很长时间"等 17 个条目。量表采用 7 点计分（0="从来没有"到 6="总是"），分数越高，工作投入水平越高。

3.1.4 统计分析

干预条件被转化为虚拟变量，"0"代表控制组，"1"代表实验组。运用 SPSS20.0 进行多元回归分析，以检验领导力干预研究的作用效果。

3.1.5 结果

（1）使用单因素方差分析（ANOVA）对实验组和控制组被试的基线数据进行差异性检验，结果发现：在时间点 1，实验组被试和控制组被试感知到的团队积极情感基调、领导心理资本和工作投入，不存在显著差异。

（2）描述性分析时间点 1 和时间点 2 获得的数据，表 10.2 呈现了各主要变量的平均数、标准差和克伦巴赫 α 系数，表 10.3 汇报了各变量之间的相关系数。

从表 10.2 和表 10.3 可以发现，前后测研究所使用的量表 α 系数较高，都在 0.80 以上。无论在时间点 1 还是时间点 2，团队积极情感基调、领导心理资本都与工作投入都显著正相关。

表 10.2　时间点 1 和时间点 2 主要变量的描述分析

变量	总体样本（n=316）			实验组（n=150）		控制组（n=166）	
	M	SD	α	M	SD	M	SD
团队积极情感基调（T1）	3.08	0.75	0.80	3.05	0.77	3.10	0.76
团队积极情感基调（T2）	3.09	0.89	0.89	3.18	0.91	3.00	0.86
领导心理资本（T1）	4.38	1.01	0.80	4.28	0.99	4.46	1.02
领导心理资本（T2）	4.31	0.98	0.85	4.46	0.95	4.16	1.02
工作投入（T1）	3.84	0.92	0.91	3.85	0.93	3.82	0.91
工作投入（T2）	3.79	0.94	0.93	3.93	0.91	3.65	0.96

注：T1= 时间点 1，T2= 时间点 2。

表 10.3　时间点 1 和时间点 2 主要变量的相关系数

变量	1	2	3	4	5	6
团队积极情感基调（T1）	—					
领导心理资本（T1）	0.51^{***}	—				
工作投入（T1）	0.63^{***}	0.61^{***}	—			
团队积极情感基调（T2）	0.68^{***}	0.50^{***}	0.41^{***}	—		
领导心理资本（T2）	0.48^{***}	0.67^{***}	0.53^{***}	0.58^{***}	—	
工作投入（T2）	0.61^{***}	0.59^{***}	0.70^{***}	0.66^{***}	0.59^{***}	—

注：$^*p<0.05$，$^{**}p<0.01$，$^{***}p<0.001$；
　　T1= 时间点 1，T2= 时间点 2。

（3）我们预测，同控制组相比，领导力干预半年后，实验组的医护人员感知到的团队积极情感基调、领导心理资本和工作投入水平会有显著提升。为了验证该假设并进一步评估领导力干预研究对下属医护人员的作用效果，我们依据 Hammer，Ellen Ernst，W Kent，Todd 和 Zimmerman（2011）提供的纵向干预效果检验程序，针对研究变量运行了 3 个多元回归方程（详见表 10.4）。

表 10.4　领导力干预研究的作用效果检验（*n*=316）

因变量	自变量	β	ΔR^2	R^2
团队积极情感基调（T2）				
第一步	团队积极情感基调（T1）	0.68***	0.46***	
第二步	团队积极情感基调（T1）	0.69***		
	干预分组	0.10**	0.01*	0.47***
领导心理资本（T2）				
第一步	领导心理资本（T1）	0.67***	0.45***	
第二步	领导心理资本（T1）	0.68***		
	干预分组	0.12**	0.01*	0.46***
工作投入（T2）				
第一步	工作投入（T2）	0.70***	0.49***	
第二步	工作投入（T2）	0.69***		
	干预分组	0.08**	0.01*	0.50***

注：*$p<0.05$，**$p<0.01$，***$p<0.001$；
　　干预分组：控制组=0，实验组=1。

如表 10.4 所示，在这些回归方程中，第一步纳入时间点 1 获得基线数据；第二步以控制组为参照对象，纳入实验组。在控制了基线数据的影响后，实验组被试在时间点 2 的团队积极情感基调（β=0.10，$p<0.01$）、领导心理资本（β=0.12，$p<0.01$）和工作投入（β=0.08，$p<0.01$）等变量的得分上，与控制组被试存在显著的统计学差异。进一步的置信区间检验，对应的 95% CI 分别为 [0.83，1.92]、[0.96，1.66]、[0.17，1.98]，提示实验组的团队积极情感基调、领导心理资本和工作投入得分要显著高于控制组。这一研究结果验证了假设 1。

3.2 医护人员参与式行动干预（研究 2 ）

3.2.1 被试

2017 年 3 月初，课题组在北京市的一所大学附属医院启动了医护人员参与式行动干预研究。课题组成员与 5 名医院管理人员经过充分协商与探讨，在医院人力资源部门的帮助与配合下，在该医院一线临床医护人员中招募自愿参加干预研究的被试，并向每位自愿参加研究的被试提供一本课题组撰写的有关职业心理健康方面的书籍。

2017 年 4 月（时间点 1），在 5 名医院管理人员的配合下，我们向自愿报名参加研究的 300 名一线医护人员发放纸笔问卷，获得了参与式行动干预研究开始之前的基线数据。据统计，在时间点 1，有 256 名被试完成了有效问卷的填写（有效回收率为 85.3%）。2017 年 5 ～ 6 月，课题组正式启动参与式行动干预研究。256 名被试分成两部分，108 人被随机分配到实验组，另外 148 人被随机分配到控制组。由于工作和其他原因，最后实验组的 108 名被试中只有 71 人从始至终完成了参与式行动干预的 5 次工作坊。

2017 年 12 月底（时间点 2），也就是参与式行动干预结束后的 6 个月，课题组对被试医护人员进行追踪测量，再次发放调查问卷，获得了参与式行动干预研究结束后的后测数据。据统计，我们共回收到了 211 份有效问卷。通过对前后测问卷中被试留下的身份编码进行比对，共有 190 份数据前后匹配。也就是说，我们共回收了 190 份有效配对问卷。进一步的编码分析发现：这 190 份有效配对问卷有 71 份来自实验组被试，另外的 119 份来自控制组被试。

3.2.2 干预设计与实施

从本质上看，参与式行动干预是一种平等开放、群体参与、互动式的团队干预。虽然并没有先入为主的框架，但是课题组在前期评估的基础上，结合对医护工作者的开放式访谈，初步将医患关系紧张和工作场所暴力确定为医护工作过程中亟待解决的关键问题。

借助以往和该医院人力资源部门建立的关系，聘请了 5 位具有丰富临床经验的医院管理人员作为调查组成员，加上课题组 5 名成员，本次参与式干预研究团队共包括 10 人。其中，课题组成员负责工作坊的组织协调、问卷发放和统计分析，医院管理人员负责在工作坊进行过程中引导被试评估自身的处境，并同参与干预的医护人员建立伙伴关系，相互学习、信息共享。这样做的目的是为了使研究者能够获得医院方面的配合与支持，使医护人员能够积极主动地参与到项目的设计与实施中来。

参照 Knight 等（2017）对参与式行动干预的实践操作方法，课题组的具体干预方案由 5 次工作坊构成，每次的工作坊持续 1 ～ 3 天不等（详见图10.3）。

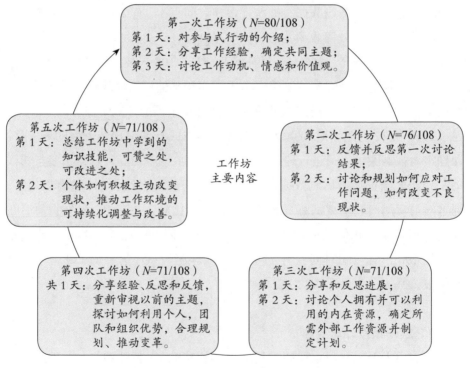

图 10.3　参与式行动干预内容提要

在不影响干预连贯性的前提下，工作坊每周举行一次，以便于参与干预的医护人员充分理解与消化干预内容。在工作坊进行过程当中，课题组为参与干预的医护人员提供了一系列口头和图文表达手段，来帮助他们澄清和分析自己所关心的问题，并通过相互合作、献言献策、反思回顾，引导他们在项目的设计与实施中占据主导位置，共同设计可持续性的问题解决策略。参与式行动干预为帮助医护人员理解特定医疗环境下的医患关系和工作场所暴力问题，提供了深刻思考的空间和相互交流研讨的契机。对医护人员来说，特别适合他们去发现工作问题的解决办法，包括改善自身沟通方式、加强尊医重卫宣传、改善医疗工作环境、加大工作资源投入等。

3.2.3 测量工具

医患关系 采用 Hahn（2001）编制的 10 个条目的医患关系问卷测量医护人员感知到的医患关系紧张，被试对问卷的作答采用 5 点计分法（1="从不"到 5="总是"）。总体得分越高，医患关系越差。

工作场所暴力 采用王培席（2006）编制的工作场所暴力量表，包括"遭受咬、打、推、吐唾沫等躯体攻击"等 5 个条目。采用 0～3 点计分方式，得分越高，代表被试遭受工作场所暴力的频率越高，工作场所暴力越严重。

亲社会动机 采用 Grant 和 Sumanth（2009）编制的量表测量医护人员的亲社会动机，量表采用 5 点计分，得分越高，代表被试亲社会动机越强。

问题解决反刍 采用 Cropley，Michalianou，Pravettoni 和 Millward（2012）编制的工作反刍量表测量医护人员的问题解决反思，作答采用 5 点计分法（1="从不"到 5="总是"），得分越高，代表被试问题解决反刍越多。

表层扮演 采用由 Diefendorff，Croyle 和 Gosserand（2005）编制的情绪劳动策略分量表测量医护人员的表层扮演，采用 5 点计分方式，得分越高，代表被试在工作中使用表层扮演策略的频率越高。

沉默行为 采用 Tangirala 和 Ramanujam（2010）开发的量表测量医护人员在工作中表现出的沉默行为。采用 5 点计分方式，得分越高，代表被试在工作中表现出的沉默行为越频繁。

工作投入 采用 Schaufeli 等（2002）编制的乌勒支工作投入量表，采用 0～6 点计分方式，得分越高，代表被试的工作投入程度越高。

3.2.4 统计分析

研究运用重复测量单因素方差分析处理配对数据，并运用 SPSS20.0 构建多元回归方程，分析参与式行动干预研究的作用效果。

3.2.5 结果

（1）表 10.5 呈现了各主要变量的平均数和标准差。从表 10.5 可以发现，时间点 1，从实验组和控制组获得的基线数据基本相近。

表 10.5 配对样本在时间点 1 和时间点 2 主要变量的描述分析

变量	时间点 1						时间点 2					
	n=190		M		SD		n=190		M		SD	
	I	C	I	C	I	C	I	C	I	C	I	C
医患关系紧张	71	119	3.56	3.41	0.87	0.84	71	119	3.00	3.58	0.88	0.71
工作场所暴力	71	119	2.51	2.58	0.98	0.95	71	119	1.91	2.69	0.87	0.91
亲社会动机	71	119	3.01	3.09	0.54	0.98	71	119	3.75	3.16	0.51	0.78
问题解决反刍	71	119	3.21	3.08	0.77	0.97	71	119	3.26	3.00	0.67	0.73
表层扮演	71	119	2.16	2.19	0.56	0.63	71	119	2.11	2.16	0.87	0.98
沉默行为	71	119	3.09	3.08	0.91	0.79	71	119	3.06	3.18	0.62	0.64
工作投入	71	119	3.45	3.44	0.56	0.65	71	119	3.98	3.12	0.87	0.79

注：I=实验组，C=控制组

（2）我们计算了时间点 1 和时间点 2 各变量之间的相关系数（详见表 10.6）。从表 10.6 可以发现，无论在时间点 1 还是时间点 2，医患关系紧张、工作场所暴力、表层扮演、沉默行为同工作投入都显著负相关，而亲社会动机、问题解决反刍都同工作投入显著正相关。

表 10.6　时间点 1 和时间点 2 主要变量的相关系数

变量	1	2	3	4	5	6	7
医患关系紧张	—	0.49***	−0.29**	−0.47***	0.22***	0.47***	−0.39**
工作场所暴力	0.62***	—	0.31**	−0.33***	0.45***	0.45***	−0.44***
亲社会动机	−0.33**	−0.47***	—	0.50***	−0.29***	−0.31**	0.56***
问题解决反刍	−0.56***	−0.39**	0.51***	—	−0.04	−0.07***	0.59***
表层扮演	0.28**	0.54***	−0.34**	−0.08	—	0.32**	−0.29**
沉默行为	0.65***	0.62***	−0.50***	−0.16*	0.49***	—	−0.32**
工作投入	−0.46***	−0.53***	0.56***	0.41***	−0.39***	−0.46***	—

注：$^{*}p<0.05$，$^{**}p<0.01$，$^{***}p<0.001$；
　　对角线下：时间点 1 各变量的相关系数，对角线上：时间点 2 各变量的相关系数。

（3）为了进一步评估参与式行动干预对医护人员的作用效果，我们利用重复测量单因素方差分析，检验实验组和控制组被试随时间变化在上述变量上的得分差异。研究发现：实验组和控制组被试不同时间点工作投入边际估计平均值差异显著（$F=4.02$，$p<0.05$）。具体详见图 10.4。

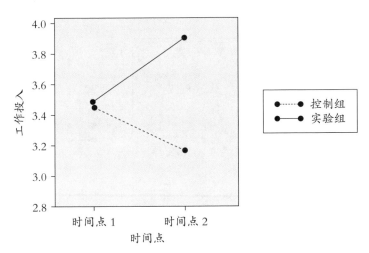

图 10.4　实验组和控制组被试不同时间点工作投入边际估计平均值的差异比较图

图 10.4 显示，同基线数据相比，实验组被试在时间点 2 测得的工作投

入表现出较为明显的上升趋势。虽然实验组和控制组被试工作投入基线水平相当，但在时间点 2，实验组的工作投入水平显著高于控制组。

研究还发现，实验组和控制组被试不同时间点感受到的医护关系紧张边际估计平均值差异显著（$F=7.16$，$p<0.01$），工作场所暴力边际估计平均值差异也显著（$F=3.95$，$p<0.05$）。具体详见图 10.5、图 10.6。

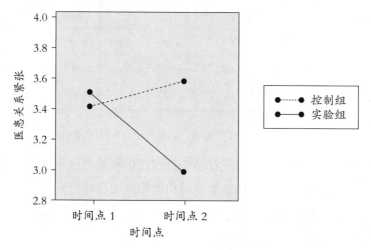

图 10.5 实验组和控制组被试不同时间点医患关系边际估计平均值的差异比较图

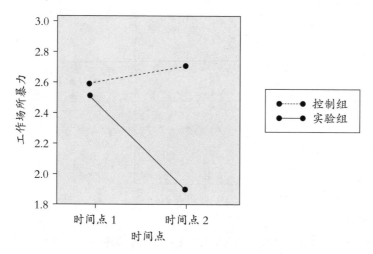

图 10.6 实验组和控制组被试不同时间点工作场所
暴力边际估计平均值的差异比较图

　　结合图 10.5 和图 10.6 可以发现，对于控制组而言，医患关系紧张、工作场所暴力有增无减，而对于实验组而言，上述工作相关问题都得到了有效控制，并表现出了明显的下降趋势。

　　此外，实验组和控制组被试不同时间点感受到的亲社会动机边际估计平均值差异显著（$F=5.56$，$p<0.05$）。具体详见图 10.7。

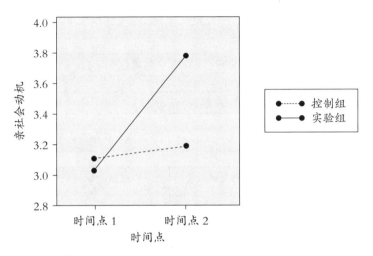

图 10.7　实验组和控制组被试不同时间点亲社会动机边际估计平均值的差异比较图

　　图 10.7 显示，同控制组相比，实验组被试的亲社会动机表现出较为明显的上升趋势。其他测量变量，包括问题解决反刍、表层扮演和沉默行为，虽然在实验组中表现出随时间变化而逐步改善的趋势，但是与控制组之间产生的差异并不显著。总体来看，参与式行动干预有效改善了不良工作状况，提升了医护人员的工作投入。由此，假设 2 得到验证。

3.3　医护人员正念减压干预（研究 3）

3.3.1　被试

2018 年 3 月初，课题组联系了哈尔滨市 3 个区 16 家医院的人力资源部门，邀请这些医院的在职医护人员参与职业心理健康提升训练。收到调查邀请函之后，有 7 家医院同意参与本次干预研究。在这同意参与研究的 7 家医院中，我们随机选择了 3 家医院并将其设立为实验组医院，其他 4 家医院被设立为控制组医院。相应地，在实验组医院征集到的 69 名医护人员被试，被分配到实验组；在控制组医院征集到的 90 名被试，被分配到控制组。实验组和控制组被试的选取和干预流程详见图 10.8。

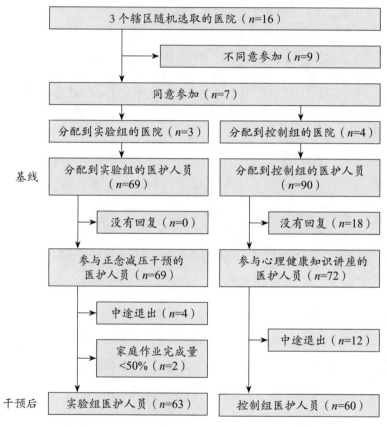

图 10.8　正念减压干预研究被试选取流程图

2018 年 4 月（时间点 1），课题组向自愿报名参加干预研究的 159 名医护人员发放纸笔问卷，获得了正念减压干预开始之前的基线数据。据统计，共有 141 名被试完成了有效问卷的填写，包括实验组 69 名和控制组 72 名的医护人员。2018 年 5 ～ 6 月，课题组对实验组被试开始了为期两个月正念减压干预研究。其间，为了避免霍桑效应，对控制组被试进行了一次普及心理健康知识的讲座。

2018 年 7 月底（时间点 2），在正念减压干预结束后，我们再次向实验组和控制组医护人员发放调查问卷，共有 123 名被试完成了后测有效问卷的填写，包括实验组 63 名和控制组 60 名的医护人员。

3.3.2 干预设计与实施

目前，世界上很多知名企业都倡导员工在工作中科学地运用正念应对压力。研究表明，在快节奏的工作与生活中，正念减压法对从业者的睡眠、主观幸福感以及工作绩效都有积极影响，其未来发展潜力巨大（庞娇艳等，2010；王淑霞，郑睿敏，吴久玲，刘兴华，2014）。课题组的先期调查发现，受职业性质影响，医护人员普遍睡眠时间短、睡眠质量差，加之低心理脱离、高出勤主义行为等问题的出现，使其难以在工作之余得到充分恢复，这无疑加速了自我损耗。另外，现代化信息通信设备的使用，虽然为医护人员工作提供了便利，但也使其工作与家庭的边界变得模糊。如何正确利用信息通信技术更好地为工作服务，也是一个亟待探讨的命题。在此研究基础上，我们利用正念减压训练，本着"开源"和"节流"的研究理念，一方面，帮助参与干预的医护人员调节情绪，提升个体资源储备；另一方面，引导这部分医护人员在忙碌的工作中能够暂停并获得休息，降低资源损耗。医护人员精力的增加和资源损耗的降低，将有助于提升其工作投入水平。

正念减压干预依据正念减压课程的设计方案展开。标准的正念减压训练包括专家现场指导和课后自行练习两部分，通常持续 8 周，每周进行 6 天，每天 45 分钟。根据 Kabatzinn（2014）的建议，正念减压训练也可以根据实际状况，缩短或延长时程设置。本次研究考虑到医护工作的特殊性，参与干预的医护人员不具备大量的时间进行实际操作训练，为避免高强度的正念减压干预引发实验组医护人员的抵触（Creswell，2016），在充分考量实验组医护人员实际工作时间安排的前提下，课题组对此次正念减压训练的课时做了合理化调整。此次正念减压干预持续 4 周，每周 1 次，每次课程大约持续 1

小时。课题组聘请具有正念减压培训资质的心理咨询师进行现场授课，主要向实验组的医护人员介绍概念起源与可操作化定义，指导医护人员进行正念训练，现场解答医护人员提出的问题，如果个别实验组医护人员因事或因病无法参与现场课程，课题组会把现场录制的影音材料发送至其邮箱，便于其自行学习。配合每周的授课内容，要求实验组医护人员利用工作之外的业余时间完成正念家庭作业。家庭作业以线上形式开展，每周 1 次，共 4 次，每次持续 15 分钟。正念减压干预方案与内容提要详见表 10.7。

表 10.7 正念减压干预方案内容提要

课程	现场授课	线下作业
第一周	主题：培养持续的注意力（共 1 小时） 第一阶段：如何将注意力转移到既定目标上 第二阶段：思维分散时，如何将注意力带回重点目标	正念冥想 （15 分钟）
第二周	主题：认知过程的调整（共 1 小时） 第一阶段：了解无意识状态下发生的自动化心理反应 第二阶段：如何能够对于偏见的本质加以精确把握	放松训练 （15 分钟）
第三周	主题：培养灵活而开放的思维加工能力（共 1 小时） 第一阶段：如何对内外部正在发生的现象保持觉知 第二阶段：如何使自己的思维不被过去或将来占据	正念行走 （15 分钟）
第四周	主题：增强自我调控能力（共 1 小时） 第一阶段：如何接纳愉快的、中立的、痛苦的经历 第二阶段：如何不试图去改变、控制或回避个体经验	呼吸训练 （15 分钟）

3.3.3 测量工具

睡眠问题 采用由 Buysse，Reynolds，Monk，Berman 和 Kupfer（1989）开发的匹兹堡睡眠问题指数（Pittsburgh Sleep Quality Index），测量被试近一个月内的睡眠情况。该量表包括 7 个睡眠维度。每个维度依照 0 ~ 3 的等级计分，各维度的得分加总得到睡眠问题的总分。总分越高，表示个体的睡眠质量越差，睡眠问题越多。

心理脱离 采用由 Sonnentag 和 Fritz（2007）编制的量表测量医护人员的心理脱离，采用 5 点计分方式，得分越高，代表被试的心理脱离水平越高。

出勤主义行为　采用 Johns（2011）开发的量表测量医护人员的主观出勤主义行为，该量表采用李克特 5 点计分方式，得分越高，代表被试在工作中表现出的主观出勤主义行为越频繁。

消极情感　采用 Watson 等（1988）编制的正性情感量表，用于测量医护人员在工作中感知到的消极情感，采用 5 点计分方式，得分越高，代表被试的消极情感水平越高。

工作相关信息通信设备使用　采用 Boswell 和 Olson-Buchanan（2007）编制的单条目量表，测量工作相关的信息通信技术使用。作答采用 5 点计分法，得分越高，代表工作相关的信息通信技术使用率越高。

工作投入　采用 Schaufeli 等（2002）编制的乌勒支工作投入量表测量医护人员的工作投入，采用 6 点计分方式，得分越高，代表被试的工作投入程度越高。

3.3.4　统计分析

为了证明正念减压干预的作用效果，我们运用 SPSS20.0 对实验组与控制组医护人员的测量数据进行 t 检验统计学分析。

3.3.5　结果

研究对时间点 1 获得的基线数据进行描述性分析，并比较实验组和控制组在各个主要变量的得分是否存在显著差异。表 10.8 呈现了各主要变量的平均数和标准差。从表 10.8 可以发现，时间点 1，从实验组和控制组获得的基线数据均不存在显著差异（$p>0.05$）。

研究 3 预测，正念减压干预结束后，在个体资源方面，实验组医护人员体会到的心理脱离水平会有所提升，对于工作相关的信息通信技术使用会更加有效；在自我损耗方面，实验组医护人员的睡眠问题能够得到改善，出勤主义行为和消极情感会有所降低。相应地，实验组医护人员最终表现出的工作投入水平会有显著提升。为了验证该假设，并进一步评估正念减压干预研究对医护人员的作用效果，我们利用单因素方差分析，检验干预结束后实验组和控制组被试后测的得分差异。

表 10.8 实验组和控制组医护人员基线数据比较

变量	实验组（n=69）	控制组（n=72）	t 值	p 值
1. 睡眠问题	5.98 ± 3.12	6.01 ± 3.09	1.06	>0.05
2. 心理脱离	3.11 ± 0.97	3.08 ± 0.96	1.23	>0.05
3. 出勤主义行为	4.00 ± 1.20	4.02 ± 1.11	1.01	>0.05
4. 工作相关手机使用	2.39 ± 1.19	2.41 ± 1.15	0.85	> 0.05
5. 消极情感	1.75 ± 0.65	1.73 ± 0.70	0.97	> 0.05
6. 工作投入	3.41 ± 1.01	3.40 ± 1.00	0.55	> 0.05

表 10.9 实验组和控制组医护人员后测数据比较

变量	实验组（n=69）	控制组（n=72）	t 值
1. 睡眠问题	4.86 ± 2.12	5.91 ± 2.87	3.26[**]
2. 心理脱离	3.53 ± 0.85	3.02 ± 0.95	3.09[**]
3. 出勤主义行为	3.33 ± 1.15	4.04 ± 1.16	4.30[***]
4. 工作相关信通技术使用	2.38 ± 1.13	2.40 ± 1.15	0.55
5. 消极情感	1.51 ± 0.75	1.77 ± 0.76	3.23[**]
6. 工作投入	3.98 ± 1.23	3.43 ± 1.7	4.61[***]

结合表 10.9 提供的研究结果可以发现，与控制组医护人员相比，参与正念减压的实验组医护人员的睡眠问题较少（t=3.26，p<0.01）、出勤主义行为较低（t=4.30，p<0.001）、消极情感也较低（t=3.23，p<0.01），而心理脱离水平则显著高于控制组（t=3.09，p<0.01）。总体看，在时间点 2，实验组和控制组医护人员工作投入差异显著（t=4.61，p<0.001）。正念减压干预全面提升了个体资源，降低了自我损耗，有效提升了医护人员的工作投入。由此，假设 3 得到验证。

4 **讨** **论**

4.1 研究发现

为了使理论与实证研究能够切实地应用于实践，课题组在前期调研的基础上，从组织氛围、工作环境、个体因素 3 个层面出发，展开了 3 项工作投入的纵向干预研究，构建了医护人员工作投入提升系统，获得了一系列有意义的研究发现。

（1）在组织层面，针对医院各科室主任和护士长进行的领导力培训，显著提高了领导心理资本并改善了团队积极情感基调。对于领导参与干预研究的医护人员而言，其工作投入水平有了明显提高，显著高于领导未接受任何干预的控制组。由于权力和地位的差异，具有积极个体特质的领导更能够带动组织氛围的形成，也更容易成为下属人员学习的榜样（Collins，Lawrence，Troth，& Jordan，2013）。这在以集体主义价值观为导向的医疗机构中表现得尤为明显。正因如此，医护领导的心理资本和积极情感在经历"吸引－选择－磨合"的示范过程之后，不但能够上行传递给组织，带动团队积极情感基调的形成，还会下行传递给下属医护人员，提升医护队伍整体水平的工作投入。借助于领导力干预这一准实验设计，我们充分验证了医护领导者能够利用自身的积极特质，有目的地引导组织氛围朝着预期的积极方向发展，从而带动下属医护人员工作投入的提升。这也说明，医疗服务反映的不仅是医护人员的个人行为，更是医疗机构的组织行为。

（2）在工作层面，针对医护人员进行的参与式行动干预，能够显著改善不良工作状况，提高医护人员工作资源储量。参与式行动干预过后，实验组医护人员工作投入水平有了明显提高，显著高于未接受任何干预的控制组。长久以来，我国医护人员普遍承担着社会职业评价陷入低谷所带来的焦虑，同时还要面临着矛盾日益突出的医患关系，这些工作因素对其工作的主动性与积极性造成极大挑战。如何使医患之间和谐相处，寻找相互适应的契合点，实现医护人员自身需求与人民群众解除病痛的双赢，是医疗行业可持续开发的关键所在。参与式行动干预引导医护人员亲自参与到工作设计的调整中，使有限的医疗资源能够发挥最大化作用，缓解了不良医患关系、降低了工作场所暴力、使医护人员的工作投入得到了大幅度提升。这从实践角度进一步验证了医护人员工作投入的形成，是医护人员通过感知和操作主动地调整工作任务、工作关系，使自身与工作达到匹配的过程。

（3）在个体层面，针对医护人员进行的正念减压干预，能够显著改善医护人员对于工作的自我控制能力，提升个体资源储量，减缓自我过度损耗。正念减压干预过后，实验组医护人员工作投入水平有了明显提高，显著高于仅参与职业心理健康知识讲座的控制组。作为医疗工作主体的医护人员，是决定医疗服务质量和医疗机构发展的重要资源。有研究表明：在医疗工作者工作负荷超限的情形下，每增加一名患者为医护人员所带来的工作负荷，会使患者的死亡风险率提高 7%。这也反映出我国医疗卫生护理行业的医患比例失调所带来的医护人员工作负荷过高问题。通过正念减压干预，医护人员获得了较多的个体内部心理资源，掌握了良好的自我控制能力，能够积极主动地去关注自己。在此过程中，医护人员还学会了如何通过呼吸训练和放松训练获得外部健康资源，这不但加速了人体多巴胺的分泌与吸收，还可以促进内啡肽的合成。这些人体内天然的"快乐因子"，大幅度降低了个体的消极情感。结合 Fredrickson（2013）提出的拓展－建构理论，积极的情感既有利于拓展个体的思维与行动，又能够帮助个体建构有利的资源。工作投入作为一种以资源为导向的积极情感状态，直接受益于正念减压。在正念减压干预的作用下，医护人员身体得到更大的放松，睡眠质量得到了改善，工作与生活得到更好的平衡，工作投入得到了大幅度提升。

4.2 理论意义

本研究具有如下理论贡献：

（1）本研究通过构建医护人员工作投入提升系统并对干预效果进行评估，检验了工作要求－资源模型、资源保存理论等理论范式在我国医护人员工作投入干预研究中的有效性，丰富了上述理论的外延应用。理论研究与实践干预的有机结合，不仅有助于揭示"新医改"背景下，医护人员如何通过增强自身的工作投入将职业压力转化为工作动力，服务于民、惠及自身，而且能够将社会心理学与管理心理学知识引入"新医改"时期医疗社会工作体系中去，确保支持医疗社会工作体系的科学性和实用性。

（2）同以往单纯从个体层面或团队层面进行的工作投入干预研究不同，我们构建了组织→工作→个体3层工作投入提升系统，这是一个层层深入的立体干预体系。组织层面进行的医护领导力培训，正如注射疫苗防止问题发生，致力于为医护人员创造健康的组织氛围并提供强大的领导社会支持；工作层面进行的医护人员参与式行动干预，正如喷洒消毒水抑制问题放大，旨在减轻或消除工作场合的压力源，并帮助医护人员管理和应对不可避免的或必须面对的工作要求；个体层面进行的医护人员正念减压训练，正如接受药物治疗减轻压力损耗，旨在帮助医护人员增加心理资源储备量并降低自我损耗带来的负性后果。预防问题产生、防患于未然的工作投入干预体系的构建对我们的理论启示是：与其负面阐释工作压力对医护人员消极影响，不如从正面采取更加开放和积极地应激措施，努力提升医护人员工作的潜力、动机和能力。

4.3　实践启示

工作投入是目前组织行为学、职业健康心理学以及人力资源管理研究领域的热点话题，与医护人员的主观幸福感和工作绩效息息相关。从积极心理学视角出发，逐层聚焦、逐步递进的医护人员工作投入立体干预体系的构建，是一个具有原创性的学术研究领域，为医护人员工作投入的提升带来如下实践启示：

（1）医疗机构的组织氛围，反映了医护人员在工作过程中共有的价值观体系与意识形态，是在人际互动中得以实现的。"人心齐，泰山移""团结就是力量"，充分体现了组织氛围的协调促进与外部优化作用。在此过程中，积极的领导力犹如引发个体与组织连动的齿轮，起到"上传下达"的传递作用。一方面，医护领导在工作中散发出的积极情感，会与医疗机构的组织氛围产生同步性的镜像互动；另一方面，医疗工作过程中领导的坚韧不拔、乐观开朗等优良品质，会在下属医护人员中产生模仿效应。正如一粒"石子"投入水中，积极的领导力会在组织氛围这片"水面"上产生涟漪式传递。值得注意的是，消极情绪的蔓延对组织氛围建设具有毁灭性的打击，所以必须防微杜渐，坚决抑制医护人员不良工作情感，尤其是工作倦怠的发生。相反，积极情绪能够拓展个体瞬间的思维与行动，并帮助个体构建长期有效的工作资源和社会支持。"星星之火，可以燎原"，积极领导力作为一种"正能量"，将在医护人员之间、医护人员与患者之间，甚至各个医护团队之间涟漪传递。因此，组织氛围建设应该与情感社会交换论及群体动力学理论联系并紧密地结合起来，通过发挥领导者榜样的力量将工作投入动态传递出去，从而引导医护人员及患者共享积极治疗体验。

（2）医护人员参与式行动与工作设计的有机结合，是提高医护人员工作效率，以及解决国内医患比例失调的有效手段，会为处于应激状态下的医护人员提供更多的工作资源，从而维持工作投入的可持续发展。为了充分调动包括基层医院在内的各级医院医护人员的工作热情和积极性，在政府通过加大公共医疗投入来满足人民群众日益增长的医疗诉求的同时，医疗机构也应在工作设计上做出适度调整，以使有限的医疗资源能够发挥最大化作用。针对就医效率低、就医体验和服务质量有待提升等问题，医疗机构可以推行分级诊疗和家庭医生等制度。按照患者疾病的轻重缓急及治疗的难易程度进行分级，施行基层首诊和双向转诊，各级医疗机构有针对、有侧重。此外，医疗健康与互联网相结合，可有效地控制医疗成本、改善医疗质量、减少患者入院率。无论在工作设计上做出何种调整，最为重要的是，要引导医护人员以主动的积极行为重新定义和塑造工作内容、工作方式以及与患者之间的关系。通过耐心细致的工作、潜移默化的努力和高尚无私的情怀，重构医护人员的职业身份认同，使其为患者排忧解难，并从工作中获得自我实现。

（3）为了更好地激发我国医护人员的工作投入，有必要坚持以人为本的原则，对其工作潜能合理开发、适度运用。既不能仅注重短期效益，单纯从制度和法令角度过度要求医护人员，也不能仅靠增加医护人员的劳动量和延长工作时间去解决医护人力资源不足问题。"竭泽而渔"的最终后果，将会加速医护人力资源的流失。我国第一部"心理健康蓝皮书"——《中国国民心理健康发展报告（2017—2018）》指出，我国医务工作者心理健康水平较低，焦虑、抑郁问题较为普遍。心理学研究的实际价值在于使人们工作和生活得更加幸福。医疗机构在完善带薪休假及弹性工作时间等制度，保证医护人员具有合法休息权的同时，还要培训医护人员掌握"自我调节"的心理学知识与技能，并适度提供心理服务。通过引导医护人员在压力环境下学会运用正念减压的方式，使其保持心情平和，身体放松，不仅能够提升其身心健康和工作投入水平，还能积极影响到患者和家属，对全民健康的提升也有助益。

4.4　研究展望

本研究记录了我国医护人员工作投入在干预作用下的动态变化过程，虽然取得了一定进展，但仍然存在一些不足。

（1）在先期实证调查的基础上，课题组从组织、工作和个体层面有针对性的干预设计，取得显著效果。但在医护工作的现实情境中，仍有许多我们尚未考察到的复杂因素。受研究资金、被试条件和各医疗机构配合程度的限制，上述 3 项干预可能会受到工作场所具体情境问题和诸多其他因素的干扰，如何在研究设计中充分控制个体间的差异以及典型的组织情境的影响，并最大限度地降低被试流失率将是未来干预研究需要重点关注的问题。

（2）本研究基于准实验设计、纵向追踪调查分别对实验组的医护人员展开 3 种模式干预，并验证了在接受上述干预之后实验组医护人员工作投入水平有了明显提升，显著高于控制组。虽然定量研究能够保证研究结果的客观精准性，但是面对现实医护工作情境的复杂性，深度访谈、现场参与、档案分析等多种资料收集和分析方法，也是非常值得借鉴与使用的。未来研究可尝试一些方法学上的整合与探索，以提高医护人员工作投入干预的生态效度。

5　结　论

基于工作要求－资源模型和资源保存理论，结合前期的调研成果，本研究从组织、工作和个体层面出发，构建了医护人员工作投入 3 层干预体系，并发现：领导力培训、参与式行动干预和正念减压干预能帮助医护人员改善工作质量，增强心理韧性，营造良好的心理氛围和情绪反应，显著提升医护人员工作投入，使其成为幸福从业者。

参考文献

[1] Berkel, J. V., Boot, C. R., Proper, K. I., Bongers, P. M., & Beek, A. J. V. D. (2014). Effectiveness of a worksite mindfulness-based multi-component intervention on lifestyle behaviors. *International Journal of Behavioral Nutrition and Physical Activity*, 11(1), 9-19.

[2] Biggs, A., Brough, P., & Barbour, J. P. (2014). Enhancing work-related attitudes and work engagement: A quasi-experimental study of the impact of an organizational intervention. *International Journal of Stress Management*, 21(1), 43-68.

[3] Bishop, M. (2013). Work engagement of older registered nurses: the impact of a caring-based intervention. *Journal of Nursing Management*, 21(7), 941-949.

[4] Briner, R. B., & Walshe, N. D. (2015). An evidence-based approach to improving the quality of resource-oriented well-being interventions at work. *Journal of Occupational & Organizational Psychology*, 88(3), 563–586.

[5] Buysse, D. J., Reynolds, C. F., Monk, T. H., Berman, S. R., & Kupfer, D. J. (1989). The

Pittsburgh Sleep Quality Index: a new instrument for psychiatric practice and research. *Psychiatry Research*, 28(2), 193-213.

[6] Calitz, T. M. (2010). An empowerment programme to regain positive work engagement for social workers in the North West Province. (PhD), Potchefstroom Campus of the North-West University, South Africa.

[7] Cifre, E., Salanova, M., & Rodríguez-Sánchez, A. M. (2011). Dancing between Theory and Practice: Enhancing Work Engagement through Work Stress Intervention. *Human Factors & Ergonomics in Manufacturing & Service Industries*, 21(3), 269-286.

[8] Collins, A. L., Lawrence, S. A., Troth, A. C., & Jordan, P. J. (2013). Group affective tone: A review and future research directions. *Journal of Organizational Behavior*, 34(S1), S43-S62.

[9] Creswell, J. D. (2016). Mindfulness Interventions. *Annual Review of Psychology*, 68(1), 491-516.

[10] Cropley, M., Michalianou, G., Pravettoni, G., & Millward, L. J. (2012). The relation of post-work ruminative thinking with eating behaviour. *Stress & Health*, 28(1), 23-30.

[11] Deci, E. L., & Ryan, R. M. (2000). The "what" and "why" of goal pursuits: Human needs and the self-determination of behavior. *Psychological Inquiry*, 11(4), 227-268.

[12] Diefendorff, J. M., Croyle, M. H., & Gosserand, R. H. (2005). The dimensionality and antecedents of emotional labor strategies. *Journal of Vocational Behavior*, 66(2), 339-357.

[13] Fredrickson, B. L. (2013). Positive emotions broaden and build. *Advances in Experimental Social Psychology*, 41, 1-53.

[14] Grant, A. M., & Sumanth, J. J. (2009). Mission possible? The performance of prosocially motivated employees depends on manager trustworthiness. *Journal of Applied Psychology*, 94(4), 927-944.

[15] Hahn, S. R. (2001). Physical symptoms and physician-experienced difficulty in the physician-patient relationship. *Annals of Internal Medicine*, 134(9 Pt 2), 897-904.

[16] Hammer, L. B., Ellen Ernst, K., W Kent, A., Todd, B., & Zimmerman, K. L. (2011). Clarifying work-family intervention processes: the roles of work-family conflict and family-supportive supervisor behaviors. *Journal of Applied Psychology*, 96(1), 134-150.

[17] Hengel, K. M. O., Blatter, B. M., Joling, C. I., Beek, A. J. V. D., & Bongers, P. M. (2012). Effectiveness of an intervention at construction worksites on work engagement, social support, physical workload, and need for recovery: results from a cluster randomized controlled trial. *Bmc Public Health*, 12(1), 1008-1017.

[18] Hobfoll, S. E., & Ford, J. S. (2007). Conservation of Resources Theory. *Encyclopedia of Stress*, 3(3), 562-567.

[19] Johns, G. (2011). Attendance dynamics at work: The antecedents and correlates of presenteeism, absenteeism, and productivity loss. *Journal of Occupational Health Psychology*, 16(4), 483-500.

[20] Kabatzinn, J. (2014). Full Catastrophe Living: Using the Wisdom of Your Body and Mind to Face Stress, Pain, and Illness. *Delta Trade Paperback*.

[21] Kelloway, E. K., & Barling, J. (2010). Leadership development as an intervention in occupational health psychology. *Work & Stress*, 24(3), 260-279.

[22] Knight, C., Patterson, M., & Dawson, J. (2017). Building work engagement: A systematic review and meta-analysis investigating the effectiveness of work engagement interventions. *Journal of Organizational Behavior*, 38(6), 792-812.

[23] Knight, C., Patterson, M., Dawson, J., & Brown, J. (2017). Building and sustaining work engagement – a participatory action intervention to increase work engagement in nursing staff. *European Journal of Work & Organizational Psychology*, 26(5), 634-649.

[24] Luthans, F., Avolio, B. J., Avey, J. B., & Norman, S. M. (2010). Positive psychological capital: measurement and relationship with performance and satisfaction. *Personnel Psychology*, 60(3), 541-572.

[25] Nielsen, K., Randall, R., Holten, A. L., & González, E. R. (2010). Conducting organizational-level occupational health interventions: What works? *Work & Stress*, 24(3), 234-259.

[26] Nielsen, K., Taris, T. W., Cox, T., & Nielsen, K. (2010). The future of organizational interventions: addressing the challenges of today's organizations. *Work & Stress*, 24(3), 219-233.

[27] Ouweneel, E., Blanc, P. M. L., & Schaufeli, W. B. (2013). Do-it-yourself: An online positive psychology intervention to promote positive emotions, self-efficacy, and engagement at work. *Career Development International*, 18(2), 173-195.

[28]　Sabine, S., & Charlotte, F. (2007). The Recovery Experience Questionnaire: development and validation of a measure for assessing recuperation and unwinding from work. *Journal of Occupational Health Psychology*, 12(3), 204-221.

[29]　Schaufeli, W. B., & Bakker, A. B. (2004). Job demands, job resources, and their relationship with burnout and engagement: a multi-sample study. *Journal of Organizational Behavior*, 25(3), 293-315.

[30]　Schaufeli, W. B., Salanova, M., González-Romá, V., & Bakker, A. B. (2002). The Measurement of Engagement and Burnout: A Two Sample Confirmatory Factor Analytic Approach. *Journal of Happiness Studies*, 3(1), 71-92.

[31]　Schaufeli, W. B., & Taris, T. W. (2014). A Critical Review of the Job Demands-Resources Model: Implications for Improving Work and Health. 43-68.

[32]　Shoshi, C., Mina, W., & Dov, E. (2009). Impact of enhanced resources on anticipatory stress and adjustment to new information technology: a field-experimental test of conservation of resources theory. *J Occup Health Psychol*, 14(3), 219-230.

[33]　Sodani, M., Yadigari, E., Shfia-Abadi, A., & Mohammadi, K. (2011). Effectiveness of group-based creativity acquisition on job self-efficacy in a welfare organization in IranIn F. Tao(Ed.), . *Social Science and Humanity*, 5, 34-35.

[34]　Strijk, J. E., Proper, K. I., Van, M. W., & Aj, V. D. B. (2013). Effectiveness of a worksite lifestyle intervention on vitality, work engagement, productivity, and sick leave: results of a randomized controlled trial. *Scandinavian Journal of Work Environment & Health*, 39(1), 66-75.

[35]　Takashi, N., Atsuko, T., Yuki, K., Satoko, N., Mahiro, S., Izumi, W., & Sachiyo, M. (2015). The effect of skill mix in non-nursing assistants on work engagements among home visiting nurses in Japan. *Journal of Nursing Management*, 23(4), 532-541.

[36]　Tangirala, S., & Ramanujam, R. (2010). Employee silence on critical work issues: the cross level effects of procedural justice climate. *Personnel Psychology*, 61(1), 37-68.

[37]　Vuori, J., Toppinen-Tanner, S., & Mutanen, P. (2012). Effects of resource-building group intervention on career management and mental health in work organizations: randomized controlled field trial. *J Appl Psychol*, 97(2), 273-286.

[38]　Watson, D., ., Clark, L. A., & Tellegen, A., . (1988). Development and validation of brief

measures of positive and negative affect: the PANAS scales. *J Pers Soc Psychol*, 54(6), 1063-1070.

[39] 别立媛，郑秋兰，刘世卿，范宇莹．（2016）．护士工作投入与辱虐管理及心理授权关系模型的研究．护理学杂志，31（04），57-60.

[40] 高彬，蒲春波，赵霞．（2015）．护士长领导风格对护士工作投入与自我效能影响的研究．中国实用护理杂志，31（16），1232-1234.

[41] 方鹏骞．中国医疗卫生事业发展报告 2015.（2016）．人民出版社．

[42] 黄金梅，秦江梅，李新辉，芮东升，毛璐，唐景霞．（2012）．护士工作投入和工作特征的相关性研究．护理学杂志，27（1），48-50.

[43] 李文姣．（2018）．基于医患信任的医务人员工作投入路径研究，卫生经济研究（7），375（07），44-47.

[44] 刘聪聪，张玉曼，刘进，郭兵妹，赵琳，祝筠．（2015）．三级甲等医院护士工作投入与组织公民行为的相关性．中国实用护理杂志，31（2），136-139.

[45] 刘伟静，王燕，王萍．（2015）．天津市社区护士工作环境与工作投入的相关性研究．中国实用护理杂志，31（25），1873-1878.

[46] 孟德昕，迟沫涵，岳凤莲，马玲娜，王硕，王娜，…孙涛．（2014）．公立医院医患互动关系对医护人员工作投入影响研究．中国医院管理，34（6），41-43.

[47] 庞娇艳，柏涌海，唐晓晨，罗劲．（2010）．正念减压疗法在护士职业倦怠干预中的应用．心理科学进展，18（10），1529-1536.

[48] 王淑霞，郑睿敏，吴久玲，刘兴华．（2014）．正念减压疗法在医学领域中的应用．中国临床心理学杂志，22（5），947-950.

[49] 吴悦，杨坚，唐文熙，张亮．（2017）．医护人员工作投入与任务绩效的影响因素及相互关系研究．中国卫生事业管理，34（3），184-188.

[50] 徐慰，刘兴华．（2013）．正念训练提升幸福感的研究综述．中国心理卫生杂志，27（3），197-202.

[51] 王培席．（2006）．医务场所暴力调查及理论模型研制（博士学位论文）．四川大学，成都．

[52] 张洁，郑一宁．（2016）．护士长诚信领导、护理组织文化与护士工作投入的关系研究．中华护理杂志，51（9），1054-1058.

[53] 张静，宋继文，王悦．（2017）．工作场所正念：研究述评与展望．外国经济与管理，

39（8），56-70.

[54] 郑秋兰，李秋洁，范宇莹，吕冬梅 .（2015）. 辱虐管理对护士工作投入影响的研究 . 护理学杂志，30（19），61-64.

[55] 中国医师协会 .（2016-05-28）. 中国医师执业状况白皮书 . 取自 http://www.cmda. net/xiehuixiangmu/falvshiwubu/tongzhigonggao/2015-05-28/14587.html

附录：医护人员工作投入横断历史研究编码说明

序号	变量	代码	界定与操作
1	研究编号	1，2，3 等	• 研究者将所收集到的相关研究统一编码，保证每一项研究都有自己独立的编码 • 如果在某一篇文献中包含来自不同样本的两个或两个以上研究，那么需要对同一篇文献中的不同研究赋以不同的编码 • 不同时间点对同一批被试群体进行的追踪研究，以最早收集的数据为准
2	出版时间	2009，2010 等	• 标注每一篇文献的具体出版年 • 如果某一篇文献为优先出版文献，出版时间以优先出版时间为准
3	调研时间	2009，2010 等	• 以每一篇文献文中标注的具体调研时间为准 • 对于未报告数据采集时间的研究，应尽量根据文中提供的相关信息进行推测 • 对于实在无法推测调研时间的研究，按照通行标准，以出版时间减去 2 年，作为该文献调研时间
4	作者	张 XX，王 XX 等	• 标注每一篇文献的第一作者姓名，便于对同一年份发表的不同文献加以区分 • 如果同一作者在同一年份发表两篇或两篇以上文章，那么在该作者姓名后标注上角标 a，b，c 等，如王 XX[a]，王 XX[b]，王 XX[c] 等
5	文献来源	核心期刊	• 北大核心期刊及科技核心期刊
		学位论文	• 硕博论文
		普通期刊	• 同行评审期刊上已经刊发的论文
		外文期刊	• 用英文发表在国际同行评审期刊上的已刊发论文

序号	变量	代码	界定与操作
6	被试来源	医生群体	• 医生
		护士群体	• 护士
		未区分	• 既包括医生，也包括护士及医政人员
7	被试地区	东部地区	• 包括北京、天津、河北、辽宁、山东、上海、江苏、浙江、福建、广东、海南和台湾等12个省（自治区、直辖市）
		中部地区	• 包括山西、内蒙古、吉林、黑龙江、安徽、江西、河南、湖北、湖南、广西等10个省（自治区、直辖市）
		西部地区	• 包括四川、重庆、贵州、云南、西藏、陕西、甘肃、青海、宁夏、新疆等10个省（自治区、直辖市）
		未明确	• 没有在研究中明确被试地区来源
8	医院级别	三级医院	• 市级或省级医疗机构，负责向几个地区提供高水平专科性医疗卫生服务和执行高等教育、科研任务
		二级医院	• 区级医疗机构，负责向多个社区提供综合医疗卫生服务和承担一定教学、科研任务
		一级医院	• 卫生院或社区医院，负责向一定人口的社区提供预防、医疗、保健、康复等服务
		未明确	• 没有在研究中明确被试医院级别来源
9	被试数量	300，500，1000等	• 每一项研究包含的有效被试人数
10	测评工具	UWES-17	• 使用完整版17条目的乌勒支工作投入问卷（中文版）
		UWES-9	• 使用简版9条目的乌勒支工作投入问卷（中文版）
		UWES-？	• 使用包含任何条目的乌勒支工作投入问卷，表明所使用条目的具体数量，如UWES-16

序号	变量	代码	界定与操作
11	基本数据	工作投入	•工作投入均值和标准差
		活力	•活力因子平均数和标准差
		奉献	•奉献因子平均数和标准差
		专注	•专注因子平均数和标准差
12	计分方式	1～7点计分	•标准计分方式
		0～6点计分	•UWES总均值及因子得分各加1
		1～5点计分	•UWES总均值及因子得分乘以7除以5